肌筋膜系统松动术：
肌筋膜功能障碍评估和治疗临床指导

编　著　〔加〕多琳·基伦斯（Doreen Killens）

主　译　周维金　宋桂芹　魏北星

北京科学技术出版社

HANDSPRING
PUBLISHING

著作权合同登记号　图字：01-2024-1218

图书在版编目（CIP）数据

肌筋膜系统松动术：肌筋膜功能障碍评估和治疗临床指导 /（加）多琳·基伦斯（Doreen Killens）编著；周维金，宋桂芹，魏北星主译 . -- 北京：北京科学技术出版社，2024.8

书名原文：Mobilizing the Myofascial System：A clinical guide to assessment and treatment of myofascial dysfunctions

ISBN 978-7-5714-3796-1

Ⅰ．①肌…　Ⅱ．①多…　②周…　③宋…　④魏…　Ⅲ．①筋膜疾病－治疗－指南　Ⅳ．①R686.305-62

中国国家版本馆 CIP 数据核字（2024）第 063132 号

策划编辑：于庆兰
责任核对：贾　荣
内文制作：北京（对白）广告有限公司
责任印制：吕　越
出 版 人：曾庆宇
出版发行：北京科学技术出版社
社　　址：北京西直门南大街 16 号
邮政编码：100035
电话传真：0086-10-66135495（总编室）
　　　　　0086-10-66113227（发行部）
网　　址：www.bkydw.cn
经　　销：新华书店
印　　刷：雅迪云印（天津）科技有限公司
开　　本：889 mm×1194 mm　1/16
字　　数：462 千字
印　　张：17
版　　次：2024 年 8 月第 1 版
印　　次：2024 年 8 月第 1 次印刷
ISBN　978-7-5714-3796-1

定　价：138.00 元

译者名单

主译　周维金　宋桂芹　魏北星

译者（按姓氏笔画排序）

王宜超　济宁市中西医结合医院

王雪菲　国家电网公司北京电力医院

代美玲　国家电网公司北京电力医院

李若金　国家电网公司北京电力医院

况崇东　北京大学第三医院

宋　梅　中国康复研究中心

宋桂芹　国家电网公司北京电力医院

张立强　北京市丰台康复医院

周秀芳　北京市回民医院

周维金　中国康复研究中心

胡　玥　国家电网公司北京电力医院

贾伟丽　国家电网公司北京电力医院

魏北星　北京大学医院

魏庆博　中国康复研究中心

新时代、新阶段，党中央国务院高度重视康复事业发展；习近平总书记明确要求，"发展残疾人事业，加强残疾康复服务"。时至今日，中国康复研究中心经过36年的发展，已成为辐射全国的康复技术资源中心、康复人才培养中心和康复技术服务示范基地和对外协作交流的重要窗口。

周维金主任医师是我中心成立初期培养起来的康复医学专业人才，历任中国康复研究中心（北京博爱医院）神经内科及神经康复科主任、首都医科大学康复医学院神经内科教研室主任。任职期间，在中心党委的坚强领导下，加强科室建设和人才队伍培养，建成先进的神经康复科，连续数年举办全国性"脑卒中和脑损伤康复评定及治疗学习班"，为全国培养了数百名康复医学专业骨干人才，主编了《瘫痪康复评定手册》等学术专著，在2001年，他积极参与由我中心领衔的全国性医疗联合体建设，多次前往黑龙江省中心、福建省泉州中心和浙江省温州中心进行技术指导和专业授课；2002年1月，被任命为浙江省温州中心副主任兼康复科主任，在紧抓医院管理、技术建设、人才培养、服务质量和社会融合等关键环节方面，充分发挥专业优势，团结和带领团队紧紧抓住专业技术领先的优势，使浙江省温州中心在浙江地区有了一定的影响力和辐射带动作用。由于在工作中的突出表现，他被评为中国残联优秀共产党员、中国残联优秀党务工作者、首都医科大学优秀教师和中国康复研究中心十佳个人。

他退休之后，不忘初心，仍心系中国康复事业的发展，担任北京市社区卫生专业人员康复转型培训专业组组长，在北京市卫健委、北京医学教育协会和北京市社区卫生协会的领导和组织下，对北京市社区医务人员进行康复转岗培训和康复骨干班培训，主编了《康复专业人员培训教材》；经过10多年的努力，为北京市基层社区培养了大量的康复人才，为北京市社区康复事业的发展提供了助力；他还与中国人民解放军总医院相关康复专业人员一起研究军事训练伤的中西医结合防治及康复策略，主译了参考工具书《动作——功能性动作系统：筛查、评估与纠正策略》；2020年12月获得中央军委科学技术委员会授予的军队科学技术进步奖二等奖（《军事训练致颈腰椎伤病中西医结合防治及康复策略研究》）。初步探索了中西医结合的康复医学之路。

《解剖列车》第3版中文版（关玲、周维金、瓮长水主译）2015年出版发行以来，明显地激发了全国广大医学工作者，尤其是康复医学工作者，学习、探讨筋膜学和筋膜康复学理论与实践的热情。近年发展起来的活体影像技术无疑是解剖学第二次技术革命，用活体影像内视镜技术直接观察筋膜的方式替代了以往通过大体解剖与尸体标本对筋膜的臆想，从而促进了筋膜学的诞生，将筋膜视为贯穿全身的系统并强调筋膜功能的整体性，这与几千年前中医学就强调对人体的"整体观"是一致的。筋膜通过人体中不同的"车站"（肌肉附着点）形成网络，将许多器官都紧密地联系起来，组成了"张拉整体结构"，这是《解剖列车》作者的主体思想。筋膜有四大基本功能：①塑形：包裹、填充、支持及赋予结构形状；②运动：传送和存储肌肉力量，抗衡阻力和拉力；③供给：新陈代谢、输送液体、供应营养；④交流：接受和传递信号及刺激。筋膜的交汇点与经络穴位点有相当多的一致性。筋膜能够自主

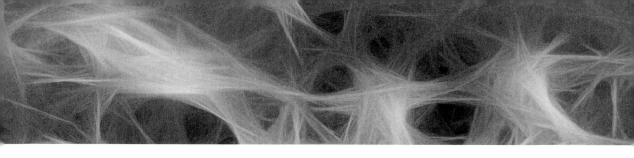

收缩，而且能够对与应力相关的信号做出反应，这或许可以解释为什么人在不高兴或紧张时身体会感到疼痛。这些功能的描述与中医经络学说有许多相似之处。

随着研究的不断深入，筋膜学理论也在不断发展。人体是由遍布全身的结缔组织（筋膜）所构成的支持与储备系统和已分化的各种功能细胞所构成的功能系统组成。通过干预筋膜可以达到干预功能细胞的目的，从而治疗各种疾病。通过对筋膜的检查评估可以提前发现人体潜在的疾病，为治未病提供理论依据。以人体结构的两系统理念认识人体符合中医对人体认识的阴阳学说。

从现有的研究成果可以初步认为，筋膜学有可能为中医学发展战略提供部分科学理论基础、为中医走向世界提供可接受的理论依据。当然，要证实筋膜学可以促进中西医结合的发展还需要走很长的路，有待众多医学工作者付出艰辛的努力。

近年来，北京科学技术出版社引进出版了国际上许多筋膜学著作，为我国筋膜学发展作出了很大贡献。周维金教授受出版社邀请，组织翻译了《肌筋膜系统松动术》一书。国际上，手法治疗师、康复治疗师等专业人士正在研究一种不断改进的新综合疗法。这种发展主要来自对大脑运动控制和筋膜系统自动调节的新认识和研究成果，《肌筋膜系统松动术》就是这种研究成果之一。

该书重视康复理论与实践相结合，图文并茂，具有可读性、实用性和可操作性。希望读者们受到这本书的有益启发，在实践中相互交流，创造出更多新的"亮点"，共同谱写我国康复事业高质量发展的新篇章！

吴世彩

中国残联理事，中国康复研究中心党委书记、主任能为 Doreen 的新书《肌筋膜系统松动术：肌筋膜功能障碍评估和治疗临床指导》（*Moblilizing the Myofascial System: A clinial guide to assessment and treatment of myofascial dysfunctions*）写序，我很高兴，也很荣幸。尽管 Handspring 出版社已经出版过几本有关筋膜的书籍，你可能想知道为什么他们还会出版这本关于筋膜的书，原因在于这是由物理治疗师以手法治疗专业知识撰写的第一本关于筋膜的书籍。

我认识 Doreen Killens 已经超过35年了，在这段时间里，结合我们的临床专业知识和研究成果，我们见证了彼此的兴趣和教学的发展。我们都是加拿大物理治疗学会（Canadian Academy of Manipulative Physiotherapy，CAMPT）的讲师和主考官，CAMPT 是加拿大物理治疗协会的一个分支，也会承担 IFOMPT 认证项目。在20世纪80年代，就像世界上大多数的手法治疗项目一样，全部课程主要集中在关节系统，虽然这个项目仍然以关节系统为主，但它已经发展到包含更多的神经肌筋膜理念。然而，筋膜功能障碍的评估和治疗似乎仍然缺少有循证依据的、合理的临床方法。

物理治疗师通过解决可能的系统损伤（关节、肌筋膜、神经、内脏）来改善姿势和运动训练。这些损伤影响骨关节的活动性和（或）稳定性。这个观点不同于其他许多学科，它有一个不同于以往学科的技能来评估和治疗包括身体各个部位和不同系统的整体治疗理念。例如，导致关节活动受限原因如下：

· 关节僵硬，需要特殊的关节松动技术

· 过度活跃的肌肉，需要一种技术来减少肌肉的神经驱动

· 内脏缺乏活动性，需要特殊的内脏释放技术

· 筋膜系统障碍不能使关节延伸并完成所需的活动

关节控制缺失的原因：

· 关节控制缺失是由于关节的被动整体性丧失（关节不稳定）

· 神经肌肉募集策略发生了改变（运动控制不足）

· 神经肌肉能力减弱（力量、耐力）

· 负荷转移所需的筋膜吊索解剖结构整体性缺失

身体受损部位之间有什么关系？是代偿关系还是另一种因果关系？

物理治疗师不是某个专业的专家，而是了解身体各个部位之间的关系及认同系统一体化并掌握一组不同的技能（评估和治疗）用以来处理患者的特殊组合损伤的专业人士。其工作目的是采用更好的策略恢复患者的功能和能力。尽管有循证医学为基础，大多数有经验的临床医生会告诉你，他们的临床专业技能对合理的治疗决定同样重要，患者的目标是治疗计划的最核心内容。

这是一本里程碑式的新书，《肌筋膜系统松动术》是集 Doreen 二十多年兴趣、临床专业知识及对肌筋膜追本溯源认识的巅峰之作，它适合筋膜物理治疗师用来学习手法治疗。本书分为三部分。第1部分第1章介绍筋膜定义、筋膜解剖学（宏观和微观）和筋膜功能障碍的病理生理学。第2章概述了 Thomas Myers 的理论并介绍了他的《解剖列车》，这是 Doreen 的肌筋膜系统松动术（mobilizing the myofascial system，MMS）从物理治疗的角度进入筋膜经线的理论基础。第3章介绍了将其他系统（关节、神经、内脏）与筋膜系统整合在一起进行物理治疗评估。

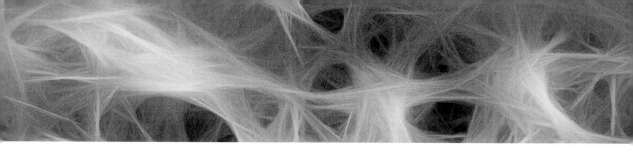

第4章概述了MMS的治疗原则，MMS可以与治疗多个不同系统损害的其他手法治疗方法整合。手法治疗师将会发现，这里的理念与手法治疗的原则极为一致。第2部分针对身体各部位的肌筋膜系统松动术进行描述和说明。第3部分讨论了所要达到的最佳治疗效果和其他相关主题（运动、营养、水化、激素等）。

Doreen以一个亲身经历的故事结束本书的撰写。这个故事概括了她的一段人生旅程。她作为一位母亲、一名物理治疗师具备团队精神，乐于分享了工作和生活经验，努力成为一名优秀的临床医生。她真的很优秀！带着衷心的敬意，我向她表示祝贺，祝贺她完成了这本关于对物理治疗师如何进行肌筋膜系统松动特殊手法治疗书籍。

Diane Lee, BSR, FCAMT, CGIMS

物理治疗专业副教授

不列颠哥伦比亚大学医学部

加拿大物理疗法协会女性健康临床专家

加拿大不列颠哥伦比亚省萨里市

2018年7月

在世界各地，手法治疗师和治疗性运动专业人士正忙于打造一种真正连贯的、不断改进的新综合疗法。这一非常重要的改变来自对大脑运动控制的新认识和研究，以及人们对筋膜系统自动调节的新认识和研究。

这种新综合疗法的升华是不同职业人士相互合作和相互学习的结果，没有协作就不可能创造新的产物。例如，普拉提运动中关于对运动系统控制的领悟、力量和功能训练给物理治疗带来新的活力、在整骨疗法中利用生理运动对发育迟缓进行研究。动作指导、触觉暗示和手法治疗三种方法融合一起，成为学习、增强和纠正人体运动功能的理论基础。

这是一个令人愉快的"聚会"，在这里，各个专业之间分享着新的进展，打破了原来的隔阂，形成了共同语言，所有物理治疗从业者终于可以顺畅沟通。

Doreen Killens是能够将各种方法结合成一种单一的、连贯整体的综合疗法从业者之一。当然，我很高兴看到解剖列车经线理论的再次应用，而且应用得如此精准。我尤其高兴

能看到治疗师将手法治疗和治疗性运动如此明确地结合在一起。研究肌肉骨骼结构的工作永远不能回到线性思维，一对一的呼应是上一代人的圣杯。依据对分形数学、系统理论万物相互关联的初见曙光的认识，使我们摆脱了将特定关节、肌肉或运动分离开来的诱惑，因为我们的身体不是那样工作的！

这本书中的技术是合理的、令人愉快的，为专业人士打开了一扇通往终身职业的大门，既富有挑战性又令人认同。对于那些每一步都需要指导、每一个问题都需要明确答案的人来说，在一个一切都相互联系、相互影响的世界中工作可能会让他们感到沮丧。但是对于"艺术家"来说，这本书提供了一种既有效又吸引人的前进方式，请见本书最后一章作者对治疗师正确定位的高质量总结。

Thomas Myers

美国缅因州克拉克湾
2018年7月

序言三

我在20世纪80年代初认识了Doreen Killens，当时她是一名年轻的物理治疗师，而我还是一名专业的芭蕾舞演员——也是她的一名患者。实际上，在她刚上完她早期的研究生课程（肌肉能量技术）之后，我恰好是她治疗日程安排的第一位患者。她学到的技术正好是我受伤的身体所需要的。这开启了我们近40年友谊。

结束舞蹈生涯后，我开始学习按摩疗法。我跟着Doreen实习，希望能得到她的专业指导。她开始向我介绍那些有肌肉紧张的患者。多亏她的推荐，随着寻求特殊治疗性按摩患者的增加，我的实习取得圆满成功。

不久，我们开始每月进行关于治疗的交流，分享技术和发现。我们每个人都参加了各种各样的课程，交换了我们所学到的信息。

进入21世纪，我们都开始探索筋膜和肌筋膜系统领域的知识，学习的原始资料既有相似的，也有不同的。为了找到并处理一直困惑我们的紧绷的筋膜经线，就要研究身体姿势。我们的交流内容开始越来越集中在筋膜上，交谈中经常爆发出阵阵笑声。

在她职业生涯的早期，在治疗期间，

Doreen会对我说："嘿，Bets，我学到了一些非常酷的东西！这对你来说正合适！"当她开始深入探讨肌筋膜系统的相关研究时，这已经演变成："嘿，Bets，让我给你看看这周我都做了些什么。"

2007年，我和Doreen开始教授我们为物理治疗师专门设计的一门继续教育课程，名为"肌筋膜主体治疗"。我们创造了一种拼图游戏，她的作品和我的作品共同展示了迷人的肌筋膜整体，我们可以把它展现给其他人。

现在，Doreen开创性的肌筋膜技术是她的第一本书的主题，即肌筋膜系统松动术（MMS）。我很荣幸在治疗室和课堂上见证了Doreen的成长，我很高兴她能把她的知识传授给读者。这是真正杰出的手法治疗方法，将从不同侧面来理解手法治疗所能获得的效果。

Betsy Ann Baron

获得认证的结构整合师
加拿大魁北克省蒙特利尔市
2018年3月

为什么要写这本书？

在40年的骨科物理治疗师职业生涯中，我学习积累了许多技术。我从来不迷信哪一种治疗方法，在患者的康复过程中会不断地进行评估和治疗，并表明"正确的时间使用正确的方法"的观点（Diane Lee）。尽管如此，我还是会经历临床挫折，这引导我开始探索迷人的筋膜世界。筋膜相关治疗方法使人们对看似复杂的疾病有了更深层次的理解。

作为物理治疗师，我们会尽可能多地对功能障碍进行归类，并且按关节功能障碍、肌肉失衡、恢复健康等类别进行思考。治疗师也可能会遇到这样的情况，患者主诉有多个疼痛区域，而这些疼痛与我们熟悉的典型病例不相符，甚至训练有素的手法治疗师也不熟悉。也许此时，治疗师缺失的是对筋膜成分的考虑，一类经常被忽视的组织，其功能障碍可能导致持久的骨骼肌疼痛。筋膜有神经支配，从而成为潜在的疼痛产生者，筋膜具有很强的机械特性，如果不加以处理，就会限制机体活动。

事实上，组织之间确实存在连续性。如果要处理一些十分考验我们能力的案例，就必须跳出固有的思维模式，开放我们的思维方法，从多方面进行考虑。

筋膜在肌肉骨骼功能障碍中起作用并不是一个新概念。整骨疗法行业人士多年来一直在撰写有关筋膜的文章，而结构整合在康复领域已占据应有的地位。其他专业人士也开始探索筋膜世界，这可以从该领域研究项目的激增和自2007年以来参加国际筋膜研究大会的各类专业人士的数量中看到。然而，从解剖的角度出发，为了显现肌肉和神经等"重要结构"，大多数物理治疗师都学会了把这"一般填充物"推到一边而并未能熟悉筋膜的结构和功能。物理治疗师们，尽管掌握手法治疗的技能各不相同，但都具备处理筋膜这一重要组织的技能。

在骨科物理治疗领域，手法治疗技术的使用越来越以循证为基础，一项又一项研究表明，在最常见的骨科疾病的治疗中，手法治疗技术与治疗性运动一样有效。然而，除了粗略提到胸腰筋膜在腰痛中的稳定作用外，很少有研究提到其他筋膜的作用。Diane Lee和L.J. Lee特别提到肌筋膜是人体整合系统中易发生障碍的一种组织。如果了解筋膜的连接作用则可以帮助治疗师领会如何针对问题的根源进行治疗，而不仅仅是针对疼痛组织进行治疗。

2001年，结构整合师Thomas Myers出版了《解剖列车：手法与运动治疗的肌筋膜经线》（*Anatomy Trains：Myofascial Meridians for Manual and Movement Therapists*）第1版。肌筋膜连续性的概念帮助我理解了肌肉间利用多种连接方式来传递力量并支撑身体。它是一个理解静态姿势支撑和动态最佳运动的框架。受到《解剖列车》的启发，我将其理论作为指导方针，并将其应用于一些较具挑战性的病例中，我开发了名为肌筋膜系统松动术（MMS）的治疗方法。这是来源于关节、肌肉和神经系统的手法治疗方法，这就使本书内容不同于其他的肌筋膜著作。作为结构整合治疗师，我应用著作中的概念，缓慢而纵深地松动肌肉系统周围的筋膜。虽然《肌筋膜系统松动术》一书主要是为接受过手法治疗训练的物理治疗师准备的，但对整骨师、整脊师、结构整合师和其他寻求新的处理筋膜方法的躯体治疗者也很有价值。

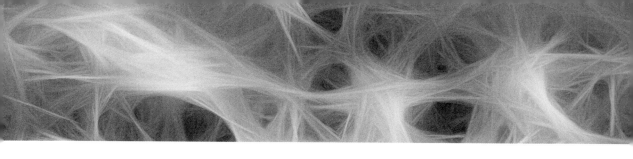

这本书的主题是什么？

　　这本书中介绍的技术来自给加拿大和欧洲物理治疗师讲授肌筋膜系统松动系列课程的核心内容。该课程涉及整个身体的各个系统，并分为三个部分：上半身、下半身和全身的高级课程。本书选择的技术是手法治疗中常用于功能障碍治疗的有效手段。本书是作为课程配套资料使用，因此建议读者通过研讨会和讲座学习这种治疗方法。然而，本书也可以作为一本独立的学习资料来指导治疗师学习筋膜技术的实际操作。

这本书的结构是如何安排的？

　　为了方便读者使用，本书以对理论知识的介绍开始，包括筋膜疗法的历史回顾（第1章），以及对Thomas Myers解剖列车筋膜经线的简要回顾，在此基础上进一步探讨肌筋膜系统松动术的概念（第2章）。本书着重介绍针对身体不同部位的临床MMS技术（第5章到第13章）。治疗师可以参见以颈椎为例的章节（第5章），并了解针对这个部位的各种筋膜治疗方法。然而，对于临床治疗师来说，懂得如何识别和评估筋膜功能障碍（第3章）以及熟悉治疗的基本原则（第4章）同样重要。第7章介绍硬脑膜松动技术。对于许多物理治疗师来说，这可能是一个陌生的领域。因此，除了使用俯卧位伸腿试验和直腿抬高试验外，治疗师还可以使用其他技术来评估和治疗硬脑膜存在的问题。第14章将介绍患者如何通过锻炼和各种运动方法（包括瑜伽）对筋膜健康做出积极贡献。最后一部分很特别，第15章，讨论了获得最佳治疗效果的方法，包括需要考虑"超出筋膜范围"的信息，如营养、水合作用和激素对筋膜组织的影响；还包括如何为患者和治疗师创造最佳治疗环境。

　　我希望读者会受到这本书的启发，带领他们探索一种全新的治疗手法。引用筋膜研究领域著名研究员和作家Robert Schleip的话："在受到几十年的严重忽视之后，这一矫形科学中的'灰姑娘'正在医学研究中展示自己的英姿。"欢迎来到筋膜世界！

Doreen Killens, BScPT, FCAMPT, CGIMS

加拿大魁北克省蒙特利尔市
2018年3月

致　谢

感恩，是我生活的总体信条。这本名为《肌筋膜系统松动术》的书给我提供了充分的机会来表达它。感谢我的同事、朋友和家人，感谢他们的支持和鼓励，他们为这本书做出了贡献。首先，感谢 Thomas Myers，他在《解剖列车》一书中对筋膜富有诗意的描述激发了我超越物理治疗师对肌肉骨骼疾病标准治疗技术的相关思考。这本书在我心中点燃了一个创造性的火花，促使我从物理治疗师的角度出发，开发出一种治疗筋膜系统功能障碍的方法，我称之为肌筋膜系统松动术（mobilization of the myofascial system，MMS）。Thomas 热爱并持续发展他的工作，其理论对许多专业人士和物理治疗师的工作生涯产生了影响。

感谢 Laurie McLaughlin 的贡献，他是我的同事，加拿大物理治疗协会骨科协会的前考官，也是我的朋友。大约在同一时间（二十多年前），Laurie 和我开始通过物理治疗的视角来了解筋膜世界。虽然她住在多伦多，而我住在蒙特利尔，当我们聚在一起时，会交流并探讨各自开发的筋膜治疗技术。我们无意间发现，我们的方法有多么相似。随着技术不断发展，我们开始与全球其他物理治疗师分享我们的筋膜治疗方法。

BetsyAnn Baron 用她对舞蹈和音乐的理解，以及她对学习的热情，特别是她对"筋膜"相关知识的狂热喜爱充实了我的生活。她曾是加拿大大芭蕾舞团（Les Grands Ballets Canadiens）的芭蕾舞演员，1991 年开始担任按摩治疗师，2003 年开始担任结构整合师，她开发了一种治疗筋膜系统的方法，称为结构性肌筋膜疗法（Structural Myofascial Therapy，SMFT®）。自 2007 年以来，BetsyAnn 和我一直在教授物理治疗师一系列肌筋膜治疗课程，包括 MMS 和 SMFT®。本课程结合了以关节、肌肉和神经系统为基础的 MMS 和以肌肉系统结构整合为基础的 SMFT®。我们发现，这两种方法是相辅相成的。除了分享我们对筋膜的热爱，我们之间还建立了一份深厚的友谊，对此我非常感恩。感谢我的兄弟姐妹和老朋友（Margie、Rita、Donna、Gioconda、Sharon、Michèle、Betty 和 Ken），感谢他们在我人生旅途中给予的鼓励、爱、笑声和精神上的支持。

感谢 Elaine Maheu——我在麦吉尔大学时的朋友，我近 30 年的商业合作伙伴。无论是在诊所，还是面向全球开展教学，以及鼓励我多做训练活动时，她都会对学术态度严谨，激励着他人与之共同前行。没有她，我的生活就不一样了。

感谢 Diane Lee——我的导师，我的朋友，她启发了我的灵感。我聆听了她无数次的讲课，我总是感到惊讶，她怎么能够将现有的科学与物理治疗进行艺术结合。她不断发展，不仅作为一名专业人士，与全球的治疗师分享她的见解，而且亲自与他人分享她的全部天赋所得。感谢她花时间与我讨论和交换关于筋膜，以及如何将它融入物理治疗领域的想法，感谢她对这本书提出的宝贵意见。我永远感激她。

感谢加拿大手法治疗同盟，并感谢我的导师和审查员同事分享了他们优秀的手法治疗技术和临床推理技巧。除了观点上的鼓励，他们对舞蹈和幽默的展现，使许多骨科研讨会议愉快而难忘。我很高兴能与这样一个鼓舞人心的团体共事 30 多年。

感谢 Eve Sanders，她如此慷慨地花时间为这本书校对文本。她有大学英语教学的背

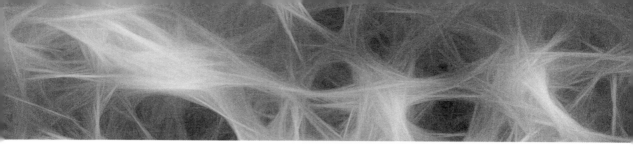

景，并且曾接受过MMS的治疗，这使她成为编辑这本手稿的最佳人选。就像她欣赏MMS技术的价值并充分体会了这一技术给她的身体健康带来的好处一样，我也欣赏她作为一名文字大师的天赋。读者无疑会看到她的价值。

感谢我的朋友兼摄影师Michael Slobodian，他娴熟地处理了这本书中的照片——感谢她对细节的鉴赏力，感谢她用她的艺术天赋描绘出的"美丽线条"，还能准确地诠释出MMS的技巧。在这个项目上，我不可能找到比他更好的合作者了。

感谢Joanna Abbatt，她是一名获得普拉提和螺旋训练认证的按摩治疗师，她为舞者、马戏团演员和普通人群提供治疗，一丝不苟地帮助他们恢复健康。谢谢她对运动相关章节内容的贡献。她敏锐的眼睛不会错过任何一个细节！

感谢Handspring出版公司的团队，特别是Mary Law和Andrew Stevenson，他们启动了这个项目并且在诸多方面给予指导，还有Stephanie Pickering（文字编辑）、Morven Dean（项目经理）和Bruce Hogarth（美术设计）。非常感谢他们的辛勤付出，同时耐心回答我不计其数的问题并给予说明。他们让我体会到第一次当作家是多么愉快。

感谢我的丈夫George的无条件的爱和支持。感谢我的女儿Kelly和儿子Michael，他们一直容忍我沉迷于筋膜世界，这种沉迷经常让我远离家庭并占用了我大量的时间。谢谢你们如此耐心地等待我回来，与我共度美好时光。

感谢我母亲Therese，她已91岁高龄，是一个大家庭的女族长。她总是走在时代的前面，作为榜样，鼓励着每个孩子去追求他们能做的一切。我很高兴可以成为她的女儿——我再也找不到比她更好的榜样了。最后，我还要感谢我的大家庭，包括我的兄弟姐妹、公婆、继子女和孙辈。他们的爱成就了我。

感谢我的学生们，他们不断地提出探索性的问题，并促使我用语言来阐明双手的感受。感谢我的患者，尤其是那些诊治困难的患者，他们鼓励我超越"常规"去思考，去思考"还有哪些可能性"。谢谢他们分享自己的故事，也谢谢他们让我为他们的治愈之旅做出贡献。

最后，感谢我的精神导师Doreen Mary Bray，感谢她对我的精神指导（是的，我敢说这样的话！），我感觉她在治疗室与我同在，感谢她不断给予我提示。我已经学会让自己"不再固执"，这样我就可以接受她的引导。她教会了我如何看清事物的"本质"，无论是从个人角度还是从职业角度，她的意见都改变了我的人生轨迹。感谢！感谢！

Doreen Killens

加拿大魁北克省蒙特利尔市
2018年3月

A/P（anteroposterior），前后

AC（acromioclavicular），肩锁

ALL（anterior longitudinal ligament），前纵韧带

ASIS（anterior superior iliac spine），髂前上棘

ASLR（active straight leg raise），主动直腿抬高

BFL（back functional line），后功能线

C/Thx（cervicothoracic），颈 / 胸（廓）的

CCFT（craniocervical flexion test），颅颈屈曲试验

CGRP（calcitonin gene-related peptide），降钙素基因相关肽

Cr/V（craniovertebral），颅椎（骨）的

CTM（connective tissue massage），结缔组织按摩

Cx（cervical spine），颈椎

DBAL（deep back arm line），臂后深线

DF（dorsiflexion），背屈（伸）

DFAL（deep front arm line），臂前深线

DFL（deep front line），前深线

DRA（diastasis rectus abdominis），腹直肌舒张末期

ECM（extracellular matrix），细胞外基质

EDL（extensor digitorum longus），趾长伸肌

EHL（extensor hallucis longus），拇长伸肌

EO（external oblique），外斜肌

ER（external rotation），外旋

Ev（eversion），外翻

EZ（elastic zone），弹性区，可伸缩区

FABER（E）[flexion abduction external rotation
（extension）]，屈曲、外展、外旋

FADDIR（flexion adduction internal rotation），屈曲、
内收、内旋

FDA［Food and Drug Administration（US）]，美国食品
药品监督管理局

FFL（front functional line），前功能线

FHL（flexor hallucis longus），拇长屈肌

FLT（failed load transfer），负荷转移失败

GH（glenohumeral），盂肱关节

IFL（ipsilateral functional line），同侧功能线

ILA（inferior lateral angle），下外侧角

IMS（intramuscular stimulation），肌内刺激

IO（internal oblique），内斜肌

IPT（intrapelvic torsion），骨盆内扭转

IR（internal rotation），内旋

ISGT（intra-shoulder girdle torsion），肩带内扭转

ISM（integrated systems model），多系统整合模式

ITB（iliotibial band），髂胫束

LBP（low back pain），腰痛（下背痛）

LHB（long head of biceps），肱二头肌长头

LL（lateral line），体侧线

Lx（lumbar spine），腰椎

MFB（myofibroblasts），肌成纤维细胞

MMS（mobilization of the myofascial system），肌筋膜
系统松动术

MTP（metatarsophalangeal），跖趾关节

mTrP（myofascial trigger point），肌筋膜触发点

NOI（Neuro Orthopaedic Institute），神经骨科研究所

NZ（neutral zone），无阻力区，中立区域

OE（obturator externus），闭孔外肌

OI（obturator internus），闭孔内肌

OLS（one leg stand），单腿站立

P/A（posteroanterior），后前

PF（plantarflexion），跖屈

PIL（postero-inferior-lateral），后下外侧向

PIVM（passive intervertebral movement），被动椎间运动

PNF（proprioceptive neuromuscular facilitation），本体
感觉神经肌肉促进法

PSA（postural somatic awareness），躯体姿势感知

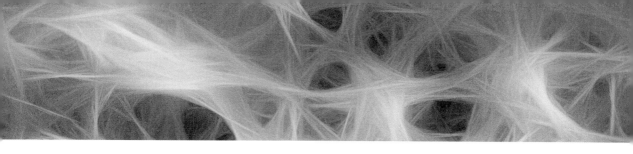

PSIS（posterior superior iliac spine），髂后上棘

QL（quadratus lumborum），腰方肌

R1（R1 point in the joint's range where the first resistance to movement is felt），R1点：在关节活动范围内第一个感受到运动阻力的点

R2（R2 endpoint of joint's range），R2点：关节活动范围的终点

RA（rectus abdominis），腹直肌

ROM（range of motion），活动范围

RWA（release with awareness），感知放松

SAL（sitting arm lift），坐姿抬臂

SBAL（superficial back arm line），臂后表线

SBL（superficial back line），后表线

SC（sternoclavicular），胸锁关节

SCM（sternocleidomastoid），胸锁乳突肌

SFAL（superficial front arm line），臂前表线

SFL（superficial front line），前表线

SIJ（sacroiliac joint），骶髂关节

SL（spiral line），螺旋线

SLR（straight leg raise），直腿抬高

SMFT（Structural Myofascial Therapy），结构性肌筋膜治疗

SNS（sympathetic nervous system），交感神经系统

TFGF（transforming growth factor），转化生长因子

TFL（tensor fasciae latae），阔筋膜张肌

Th/L（thoracolumbar），胸腰椎

Thx（thoracic spine），胸椎

TMJ（temporomandibular joint），颞下颌关节

TPR（transverse plane rotation），水平面旋转

TrA（transversus abdominis），腹横肌

UFT（upper fibers of trapezius），斜方肌上束

ULNT（upper limb neural tension test），上肢神经张力试验

WAD（whiplash associated disorder），挥鞭伤

目　录

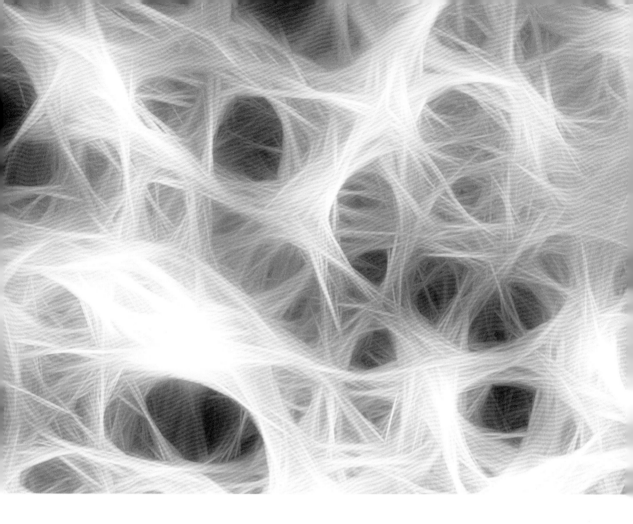

第1部分

认识筋膜

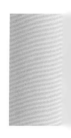

第1章 | 认识筋膜

筋膜究竟是什么？过去，解剖学将人体划分为各个系统进行研究时，往往忽视了筋膜的存在。人们所熟知的胸腰筋膜、足底筋膜等组织只是筋膜系统的一小部分。事实上，筋膜遍布全身，不仅覆盖着肌肉，还覆盖着关节、骨骼、神经和器官，甚至每一个细胞（Oschman，2000）。

用胚胎学知识可以理解筋膜的连续性，结缔组织大部分是从胚胎中胚层发育而来的。与普通看法不同，胚胎学解释了肌肉是在筋膜内发育而来，而不是相反。因此，是筋膜引导了器官的形成（Van der wal，2009；Schaunke，2015）。筋膜具有增生能力则意味着筋膜远不止是"连接所有组织"随机的三维"包装材料"。研究表明，筋膜在全身自我调节系统中也发挥着重要作用（Langevin，2006）。

那么，我们应该如何给筋膜下定义呢？

筋膜的定义

关于筋膜的确切定义仍然在讨论之中。用来描述筋膜网的术语有"胶原网""结缔组织带"和"细胞外基质"。2015年，筋膜领域的一组研究对有关筋膜的定义达成了如下共识：筋膜这个术语是指"在皮肤下形成的，用于固定、包裹和分隔肌肉和其他内脏器官的鞘、薄膜或其他结缔组织聚集物"（Stecco C. 2015a）。

正如Stecco所解释的那样，这样一个"纯粹解剖学定义"的价值在于，它使"每个人都能确切地知道大家在谈论什么；从尸体上分离出这些筋膜组织，进行组织学和形态学分析；在手术过程中采集筋膜样本，评估病理变化；利用成像技术对活体进行研究等"。此外，筋膜的定义还有助于"比较不同研究者的解剖学研究结果"。

然而，对于更关心筋膜网功能的临床治疗师而言，如在运动中，这种严格的筋膜解剖学定义就对筋膜可能的分析没有太多的帮助。这种过于狭义的定义可能会将重要的组织排除在外，包括筋膜组织与关节囊、腱膜、肌腱、韧带和肌内结缔组织的相互连接（Schleip et al.，2012b）。如果研究的目的是要阐明功能，如力的传递、感觉能力和伤口的控制，则采用广义的筋膜定义往往更有帮助（Stecco C. 2015a）。

法国矫形和手外科医生Jean-Claude Guimberteau博士，他以用内窥镜（手术期间在体内）记录活体筋膜而闻名。他观察到筋膜层具有以分形、杂乱的方式相互"滑动"的惊人复杂性，既满足了移动的需要，也保持了连接的需要。在影像学检查中，水化了的筋膜出现了不断舞动的轻薄纤维，形成微空洞，随着运动而变形。这种动态运动的证据与以前根据尸检对筋膜的描述形成明显的对比，在尸体中筋膜看起来像干绒毛。在他的权威著作《人类活体筋膜结构：通过内窥镜显示的细胞外基质和细胞》（*Architecture of Human Living Fascia: The Extracellular Matrix and Cells Revealed Through Endoscopy*）中，Guimberteau博士提出了一个更加侧重于功能的定义："筋膜是人体内拉紧的、连续的纤维网络，从皮肤表面一直延伸到细胞核。这个全身网络具有可移动、有适应能力、分形和不规则的特点，它构成了人体的基本结构。"根据Guimberteau的意见，筋膜不止是简单的结缔组织。更准确地说，筋膜是人体的基本组织。

筋膜解剖学

筋膜分为不同的形态。

- 不规则的结缔组织：见于疏松结缔组织或脂肪结缔组织。
- 规则的结缔组织（其纤维经常对应力作出适应性应答）；常见于筋膜层、腱膜、韧带和肌腱。

请注意，身体的某些结构由规则和不规则结缔组织混合组成。例如，白线的后 1/3 纤维走行定向规则，前 2/3 的纤维走行则是不规则的（Axer et al., 2001a, 2001b）。

可以将肌筋膜理解为肌肉组织（肌）及其伴随结缔组织网（筋膜）的联合体。尽管筋膜有其独特的特点和性质，它与肌肉协同工作，亦作为神经 – 肌肉 – 筋膜 – 骨骼系统的一部分。因此，肌肉与筋膜合成一体的协同单元，功能上分不开（Myers, 2014）。

筋膜的连续性

肌肉有明确的起点和止点的概念已经陈旧了。研究已经表明，在人体组织中筋膜是连续性贯穿人体的。一些人认为，将肌肉和（或）肌腱与韧带分开是解剖者自己采用的方法，他们面临着困难的任务，就是要确切地判断哪里的组织不再是肌腱，而是开始成为韧带袖套（Van der Wal, 2009）。通常，韧带被认为是与肌肉并行排列的，只有关节在最大活动范围充分拉伸时韧带才能发挥作用。尽管 Van der Wal 在 30 年前就完成这项研究，但由于不符合当时的惯常认识而被忽视，甚至受到质疑。Van der Wal 对筋膜的连续性仔细观察后得出结论，肌肉和韧带的关系实际上是串联排列、相互加强的形式。他把这种常见的排列方式形象的比作为红外传感器。换句话说，肌肉收缩，拉紧这块肌肉及其肌筋膜（肌外膜、肌束膜、肌内膜、肌腱），也

拉紧连接的韧带，同时韧带被激活，因为这些韧带是肌肉收缩的同一连续筋膜的一部分，而不是像我们一直认为的韧带是一个独立的层次。因此，韧带并不仅仅是在肘关节最大伸展时起作用，在肌肉向心和离心收缩全过程中，韧带对关节的动态稳定都起作用。这些发现使我们重新考虑人体整体功能单位的概念（Myers, 2011）。Van der Wal 在尸体解剖时首先使用"不轻易损坏筋膜"的技术，其他研究者都接受了这些方法，如《解剖列车》的作者 Thomas Myers，以及 Gil Headly、Robert Schleip、Carla Stecco 等。由于研究和解剖方法的进步，许多筋膜解剖的新知识被不断揭示，并慢慢地在从业人员中传开。当我们考虑患者功能的整体性时，不能忽视筋膜对运动控制系统的影响及其神经生理学意义。人们越来越清楚地认识到，必须将筋膜视为一个整体系统，这就可以创造许多新的治疗和训练策略。

骨骼肌筋膜

在骨骼肌肉系统中，筋膜由浅筋膜、深筋膜和肌外膜等 3 类基本结构组成（Stecco L. 2004）。

浅筋膜构成了皮下疏松结缔组织，含有胶原的网及主要的弹性纤维。在腕部和踝部支持带，浅筋膜与深筋膜融合，并与头皮下的帽状腱膜相连。浅筋膜这样的结构有利于皮肤在深筋膜及其中的脂肪、皮下血管和神经上方滑动（Stecco L. 2004）。

深筋膜是由结缔组织鞘形成，包裹并分离所有肌肉，还构成神经和血管的鞘，包裹着各种器官和腺体，并围绕关节形成特殊形式的韧带（Stecco L. 2004）。

肌外膜是由包裹肌腹本身的筋膜组成，并延伸为肌腱。肌腱再与包裹着骨的骨外膜相连接。在这种情况下，也可以将骨骼本身视为非常致密的结缔组织。正如 Schultz 和

Feitis 在《环状的网络》（*The Endless Web*）一书中所解释的那样，"肌肉不是简单地附着到骨骼上。更确切地说，肌细胞是漂浮在筋膜网中，肌肉的运动牵拉与骨外膜筋膜相融合的肌筋膜，骨外膜又牵拉骨骼"（Schultz & Feitis, 1996）。

筋膜连续性的概念也涉及微观层面（图 1.1）。如果仔细观察肌肉本身，筋膜分为 3 层：①肌外膜；②肌束膜，将许多肌纤维组成束或支的筋膜；③肌内膜，在细胞水平上包裹着单个的肌细胞或肌纤维。这就涉及筋膜的一个主要作用，就是力学传导功能（详见后文中关于筋膜作用的内容）。

筋膜是各系统之间的传递器

筋膜不仅局限于骨骼肌系统，也包括器官的筋膜包裹层和神经系统的神经束膜（Paoletti, 2006）。如果改善筋膜一个子系统的活动性将影响其他部位的活动性。作为全身联络系统，筋膜在机体各个系统之间起着"传递器"的作用（Schwind, 2006）。这个全身系统的概念对人体健康有着特别的影响。读者可以查阅 Scheip 等人 2012 年的研究报告内容，获得关于这个主题更多的信息。

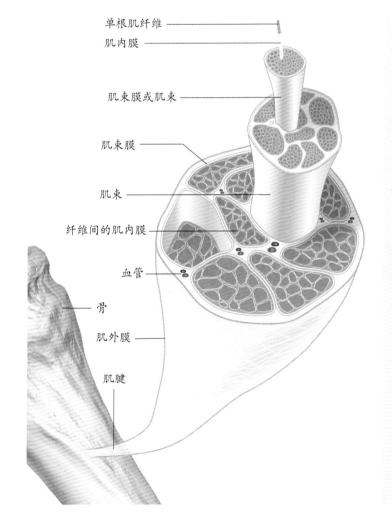

单根肌纤维
肌内膜
肌束膜或肌束
肌束膜
肌束
纤维间的肌内膜
血管
骨
肌外膜
肌腱

图 1.1
骨骼肌筋膜

筋膜的组成

筋膜由细胞和细胞外基质构成，细胞外基质是由基质、胶原蛋白、水和弹性蛋白组成（Paoletti，2006）。

1. **胶原蛋白**是人体中最常见的蛋白质。它主要存在于筋膜网中，在任何解剖组织或任何肌肉中都容易见到（Myers，2014）。胶原纤维的类型大约有20种，到目前为止，1型胶原纤维最普遍，可以组成多种结构，包括眼的透明角膜、肌腱、韧带、肺组织及脑膜等。

2. **成纤维细胞**是结缔组织中最常见的细胞类型。它们生成各种结缔组织纤维的基质和前体。它们分泌参与大分子分解代谢的酶，在伤口愈合和炎症过程中起重要作用。它们对物理刺激反应灵敏，这有助于构建和维持胶原蛋白的基质。持续对筋膜组织施加张力或压力会导致局部成纤维细胞的增殖，细胞会沿力线的方向排列。如果压力持续很长时间，筋膜就会变得更加致密（Poleetti，2006）。对成纤维细胞持续施加机械压力将导致结缔组织合成增加和炎症介质产生减少。

3. **弹性蛋白**在结缔组织中也很常见。某个区域筋膜的胶原和弹性纤维之间的数量比例取决于功能上对该组织的需求。在张力很高的部位，胶原蛋白占主导地位，弹性纤维较少。相反，身体节段的反复活动部位，弹性纤维的数量就更多。由于具备了这种适应性能力，筋膜系统才能够满足身体功能上不断变化的需求。

4. **基质**是一种透明黏稠的物质，由含水蛋白质（蛋白多糖、糖蛋白）组成，基质由成纤维细胞和肥大细胞产生。基质本质上是一种水状凝胶——几乎是每个活细胞生存环境的一部分，是一种连续而可变的"胶水"，它把细胞粘在一起，同时允许物质交换。如果水合充分，代谢产物的分散则很容易，同时形成免疫系统屏障的一部分，增强了抵抗细菌播散的能力。

在不运动的部位，基质黏度增加（像凝胶），成为代谢产物和毒素的储存库（Myers，2014）。

基质具有触变性，这种特性使它可以变得液体化，黏稠度降低。给筋膜组织加热或增加能量供应就能获得触变性（Juhan，1998）。为了理解触变性，以一瓶在橱柜里放了一段时间的番茄酱为例。在这种情况下，倒出番茄酱可能很困难。因为随着时间的推移，番茄酱已经变得黏稠，不易流动了。通常的做法是摇晃番茄酱瓶子，使番茄酱更容易倒出。筋膜的反应与上述过程非常相似。针对筋膜的手法治疗及某些运动疗法，可以帮助筋膜达到最佳的黏稠度。激活筋膜的触变性，有利于运动并使运动控制优化。

5. **肌成纤维细胞**（myofibroblasts，MFB）是在筋膜中发现的细胞。这类细胞是平滑肌细胞（内脏、自主神经中的细胞）和传统的成纤维细胞（构建和维持胶原蛋白基质的细胞）之间的中间阶段。于是，筋膜可以像平滑肌那样收缩，并影响骨骼肌的力学改变（Schleip et al.，2007）。肌成纤维细胞接受机械信号，引起生物化学反应（机械传导概念）。对组织受到的机械拉伸或受到特定的细胞因子和其他具有药理作用的物质刺激，如一氧化碳（使MFB松弛）和组胺（刺激MFB收缩），这两种物质可以刺激肌成纤维细胞而发挥上述功能。

掌腱膜挛缩（Dupuytren综合征）或由既往外伤导致挛缩的患者，受累部位肌成纤维细胞密度更高。相比之下，马方综合征患者的肌成纤维细胞密度较低。肌成纤维细胞的密度有一个"正常"范围——密度过高，则组织越僵硬（Myers，2014）。

由于筋膜含有肌成纤维细胞，这证明筋膜本身可以"缩短"或"收缩"，进而引起明显的位置形变。这样的推断很有意义。然而，必须记住，筋膜和肌肉是协同作用，含有平滑肌纤维的肌成纤维细胞单独收缩，并不会产生骨骼肌纤维那样大的拉力。

筋膜的神经支配

筋膜网络是人体最丰富的感觉器官之一。筋膜有神经分布，因此，也可能是重要的疼痛效应器。严格来说，不能低估筋膜对疼痛综合征的促成作用。

机械性感受器

筋膜通过密集的机械性感受器（高尔基腱器、环层小体、鲁菲尼小体、游离神经末梢）接受神经的支配，这些感受器对手法治疗产生的压力敏感（表1.1）。

Schleip（2003）发现，在肌筋膜手法治疗中，操作手的下方常会感到组织很快放松。这种惊人的变化普遍被认为是由结缔组织的机械特性所导致。然而，许多研究表明，要维持筋膜的黏弹性变形，要么需要更强的力，要么需要更长的施力时间。这就表明，肌筋膜专业人员的看法正在从机械学观点向包括神经系统的自我调节动力学方向转变。

表1.1 筋膜中的机械性感受器

引自 R.Schleip（2003），Fascial Plasticity-a new neurological expanation：Pant 1. *Journal of Bodywork and Movement Therapies*，Elsevier 惠许。

受体类型	主要分布	反应	已知刺激效果
高尔基腱器 类型 Ib	关节囊周围、腱膜、肌腱连接区	高尔基腱器：对肌肉收缩作出反应 其他高尔基受体：可能只对强力拉伸作出反应	相关的横纹肌运动纤维肌张力下降
环层小体 类型 II	肌腱连接处、关节囊深层、棘突、肌膜	快速的压力变化和振动	本体感觉反馈用于运动控制（运动觉）
鲁菲尼小体 类型 II	周围关节韧带、硬脑膜、关节囊外层、其他与规律拉伸相关的组织	像环层小体一样，也承受压力 特别对切力（横向拉伸）有反应	抑制交感神经
游离神经末梢 （组织间隙内） 类型 III和IV	最丰富的受体类型。几乎到处都是，甚至存在于骨组织。在骨膜处密度最高	快速和持续压力变化 50%是高阈值单位，50%是低阈值单位	血管舒张和血浆外渗变化明显

伤害感受器

筋膜里有许多伤害感受器，主要是 A 纤维和 C 纤维伤害感受器，因此筋膜疼痛表现为"跳痛、刺痛和灼热"。在筋膜组织中，特别是在肌外膜、肌内膜、肌束膜及内脏结缔组织中，几乎随处可见无数微小的无髓鞘游离神经末梢（Mense，2007；Tesarz et al.，2011）。数据表明，筋膜比皮肤或肌肉对疼痛更敏感（Gibson et al.，2009；Deising et al.，2012）。

本体感受器

深筋膜也有本体感觉功能，因此，可以影响运动控制。假设肌筋膜的扩张可以保证身体不同节段之间的运动协调，这就从解剖学角度上支持了肌肉运动链学说（Stecco C.，2015a）。

交感神经纤维

筋膜与自主神经系统似乎密切相关。刺激机械性感受器会导致交感神经张力的降低及局部组织黏度的变化。胸腰段筋膜解剖显示，交感神经系统与筋膜障碍的病理生理学密切相关。胸腰段筋膜神经分布中交感神经纤维占 40%，交感神经纤维对血管有收缩作用，可能导致筋膜缺血。这可能有助于解释随着心理压力的增加，交感神经系统的活性增加，疼痛的强度也会增加的现象（Willard et al.，2012）。

神经支配总结

Robert Schleip 很好地总结了筋膜神经支配的问题："感觉中枢与身体之间的关系，无论是纯粹的本体感觉、痛觉，还是更多内脏感觉的存在，筋膜确实是人体中最重要的感觉器官"（Schleip，2012）。

筋膜的作用

筋膜在身体中的几种作用。

· 保持结构完整性（Paoletti，2006）。

· 保持静态姿势支撑（Paoletti，2006）。

· 保护身体免遭创伤（如腹部筋膜保护内脏器官）（Myers，2014）。

· 减震作用（Paoletti，2006），并参与力的传递，从而影响动态稳定性（Huiji & Baan，2003，2012）。

· 创造一个均匀平滑和（或）光滑的表面，使各种互相接触的组织充分润滑，这有助于防止摩擦损伤及随后的组织变性和退化。

· 允许肌肉在延展和缩短时改变形状。

· 筋膜最重要的作用之一是其机械传导功能。它将机械信号转化为生化反应。换句话说，就是将运动转化为修复。

根据传统概念，细胞漂浮在细胞外基质中并自主发挥作用（图1.2A）。Oschman 提出了一个更新的观点，认为核基质、核膜和细胞骨架通过整联蛋白和层黏蛋白与周围的细胞外基质（exotracellular matrix，ECM）形成机械连接（图1.2B）（Oschman，2000；Myers，2014）。

整联蛋白是机械性感受器，传递来自细胞周围的张力和压力，特别是将机械刺激从纤维基质传入细胞内部，甚至到细胞核。这些传递起到了改变细胞形态及其生理特性的作用，这是机械传导概念背后的基础。细胞能够察觉到细胞骨架内或细胞外部来源的机械力，并将之转变为生化信号。机械力对细胞形态的影响机制被认为是细胞、组织和器官水平最重要的调节机制，这一观点取代了筋膜只是被动张力传感器的传统概念，从而有了一个新的描述：筋膜是一个动态适应性器官、细胞调节中的重要组织和全身沟通系统。

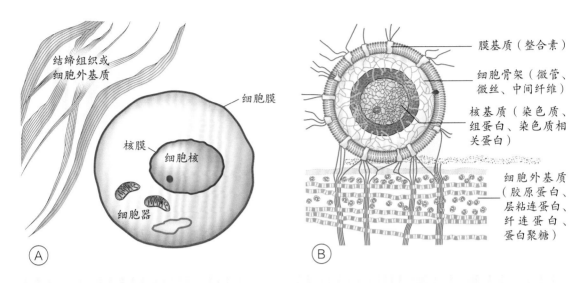

图1.2　骨细胞与细胞外基质

[引自 Thomas Myers（2014），*Anatomy Trains：Myofascial Meridians for Manual and Movement Therapists*，3rd edition。Elsevier 惠允]

- 筋膜是所有组织中进行新陈代谢、内分泌和免疫力活动的"容器"。它是水、蛋白质和免疫细胞通过淋巴管返回血液的中转站。它在细胞沟通和细胞交换过程中的作用可以解释筋膜是如何在人体的防御和免疫系统功能中起主要作用的（Paoletti，2006）。

- 筋膜在调节炎症反应中的作用也可能影响心脏疾病和癌症进展。它将机械信息与化学信号相结合，告诉细胞和细胞支架该做什么。非常扁平的细胞，源于其细胞支架过度伸展，提示需要更多的细胞覆盖周围的基质（如伤口修复），此时，就需要细胞分裂。或者，当细胞呈圆形且互相拥挤则表明有太多的细胞在基质上争夺空间，细胞增殖过多，有些细胞则必须死亡以防止肿瘤的形成。在这两个极端之间，正常组织功能得以建立和维持。了解这种转换是如何发生的，可能会对癌症治疗的新方法研究有帮助（Myers，2014）。

对于人体中的DNA是如何表达细胞特征的，仍然存在未解之密。尽管有多种解释，多数人怀疑是化学性因素导致。体内的每个细胞都有相同的DNA，由于表达不同，组织的功能则非常不同。细胞只有两种"感官"与环境相互作用。细胞看不见，也听不见，但能"感觉"机械力和"尝出"化学信号。许多研究都对化学信号通路进行了详细解读，但了解机械力如何影响细胞也很重要。Tajik 等人 2016年的研究结果表明，外力可以直接调节基因的表达。研究还发现了通过筋膜将细胞外的力传送到细胞核的途径（Tajik et al.，2016）。

Helene Langevin 和 Thomas Findley 在其题为《结缔组织：筋膜生物学研究如何影响综合肿瘤学》（*Connecting Tissues：How Research in Fascia Biology cam Impact*

Integrative Oncology）的论文中有如下所述：

癌症生物学的最新研究进展强调了结缔组织在肿瘤局部环境中的重要性。炎症和纤维化是公认的致癌因素，结缔组织僵硬正在成为肿瘤生长的驱动因素。从这个意义上说，可以认为癌症是一种胶原蛋白疾病。已经证明，以物理治疗为基础的治疗可以减少结缔组织炎症和纤维化，因此，对癌症的扩散和转移可能有直接的限制作用。与此同时，对于在肿瘤附近施加机械力的潜在风险尚知之甚少。因此，需要进行基础和临床研究，以了解综合肿瘤学对癌症生物学及全人类健康的全面影响（Langevin et al., 2016）。

总之，筋膜在人体中扮演的各种角色都表明了它在维持组织液环境健康、内环境稳定和免疫监视中的重要性，同时也使身体得以运动。多么迷人的组织啊！

筋膜病理学

导致筋膜病变的因素很多。以下任何一种，不管是单独存在还是合并存在，都会影响筋膜的功能。

- **创伤**：过去或现在（跌倒、接触性运动、撞击），炎症对正常的愈合过程至关重要。然而，炎症过重或时间过长会导致筋膜粘连和纤维化（Gautchi, 2012）。
- **微损伤**：由超负荷（过度训练、繁重或重复性工作）造成（Gautchi, 2012）。
- **制动**：长期卧床或石膏固定（Van den Berg, 2007）。
- **外科手术（瘢痕、粘连）**：瘢痕本身愈合良好，可以有正常的活动性，但人们低估了瘢痕对筋膜线的影响。
- 不良姿势造成的**机械应力**。
- 由日常饮食引起的长期全身组织**慢性炎症**（参见第15章）。

- **化学性伤害**：环境中的毒素（如长时间处于使用了油性涂料的封闭房间中）可以影响筋膜，因为毒素可能触发整个身体的防御和免疫系统。
- **内分泌影响**：众所周知，糖尿病患者损伤的愈合缓慢。人们认为，内分泌系统的变化可能对筋膜产生特别的影响。
- **情绪压力**：压力，无论是心理上的、生理上的、情感上的，还是精神上的，都会在大脑和身体中产生炎症化学物质，并导致细胞退化。这个过程可能发生在大脑中，表现为记忆减退。这个过程也可能发生在筋膜，可以存储身体上的、生理上的或精神上的各种压力。这些创伤造成筋膜的增厚、致密化，最终导致疼痛和活动范围受限（Northrup, 2016）。

不论何种因素，这些损伤都可能导致结缔组织的生化变化，进而影响其黏弹性。筋膜组织损伤导致局部缺血，从而导致局部缺氧。细胞因子，如缓激肽、P物质和降钙素基因相关肽（calcitonin gene-related peptide, CGRP）等炎症介质被释放，还会释放生长因子和凝血因子。随后发生的缺氧将促进结缔组织的黏附（Shah et al., 2005, 2008）。

损伤可能会导致问题区域的绷紧或僵硬，引起机械张力。这种反应刺激成纤维细胞向肌成纤维细胞转化，并会维持受损部位的筋膜张力。损伤初期，这个过程是适应性的，但持续下去会形成不适。

最终，在相邻的筋膜层之间形成胶原微纤维，并结合在一起。这种筋膜要素的结合也称为"纤维化""粘连形成"或"瘢痕组织"。Chaitow 和 Delany 在《神经肌肉技术的临床应用》（*Clinical Applications of Neuromuscular Techniques*）这一著作中描述："这种粘连形成破坏了组织的正常滑行和滑动。"筋膜变厚时，会扰乱运动模式、平衡和本体感觉。这可能导致组织长期过度负荷、损伤加重及运动模式异常"（Chaitow & Delany, 2000）。

纤维化的结果

往往某一损伤部位愈合后纤维化不会自动消除，反而会随着时间的推移而逐渐加重。就像网络上的交叉联结一样，联结越多，网络就越强大，但弹性也越小（Schierling, 2017）。运动受限，无论是微观还是宏观上都会导致结缔组织基质流失，润滑作用丧失，筋膜成分互相结合。该区域的营养和血液供应发生障碍，进而促进纤维结节和肌筋膜触发点的生成。最终可能出现关节活动受限、全身肌肉无力。这些改变可能导致身体姿势和（或）肢体语言的改变。在某些情况下，甚至会导致骨骼结构的改变。

此外，正如Stecco指出的，更硬的筋膜可能会降低肌肉的收缩能力，并引起慢性筋膜室综合征（Stecco C., 2015b）。

结缔组织对需求的反应

持续运动或"久坐不动"，这两种极端的生活方式都会对筋膜产生重要影响。习惯性的姿势会加重筋膜线的负荷，这样它们就不再是灵活的充满蛋白聚糖和液体的"绝缘套"，而是变得"坚实"并形成矢量，可以拉扯和拖拽关节、肌肉、器官或神经等被筋膜包裹的任何组织。

在营养、年龄和蛋白质合成的限制下，细胞外成分发生改变以满足人体需求。虽然在老年人中，弹性纤维的比例确实会减少，而坚韧的胶原纤维占主导地位，但必须记住，身体会不断地自我更新，以适应组织的需要（因此，良好的营养和水合作用是重要的）及满足身体对运动的需求。我90岁的母亲，一直坚持健康饮食、定期散步，并参加水上健身课程，包括肌肉骨骼系统在内，她

的健康问题很少。她的筋膜组织柔韧性好，适应性强。相比之下，我遇到过一些中年患者，他们饮食习惯不良，或者缺乏活动，这些患者的筋膜组织更加紧密和僵硬，就像旧的干皮革。有人可能会说，也许遗传起了一定的作用，有些人具有致密筋膜组织的家族特征，这种说法有些道理。然而，仍有一些因素（见第14章和第15章）对筋膜的健康和功能可能有积极的影响。

筋膜水合

研究指出筋膜水合的重要性（Klinger, et al., 2004; Reed et al., 2010）。人体的构成中水占75%，其中2/3在筋膜里。因此，为实现最佳功能，保持这些组织的充分水合是非常重要的。通过运动确保水进入筋膜的各个部分也同样重要。反复不固定模式的运动是关键，最好是采用不同于通常习惯的运动模式（Myers, 2017）。第14章概述了各种治疗性运动和练习，可以帮助筋膜组织维持在最佳健康状态。

影响水合作用的因素不仅包括机械作用，还包括pH值、体温和生物活性蛋白（尤其是激素和生长因子TFGF-β1）。在体内，pH值受肾脏和呼吸系统调节。基质偏酸会增加肌成纤维细胞的收缩性，这样会使筋膜拉得更紧。引起pH值变化的因素，如呼吸模式紊乱、情绪困扰或酸性食物，可能会导致全身筋膜僵硬（Pipelzadeh & Naylor, 1998）。pH值对筋膜的这种影响与新近关于抗炎碱性饮食能够影响结缔组织基质最佳功能的建议相符（目前还没有证据支持）。

筋膜是张拉整体结构

筋膜解剖学的另一个主要概念是，身体是一个张拉整体结构，这是一个压力与张力处于动态平衡的系统。在图1.3可以将张拉

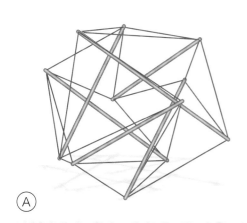

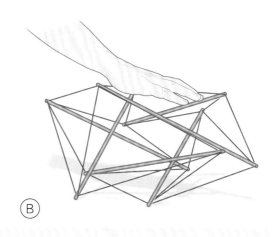

图1.3

筋膜是张拉整体结构系统

整体结构中大量坚硬成分（粗线）看成人体骨结构，坚硬成分之间的弹性元素（细线）代表筋膜。

当张力挤压作用于张拉整体结构中某一区域时，该结构的其他部分会作出反应。应力分布在整个结构上，而不只局限于形变的区域。因此，张拉整体结构的张力增加会在整个结构中产生作用，甚至影响对侧结构（见图1.3B）（Ingber，2003）。因此，牵拉或推动结缔组织结构的一个角就会将力施加在整个结构上，由此可想象外部力量如何整体影响肌肉、骨骼、神经、血管、腺体和器官的状态（Juhan，1998）。

许多新发现强调了筋膜矩阵中的张力模式是如何在整个系统中迅速且毫不费力的传递信息的。在Ingber标志性的论文中，总结了细胞机械性传导的过程："很简单，张力通过张拉整体结构进行传递，为所有相互关联的物质提供了一种分配力的方式，同时，从机械上将整个系统连接或调整为一体"（Ingber，2003）。

某个部位的损伤都可能是由身体其他部位的长期拉伤引起。力在肌筋膜系统中传递，如果遇到瘢痕或粘连产生的结节，尽管距离出现问题的部位有一定距离，也会产生出人意料的功能性后果。

人体的链式反应

损伤不一定会引起张拉整体结构的改变，但可以产生链式反应。这种反应有时在原有损伤基础上很快出现，有时在几周甚至几个月后才出现。之所以有这种差异取决于多种因素，包括：

· 原有损伤的严重性

· 患者的年龄

· 患者的适应性和代偿能力

受损链可以开始于身体的任何一个部位，然后向上或向下发展（Paoletti，2006）。Paoletti列举了可能的几种链式反应，如下所述。

下行链式反应

· 颅顶筋膜→颈浅筋膜→肩胛带→上胸部→上肢

· 腰肌→会阴→髋周短肌→膝关节或踝关节

在第一个下行链式反应中，患者可能主诉上肢疼痛，如果没有处理颅顶筋膜链的问题而仅对上肢进行局部治疗，则疼痛可能只能部分缓解。

上行链式反应

- 踝扭伤→腓骨头→膝外侧→髋/梨状肌→骶髂关节→胸腰筋膜→背阔肌→肩→颈椎→颅
- 尾骨跌伤→硬脑膜→颅内膜
- 膀胱→圆韧带→膈肌→心包→咽喉症状

在上行链式反应的第二个例子中，尾骨跌伤后可能导致头痛，在硬脑膜的活动恢复之前疼痛可能会持续（Paoletti, 2006）。

触发点是筋膜相关性表现

如何区分是神经传导增强还是筋膜紧张引起的症状？它们之间有联系吗？如果有，又是怎么联系的？区分这两种障碍的一种方法就是触诊。张力增高的肌肉或触发点在触诊时手下的感觉如同腊肠。触诊紧张的筋膜经线会感到像按紧绷的吉他弦。

触发点的症状可能包括疼痛（局部痛和牵涉痛）、反射性肌无力（由疼痛引起而非肌萎缩）、自主神经和营养障碍、活动受限和灌注异常（形成水肿）。这个过程可能会导致神经肌肉压迫性损害和（或）本体感觉的变化，

从而影响运动输出（Gautchi, 2012）。

针对反射作用的肌肉放松技术，如干针、Gunn肌内刺激（intramuscular stimulation, IMS）、摆位放松技术、冲击波治疗等，对治疗触发点非常有效。然而，尽管努力使躯体肌肉平衡、运动控制和运动策略恢复正常，这些触发点还是会反复出现，这时候必须考虑另一个影响因素，即筋膜。Gautchi指出，肌筋膜触发点（myofascial trigger points, mTrps）的形成其肌肉病理总是涉及筋膜，甚至可能源于筋膜功能障碍。反过来，筋膜的功能障碍可以引起肌肉功能障碍或使其（mTrps）长期存在（图1.4）。

由于这种相互作用的存在，任何最佳治疗方法都应该考虑触发点和筋膜。专门针对反射作用的肌肉放松技术可以间接减少筋膜的牵拉。然而，这些技术对筋膜的影响不足。为了处理已经改变的筋膜结构就必须针对结缔组织采用手法治疗技术（Gautchi, 2012）。

筋膜治疗方法的历史回顾

筋膜作为骨骼肌功能障碍的作用因素理念并不新颖，也不局限于某个国家。20世纪就已经出现了几种治疗筋膜功能障碍的方法。

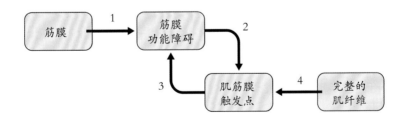

图1.4

筋膜功能障碍与mTrps的关系。1.导致筋膜功能障碍的因素。2.筋膜功能障碍可能是mTrps的起因和（或）持续存在的原因。3.mTrps可能是造成和（或）导致筋膜功能障碍持续的原因。4.导致mTrps发生的因素［经Elsevier许可引自R.U. Ganchi, in R. Schleip el at.（eds）（2012），*Fascia: The Tensional Network of the Human body*（Chater 5.7）］

结缔组织按摩

德国物理治疗师 Elizabeth Dicke 是最早研究筋膜的专业人士。她在20世纪30年代发明了一种名为"结缔组织按摩"（connective tissue massage，CTM）的技术。这种治疗方法是由于针对她自身的问题采用当时所有的方法都无法达到最佳治疗效果才发展起来的。当时，她正在努力控制血管广泛感染引起的症状，这种感染影响了她右腿的血液循环并发生坏疽，还伴有心脏病、胃病、肾病和肝病。由于病情太重而不能进行手术治疗，她相当于是被留在病房里等死。她在床上躺了几个月，研究自主神经系统解剖学。根据她的经验和分析，开发了一种针对结缔组织的按摩方法，旨在减轻自主神经系统的负担。一位同事采用 Dicke 创立的技术，为其治疗了4个月，Dicke 顺利出院，此后不到1年她就回到了工作岗位。她的腿部血液循环恢复正常，背部疼痛、心绞痛以及肾脏和肝脏的问题都得到改善。Dicke 及其同事随后花了10年时间研究这项新技术，目的是了解其主要机制，并找到达到治疗效果所需要的条件。他们为德国所有的物理治疗专业学生制定了一份教学方案，并将 J.MacKenzie 的研究纳入其中。MacKenzie 研究了器官与肌肉张力变化的关系。1942年，Dicke、Kohlrausch、Leube 和 MacKenzie 联合发表了《结缔组织的反射区按摩治疗风湿和内科疾病》（*Massage of Reflex Zones in the Connective Tissue in the Presence of Rheumatic and Internal Diseases*）。在瑞士、意大利和德国许多综合医院和骨科医院，物理治疗师和保健水疗中心继续研究和实践 CTM（Utting，2013）。

我第一次接触到这种治疗方法是在一个康复中心见到一例老年女性患者。她患有足部溃疡，两年来采用各种治疗方法都无效。而经过10个疗程的 CTM 治疗，伤口终于愈合。这个结果促使我选修了 CTM 课程（我的第一个研究生课程）。我发现这种方法对我的骨科术后患者有时候是有用的。

罗尔夫按摩疗法或结构整合

20世纪四五十年代，Ida P. Rolf 研发了罗尔夫按摩疗法，或称为结构整合技术。Rolf 是一名生物化学和原子物理学家，曾尝试各种各样的方法（整骨术、瑜伽、亚历山大技巧、费登奎斯方法）来治疗疼痛却无果。她整合了治疗经验，最初创建了姿势放松技术，进而开发了10疗程肌筋膜手法治疗方案，帮助重建身体结构。目的是改善身体与重力的关系、姿势整合和运动再教育。她处理筋膜的技巧缓慢而深入，并遵循一定的结构或方法。最初，这种方法被称为罗尔夫按摩疗法。Rolf 培训过的一些从业者，很快对她的方法有了自己的理解。例如，Joseph Heller 开发了 Heller 手法治疗（Heller work），Thomas Myers 开发了解剖列车结构整合（Anatomy Train Structure Integration，ATSI）技术，George Kousaleos 提出了核心（CORE）的概念。Rolf 一直不喜欢"罗尔夫按摩疗法"这个叫法，在1990年将这种方法重新命名为"结构整合"。尽管这是一种按摩技术，但并不是起源于按摩治疗。

2006年，BetsyAnn Baron 开发了结构整合的一个分支。她是一位按摩治疗师和结构整合师，我和她一起向物理治疗师教授 MMS。虽然被称为肌筋膜结构性治疗（Structural Myofascial Therapy，SMFT），但 Baron 的技术比结构整合治疗用时更短（Baron bodyworks.ca）。

SMFT 有两个关键要素：

· 体位性躯体感知（postural somatic awareness，PSA），这是一种主观评估方法
· 深入的肌筋膜实际操作技术

整骨疗法（美国）

100 多年前，Andrew Taylor Still 医学博士创立了整骨医学。他是最早描述筋膜的人之一，他认识到筋膜在组织滑动和液体流动中起协助作用。甚至在当时，他就意识到筋膜与身体每一个细胞营养之间的关系，包括疾病和癌症状态下的细胞（Findley & Shalwala，2013）。现如今，整骨医师可以使用多种方法从全身的角度来解决身体的不平衡，包括颅骨技术、内脏治疗手法和骨关节技术，还有软组织手法，包括调节筋膜长度和张力的筋膜技术。

肌筋膜放松

肌筋膜放松（myofascial release，MFR）是一种手法治疗技术，由物理治疗师 John F.Barnes 创立。它需要对肌筋膜复合体进行低负荷、长时间牵伸，旨在达到恢复筋膜的最佳长度、减少疼痛并改善功能。有证据表明，MFR 对各种疾病有积极治疗作用。这种方法往往局限于身体的一个特定区域（如膈肌），但它也包括与结构整合有一些相似之处的技术。该方法与 MMS 的不同之处在于 MFR 不遵循 Thomas Myers 在《解剖列车》一书中描述的肌筋膜经线评估和治疗原则。

筋膜疗法

筋膜疗法是法国 Danis Bois 博士根据整骨疗法和物理治疗技术逐渐演变而来的躯体疗法。实施整骨疗法时，Bois 觉得仅仅是在照护一个生命体，而不是解决整个躯体心理的问题。因此，他开发了一种方法，称为筋膜疗法。这是一种温和的、非推拿的手法治疗，旨在使客户更加了解疼痛、紧张、压力和习惯性思维模式之间的联系。使用这种体感治疗方法时，治疗师"与身体对话"，以促进身体自我调节的能力。除了筋膜疗法，他还吸收了一项称为感觉中枢再教育的躯体运动练习方法（Sensorial Re-education），属于一种冥想练习，也称为感觉中枢内省（Sensorial Introspection）。在上述所有方法的基础上再加上言语和表情（Bois，2013）的配合。这种方法主要应用于西欧。"筋膜疗法师"有别于物理治疗师、骨疗师和运动疗法师。

筋膜手法

这项技术的创始人是意大利的 Stecco 家族，包括物理治疗师 Luigi Stecco 和他的孩子骨科医师 Carla Stecco 及物理治疗师 Antonio Stecco。他们以筋膜解剖及在该领域的研究而闻名。筋膜手法是根据肌筋膜序列联合肌筋膜单元的概念，对深部肌筋膜和支持带上特定的点（称为协调中心和融合中心）进行深度手法摩擦。尽管这种方法主要用于肌肉系统周围的筋膜，近期，也开始用于内脏筋膜的治疗。

肌筋膜系统松动术

这一概念最初是由本书作者 Doreen 和另一位加拿大物理治疗师 Laurie McLaughlin 提出来的，他们都是加拿大物理治疗协会矫形分会的讲师和前首席考官。

加拿大的手法治疗结合了英国（James Cyriax）、挪威（Kalten born）和澳大利亚（Maitland）教授的各种关节松动技术和操作方法。依据国际手法物理治疗师联合会（International Federation of Manipulative Physical Therapists）的标准，这个系统已经逐渐发展到包括运动控制、肌肉失衡及疼痛科学。除了这项手法治疗的背景，我还从多年的研究生课程中积累了很多方法，如 Sahrmann 方法、运动控制、NOI（神经骨科学院）课程、颅骶技术及 Barral 内脏手法等。

尽管有这些方法供我选用，我还是经历过多次临床挫折。尤其是当我自己的手已经出现原发性疼痛时，不管我怎么努力，都没有获得我想要的积极疗效。我还经历过这样的情况，患者主诉多处疼痛，这些疼痛与物理治疗师所学的范式不一致或不相符，即使是训练有素的手法治疗师也无法解决。这些临床挫折促使我和 Laurie 开始探索筋膜在多种骨骼肌疾病中的作用。

Laurie 教授的治疗方法，称为筋膜手法治疗（ProActive Education, Laurie McLaughlin. ca）。

我创建的技术，称为肌筋膜系统松动术（MMS），是我在加拿大和欧洲给物理治疗师讲授的课程。这是一种通过手法治疗关节、肌肉和神经系统疾病的方法。MMS关注身体多个系统的筋膜，这就有别于其他肌筋膜技术。那些技术主要供结构整合师使用，只是涉及肌肉系统周围筋膜的操作。本书将详细介绍 MMS。

MMS使人们对看似复杂的病例有了更深层次的理解。现在，当我看到一个慢性损伤病例，不仅要思考是什么导致了这个损伤，更重要的是要思考，为什么它还没有恢复？当对这个部位进行局部治疗无效时，我就要再思考下面两个问题。

1. 我是在治疗一个次要问题，并没有找到系统整合模式（Integrated System Model）中的驱动程序（由 Diane Lee 和 Linda-Joy Lee 开发，www.learnwithdianelee.ca, www.ljlee.ca）吗？

2. 这种反复出现的功能障碍（无论是关节、肌肉、神经或内脏）是否与维持这种功能障碍的筋膜系统内其他问题有关？

肌筋膜是一个整体概念，不仅影响静态姿势支撑，也影响动态运动和最佳运动表现。了解筋膜连接有助于领会如何将治疗直接对准问题的根源（罪犯），而不仅仅是疼痛的组织（受害者）。我想澄清一下，我不

是"筋膜治疗师"，而是一位物理治疗师，在我的工具箱里有多个工具，MMS只是其中的一种，在这里只是提醒大家不要忽略肌筋膜异常的可能性。MMS方法将在第3章和第4章详细叙述。

运动再教育方法

运动再教育方法有许多种，其中包括神经调节与功能模式再教育的概念，同时为筋膜系统也提供有价值的信息。这些方法包括本体感觉神经肌肉促进疗法（proprioceptive neuromuscular facilitation，PNF）（Knott and Voss）、亚历山大技巧、费登奎斯方法和瑜伽。第15章总结了这些治疗方法及将筋膜维持在最佳健康状态的运动。

肌筋膜系统松动术（MMS）哪些方面符合手法物理治疗师的范式呢？

作为手法物理治疗师，可以说，我们

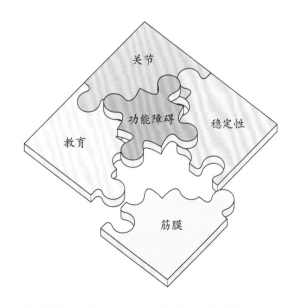

图 1.5

临床拼图

接受的观念是以患者的主诉为中心（图1.5）。这种方法不仅要考虑患者对疼痛、感觉异常及无力等的主诉，还要考虑患者对自己患病经历的理解和态度，也要注意有无特殊的功能障碍。一个好的综合性主观测试可以让我们选择恰当的评估技术，指导进一步分析。也就是说，综合考虑哪些因素导致了客户的体征和症状的出现。

如果分析指出患者主要是中枢源性疼痛，那么必须通过适当的教育，并按《解释疼痛》（*Explain Pain*）概念的方式对大脑重新映射（remapping）来解决这个问题（Butler & Mosely，2013）。如果分析指出患者交感神经（sympathetic nervous system，SNS）张力增高，那么，就必须采用降低交感神经张力的技术来解决这个问题，如呼吸技巧和冥想。在处理原发伤害性疼痛时，需适当考虑机械性疼痛。大多数物理治疗师在评估患者时都会考虑关节功能障碍、运动控制和稳定性问题的影响。教育亦非常重要，在进行功能活动时，如坐下或弯腰刷牙时，要让患者有方法自我管理疾病，不会重复不良的模式。然而，特别是在那些慢性、复发疾病的治疗中，往往筋膜作用这一环节缺乏关注。

由Diane Lee和Linda Joy-Lee研发的系统整合模式（Lee & Lee，2011），考虑了关节、神经、内脏和肌筋膜系统潜在的系统损伤在患者临床表现中的影响。图1.6所展示的临床拼图是记录结果的描述性工具。它代表了各种可能影响功能性活动的因素，并指示治疗师针对性解决这些因素（关节、神经、内脏或肌筋膜），包括过度牵张或过于致密两种情况。前者如腹直肌分离（diastasis rectus abdominis，DRA），延后者肌筋膜会限制和抵抗运动中组织的延长。

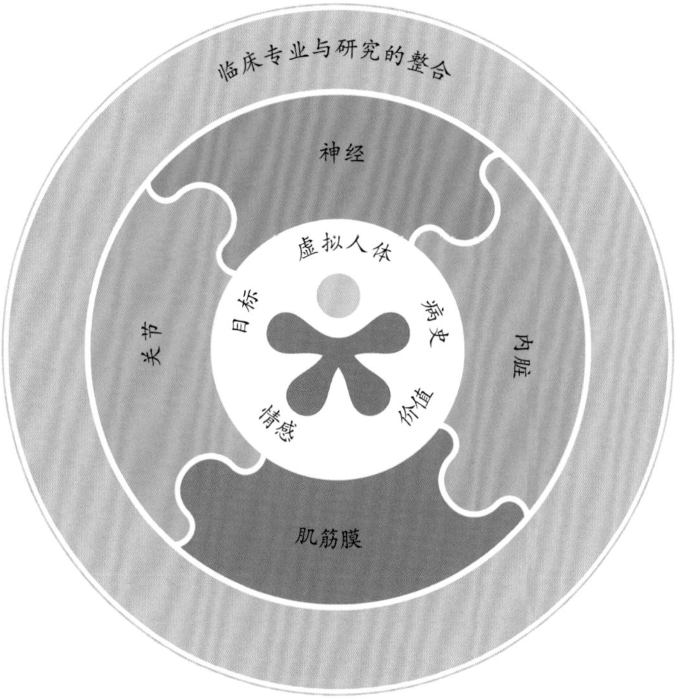

图1.6

系统整合模型的临床拼图

［引自Lee & Lee（2011），The Pelvic Girdle: An Intergration of Clinical Exportise and Research, 4th edition. Elsevier惠允）］

熟练的手法治疗师会掌握多种方法和（或）技术来处理各个系统的疾病。MMS是个很棒的方法，但它不应该是手法治疗师工具箱里唯一的工具。即使是面对同一患者，在治疗开始时使用的方法可能合适，在后续治疗中也可能不再适用了。因此，交替进行评估和治疗，并再次评估"可比较体征"，以确定在特定时间哪种工具最适合该客户是非常重要。最佳的治疗方法是先要进行评估，再通过临床推理来决定使用哪种治疗方法（根据治疗师的评估结果），治疗后再次评估，对比客观体征（包括运动模式）是否有变化。如果没有改变，

那么，治疗师就应该尝试采用其他方法（根据临床发现所做的合理假设）。

总结

本章旨在向读者介绍筋膜的定义、解剖学、组成和神经支配。概述了筋膜在人体中的各种作用及筋膜功能障碍的病理生理学。最后，本章历史性一睹迄今为止世界各地发展的各种筋膜治疗方法。下一章将回顾《解剖列车》作者 Thomas Myers 所描述的肌筋膜经线。MMS 中的许多技术都是从该概念中发展而来的。

Thomas Myers，一位结构整合师，自称为人体的"制图师"，在 2001 年首次出版了《解剖列车：手法与运动治疗的肌筋膜经线》，此后不断再版，继续更加深入地探索筋膜解剖及其临床应用。根据 Myers 与 Ida Rolf 的研究及尸体解剖相关文献，在《解剖列车》一书中绘制了人体 12 条（左右两侧均有的作为 1 条介绍）肌筋膜经线。这些经线在全身曲折而行，从头到足趾、从核心部位到四肢远端。虽然 Myers 并不是唯一提出肌筋膜连续性概念的人，但他的著作对功能上整合的筋膜网给予命名并详细描述，使该概念在临床上易于应用，无论从业人员的背景如何都可以掌握。解剖列车概念的优点就是，它可以很容易地融入任何从事人体结构和运动的专业人士的实践中，无论是物理治疗师、脊椎指压治疗师、整骨治疗师、结构整合师、按摩治疗师，还是瑜伽或普拉提教练。

《解剖列车》改变了我的生活。尽管我是一名训练有素的手法物理治疗师，但在 2001 年阅读这本书之前，我几乎没有接触过肌筋膜连续性的概念。《解剖列车》帮助我更多地理解了肌肉链的内涵，及其与力量传递和身体支持的关系。受到《解剖列车》的启发，并以此为指导，加上我积累的临床经验，我开发了一种治疗方法，称为肌筋膜系统松动术（MMS）。这是一种源于手法并用于治疗关节、肌肉和神经系统疾病的物理治疗方法。由于《解剖列车》中的概念已经成为治疗肌筋膜系统方法的原则，因此，我在这一章中除了描述每一条肌筋膜经线的临床意义，还会专门总结和回顾对 Thomas Myers 的 12 条筋膜经线。

下面是 Myers 描述的 12 条肌筋膜经线：
- 1 条背线，称为后表线（SBL）
- 2 条前线，称为前表线（SFL）和前深线（DFL）
- 2 条体侧线（LL），身体两侧各有 1 条
- 2 条螺旋线（SL），1 条起始于右侧，另 1 条起始于左侧
- 3 条功能线，分别称为前功能线（FFL）、后功能线（BFL）和同侧功能线（IFL）
- 2 条臂前线，称为臂前表线（SFAL）和臂前深线（DFAL）
- 2 条臂后线，称为臂后表线（SBAL）和臂后深线（DBAL）

后表线

后表线（SBL）（图 2.1）包括以下结构：
- 头皮筋膜、枕骨隆突
- 竖脊肌、腰骶筋膜
- 骶骨、骶结节韧带、腘绳肌
- 腓肠肌 / 跟腱、足底筋膜和趾短屈肌

临床意义

- 主诉慢性腰痛的患者也经常伴有颈部疼痛和（或）头痛。这些症状之间的联系也许可以用 SBL 解释。
- 足底筋膜的持续紧张不仅可能是由于局部足底筋膜本身的紧绷，也可能是沿 SBL 的张力所致。
- 在颅顶前区的紧张性头痛可能由于与 SBL 相连的筋膜成分有关。
- 持续性枕部疼痛也可能与 SBL 相关。
- 持续的胸部或腰部疼痛也可能是由 SBL 问题引起。

前表线

前表线（SFL）（图 2.2）包括以下结构：
- 头皮筋膜、胸锁乳突肌、胸肋筋膜

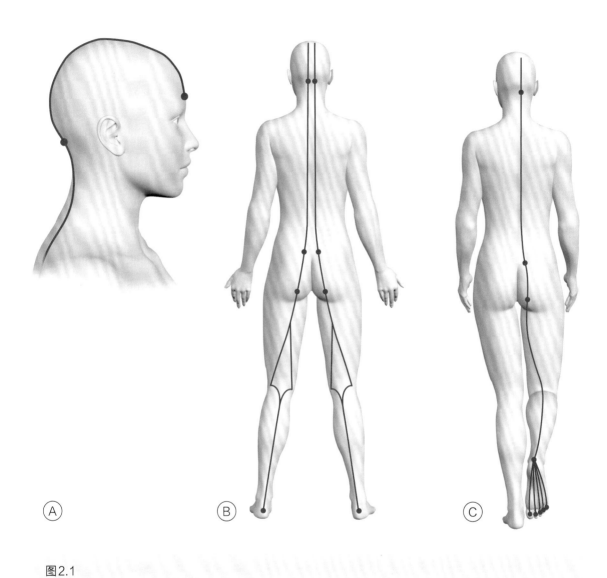

图2.1

A.后表线（SBL）的上段；B.右和左后表线后面观；C.后表线进入足

- 腹直肌、股直肌、股四头肌、髌腱
- 趾短伸肌和趾长伸肌、胫骨前肌、胫前间隔

临床意义

- 躯干屈曲姿势、头部前伸姿势或膝关节僵直都是SFL过度紧张的体征（Myers，2014）。
- 胸大肌紧张可引起头部前伸，胸大肌紧绷这也可能与耻骨联合区甚至是股四头肌的

筋膜相关（图2.3）。

- 槌状趾患者的足稳定肌（胫骨后肌、足内在肌、腓骨长肌）往往无力。因此，如果要努力稳定足部就要过度使用趾伸肌，故这类患者的趾伸肌通常是紧绷的，而趾伸肌与SFL通过筋膜连接。
- 腹部瘢痕可能局部愈合相对较好，但如果评估瘢痕与SFL或DFL，通常会发现

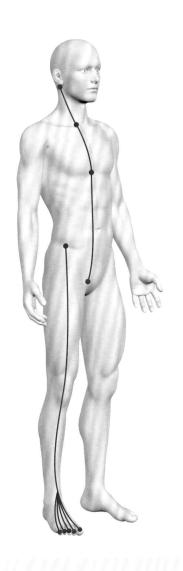

图2.2

前表线（SFL）

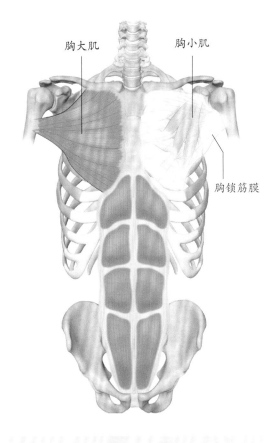

图2.3

腹直肌与胸肌通过SFL连接

它们紧张状态，这可能会导致身体其他部位的功能障碍。例如，在剖宫产的瘢痕与盂肱（glenohumeral，GH）关节前侧和肩胛骨区之间拉紧的肌筋膜线形成了一种拉力，可以使肩胛骨/盂肱关节前伸，从而导致肩关节功能障碍。

· 由于长期的头部前伸姿势易使胸锁乳突肌（sternocleidomastoid muscles，SCM）

缩短。连接枕区两侧SCM的筋膜吊带可能是枕部疼痛的来源。两侧SCM是几条筋膜经线的组成部分，所以这个区域的张力增高可能会影响足部（SFL）或胸廓外侧（LL）。SFL的张力也可以压迫枕乳突缝，成为导致颅功能障碍的因素。SCM短缩会对颞骨施加强大的拉力，使其向后旋转。这种影响不仅对颞下颌关节有临床意义，而且对颈部、胸部和肩带等位置的也有临床意义（图2.4）。

后表线和前表线之间的失衡

根据Thomas Myers的理论，肌筋膜单

21

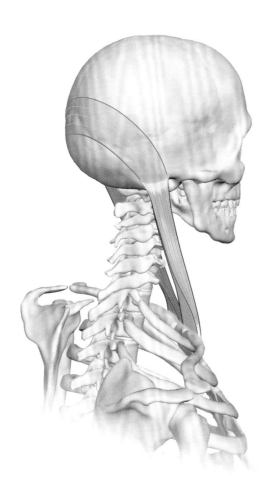

图2.4

两侧胸锁乳突肌之间的筋膜吊带将枕骨与前表线连接起来

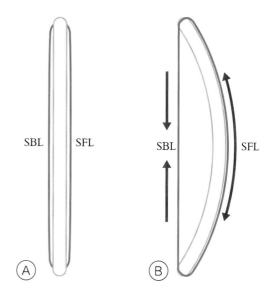

图2.5

A.前表线和后表线之间的肌筋膜张力处于平衡状态；B.后表线"固定缩短"，前表线"固定延长"

体侧线

体侧线（LL）（图2.6）包括以下结构：

- 头夹肌、SCM
- 肋间外肌和肋间内肌、肋骨、外侧腹斜肌、髂嵴、髂前上棘和髂后上棘
- 臀大肌、阔筋膜张肌、髂胫束、腓骨头、腓骨肌、胫外侧肌间隔。

临床意义

根据Thomas Myers的理论，体侧线的作用有以下特点：

- 保持姿势前后平衡，两侧保持左右平衡
- 它还影响前表线、后表线、手臂线和螺旋线等其他浅表线上的力
- 体侧线的过度紧张可能引发髂嵴部位的疼痛，该部位经常发生结缔组织的结聚

元通常在骨骼支架的两侧成对排列。如果一侧长期保持缩短，无论是肌肉还是筋膜（"固定缩短"），则另一侧就会拉紧（"固定延长"）。

患者可能抱怨缩短一侧的肌筋膜链疼痛（如腰痛）或因固定延长而处于持续拉力下的一侧肌筋膜链疼痛（如腹部或胸骨疼痛）（图2.5）。

（参见第9章MMS技术）。

· 斜角肌和腰方肌是体侧线较深的部分，根据确切定义来说是前深线的一部分（图2.7）。

我自己在筋膜体侧线方面的临床经验有以下几点：

· 斜角肌反复紧张可能是由于颈深层稳定肌的无力或呼吸模式缺陷出现代偿所造成的，也可能是由于体侧线或前深线呈

紧张状态（参见第5章MMS技术）。

· 腰方肌反复出现紧张可能是由于髋关节外侧肌肉无力或受抑制，腰方肌进行代偿所造成的。腰方肌经常性紧张常与筋膜的体侧线或前深线密切相关（参见第9章中的相关MMS技术）。

· 髂胫束综合征的治疗如果只针对髂胫束，其治疗结果可能不尽如人意。临床上，髋部肌肉失衡时髂胫束常表现为"紧

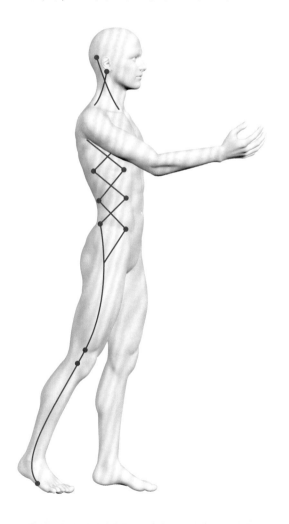

图2.6
体侧线

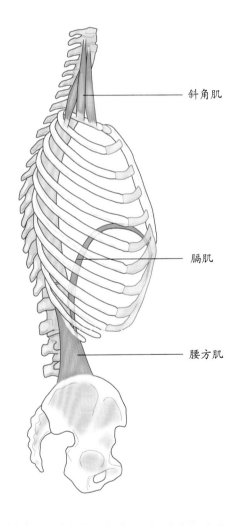

图2.7
斜角肌和腰方肌，体侧线的深部

绷"，必须处理。从系统整合模式（Lee & Lee，2011）的观点来看，髂胫束和髋关节问题也可能是身体其他部位功能障碍的"受害者"，通常源于胸部、骨盆或足部的功能障碍。如果我们已经解决了这些部位的问题，仍然感到髂胫束是紧的，就有必要进行手法治疗。那么，我们必须考虑到髂胫束还与筋膜的体侧线相连。因此，治疗不仅应该包括髂胫束，还应该包括腓骨、肋间肌和胸锁乳突肌（参见第11章和第15章）。

· 颞下颌关节相关肌肉（颞肌和浅层咬肌）虽然严格意义上不属于体侧线，但其功能障碍常与同侧体侧线的紧张有关（参见第6章）。放松相应肌筋膜经线常能减少这些肌肉中的肌筋膜触发点的复发。

螺旋线

螺旋线（图2.8）包括以下结构：
· 头夹肌、颈夹肌
· C6~T5的棘突、大菱形肌、小菱形肌、冈下肌、前锯肌、腹外斜肌、腹内斜肌、

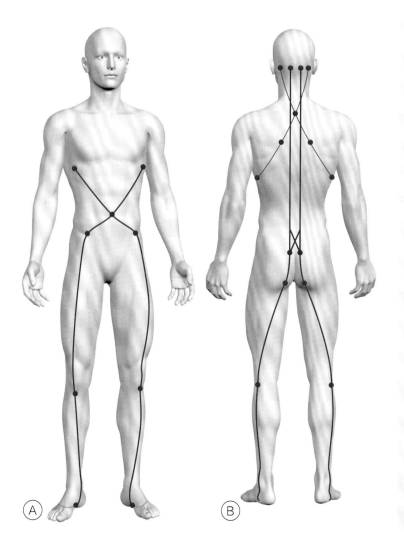

图2.8

A.螺旋线的前面观（右侧和左侧）；B.螺旋线的后面观（右侧和左侧）

Ⓐ　Ⓑ

髂前上棘

· 阔筋膜张肌、髂胫束、胫骨前肌、腓骨长肌

· 股二头肌、骶结节韧带、骶筋膜、竖脊肌

临床意义

根据Thomas Myers的理论，螺旋线执行着许多重要功能：

· 它有助于保持身体在各个平面上的姿势平衡。

· 它将足弓与骨盆角联系起来。

· 它有助于确定行走时膝关节的运动轨迹。

· 在不平衡状态下，它启动、代偿并维持身体的扭转、旋转和侧移。

我自己在筋膜螺旋线方面的临床经验有以下几点：

· 腹外斜肌部位反复出现的紧张可能是由于对侧髂肌参与构成的螺旋线的紧张有关（反之亦然）（参见第8章MMS技术）。这种张力可能引起胸椎持续性位移，因此也可能表现为胸部、腰椎，甚至颈椎疼痛（系统整合模式）（Lee & Lee，2011）。

· 在右侧螺旋线上，右侧头夹肌与颈胸区棘突之间有筋膜连接，一直延伸到左侧菱形肌和前锯肌（菱-锯肌复合体）（图2.9）。右侧颅椎区的反复紧张可能是由于右侧螺旋线的紧张所致。右侧 C_2 区域的反复紧张也可能是由于这条筋膜线的紧张所致，特别是从 C_2 的右侧横突（采用Maitland单侧P/A向施压）到左侧肩胛骨和（或）胸廓（参见第5章）。

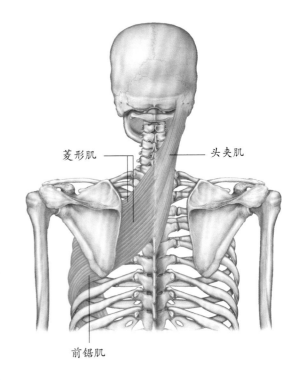

菱形肌 —— 头夹肌

前锯肌

图2.9

右螺旋线上部［经Elsevier许可引自Thomas Myers（2014），*Anatomy Trains: Myofascial Meridians for Manual and Movement Therapists*, 3rd edition.］

前深线

前深线（DFL）（图2.10）包括胸骨后的筋膜，而SFL位于胸骨前并与腹直肌连接。DFL把整个身体都连接到身体的核心部位。DFL涉及以下结构：

· 舌骨下肌群、舌骨上肌群、下颌肌、脑颅骨和面颅骨

· 颈长肌和头长肌、咽缝、斜角肌、壁胸膜、心包、膈肌后部、膈肌中央腱、膈肌前部

· 腰肌、髂肌、腰方肌

· 前纵韧带、盆底筋膜、肛提肌、闭孔内

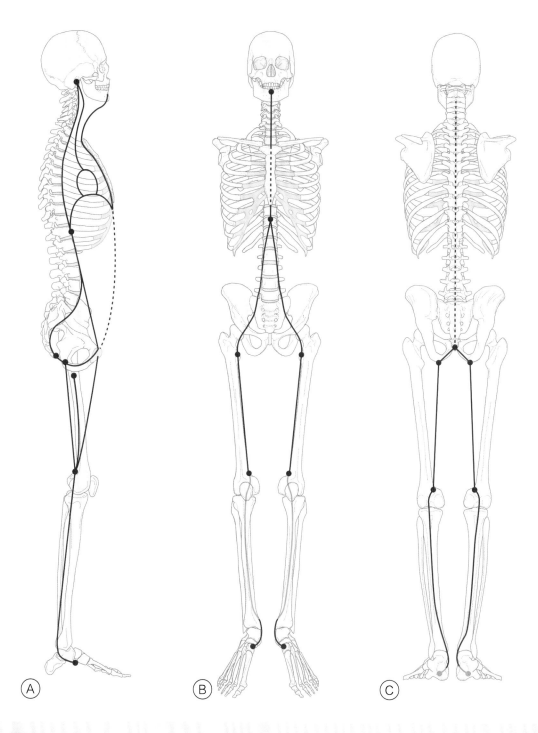

图2.10

A.前深线的侧面观；B.前深线的前面观；C.前深线的后面观

肌筋膜、骶前筋膜

· 耻骨肌、长收肌和短收肌、大收肌、小收肌、腘肌、胫骨后肌、趾长屈肌

　　骶前筋膜与盆底肌连接，通过耻尾肌连接到耻骨。在最深处，这种连接通过腹横肌包裹整个腹部。骶前筋膜也连接到腰椎椎体前方的前纵韧带，然后向颅侧行进（图

2.11）。DFL分为前、中、后三部分。前部沿着膈肌前部，上行到胸骨的后部，向上连接到舌骨肌。中部沿着膈肌脚延伸到心包，再到咽缝，向上到斜角肌。DFL的第三部分，也是最深的部分，沿着前纵韧带一直延伸到颈长肌和头长肌（Uridel，2015）。

　　请注意，腓肠肌是SBL的组成部分，胫

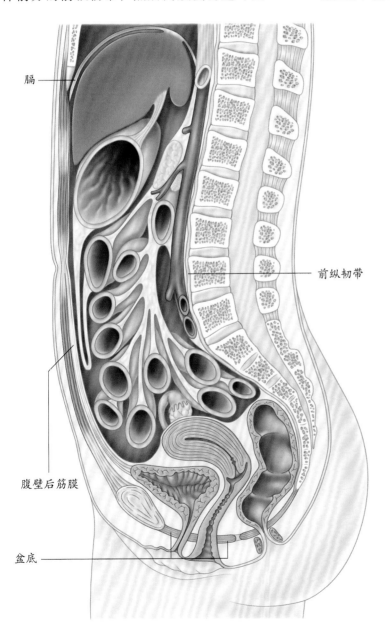

膈 ——

前纵韧带

腹壁后筋膜

盆底

图2.11

前深线、盆底筋膜与前纵韧带、骶前筋膜和腹壁后筋膜相连，包裹着内脏和膈肌

27

骨前肌是SFL的组成部分，胫骨后肌是DFL的组成部分（图2.12）。尽管胫骨后肌位于胫骨后方，但仍将它归为筋膜DFL的组成部分。

请注意，下列肌肉参与了DFL下段的组成（图2.13）：

- 膈肌
- 腰方肌
- 髂肌
- 腰肌

- 耻骨肌

临床意义

由于DFL从头顶或足底开始（或结束，取决于你个人的观点），功能上的作用是巨大的。膈肌参与核心稳定，是人体呼吸不可或缺的环节。这也暗示了舌骨肌的核心稳定功能，以及咽缝（喉）和斜角肌的核心作用。此外，激活颈长肌和头长肌对颈前稳定性也很重要（Uridel，2015）。因此，DFL是

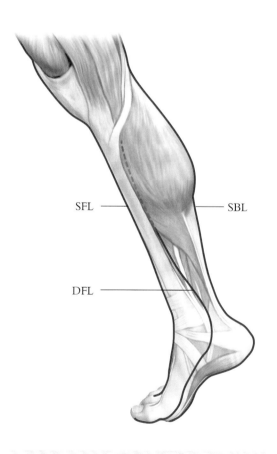

图2.12

小腿前表线（SFL）、前深线（DFL）及后表线（SBL）之间的关系

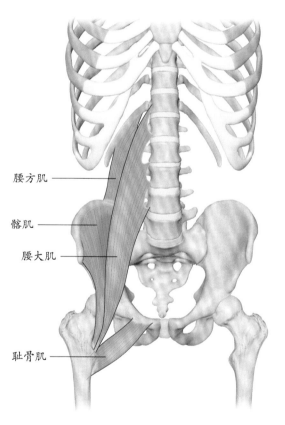

图2.13

图中未显示膈肌、腰方肌、腰大肌、髂肌和耻骨肌在前深线中的连续性

核心的关键组成部分。此外，需要久坐工作的人群，DFL 也经常是紧张的。当然，只要努力做一些促进身体前侧筋膜线"放松"的活动或运动来抵消这种躯体长时间屈曲的影响，DFL 就不会过度紧张（关于运动和筋膜的更多信息见第 14 章）。

我自己在筋膜 DFL 方面的临床经验如下：

- 胫骨后肌和趾长屈肌都位于这条线的尾端，因此，在 DFL 中的任何部分中加入踝关节背伸和（或）外翻联合运动都会增加这条线的张力。例如，髋屈肌群反复发生的紧张可能是由于将髂肌连接到膈肌中心腱的 DFL 被拉紧所致。采用第 8 章中描述的 MMS 技术可以改善这种 DFL 的紧张。如果有效，可以重复。还可以将足定位在足背伸和外翻，从而预先拉紧 DFL，增强治疗效果。
- 腰方肌反复发生的紧张可能是由于体侧线（见前文）或 DFL 的拉紧。可以将腰方肌与髂胫束连接起来评估体侧线的下半部分（参见第 8 章）。通过足踝主动或被动背伸和外翻将腰方肌与足连起来评估 DFL（参见第 9 章）。
- 缓解盆底疼痛通常是盆底治疗师的专长，他们专注于身体的这一部位。但是，如果治疗效果停滞不前，明智的做法是考虑身体其他部位（如系统整合模式的胸部）是否对盆底功能产生了直接或间接的影响。还要考虑盆底肌是筋膜 DFL 的一部分，这个区域的紧张可以向上追溯到颞下颌关节肌群和（或）向下追溯到足趾屈肌。如果客户有盆底疼痛的症状，努力放松紧张的 DFL 将获益匪浅。某些盆底肌可以经外触诊（如闭孔内肌和闭孔外肌）触及，所以对于没有接受过盆底肌内触诊技术培训的物理治疗师

来说，这可能是一个很好的开始（参见第 10 章）。

DFL 上段，包括以下几个主要结构：

- 颈椎前部，包括斜角肌
- 颞下颌关节肌群，与颞下颌关节絮乱和头痛有关
- 舌骨周围的肌肉（舌骨下肌和舌骨上肌）（图 2.14）
- 心包筋膜（深至胸骨）
- 膈肌，是分隔和连接胸腹筋膜系统的重要肌筋膜组成部分（图 2.15）

临床意义

- SFL 和（或）SBL 的紧张可能导致颅椎区过度伸展，从而形成头前伸姿势。DFL 必须为上颈段提供对抗性的屈曲来保持头部前后平衡（图 2.16）。有慢性颈痛或有挥鞭伤（whiplash associated disorder, WAD）史的患者经常表现为颈稳定肌无力。肌筋膜经线之间的这种失衡使疾病进一步加重。
- 如果是头前伸姿势，中颈段通常位于上下颈段的前方（颈段前凸增加和存在过度的前切力）。这种前推作用会影响到中颈部区域的所有结构，包括关节突关节，DFL 的过度紧张使脊柱颈段前侧拉紧（参见第 5 章中与 DFL 相关的中颈段 MMS 技术）。
- 患者主诉喉部紧张，通常涉及舌骨周围肌肉的筋膜经线出现问题。在出现喉部紧张的症状之前进行过腹部或前胸手术的病例并不少见。这些问题通过处理 DFL 就可以成功地解决（参见第 6 章）。
- 颞下颌关节肌群反复出现的紧张可能是由于 DFL 存在紧张，为达到最佳治疗效果就需要放松 DFL。颞肌和咬肌浅层在头部外侧，与内侧翼内肌一起形成一个吊索（图 2.17）。如果放松颞下颌关节肌群和心包膜、膈肌甚至胫骨后肌，就可

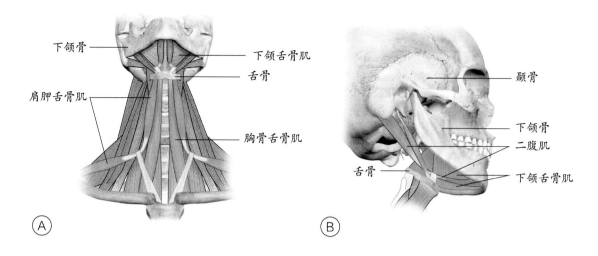

图2.14

A.前深线中的舌骨下肌及其相关的筋膜；B.前深线中的舌骨上肌及其相关的筋膜

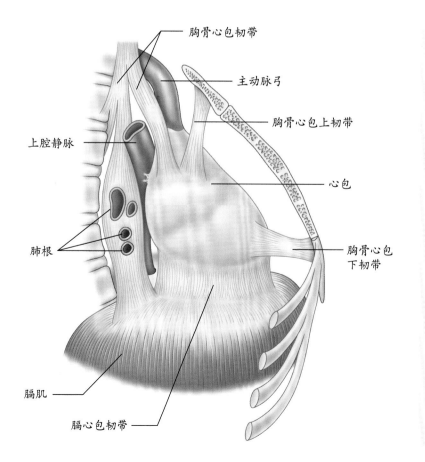

图2.15

心包、肺、膈肌与脊柱前侧之间的紧密关系和相互联系（引自 *The Fasciae: Anatomy, Dysfunction and Treatment*. Serge Paoletti 惠允）

以帮助缓解颞下颌关节肌群的紧张（参见第6章MMS技术）。

臂前深线和臂前表线

上肢有两条臂前线——臂前表线（SFAL）和臂前深线（DFAL）（图2.18）。

SFAL包括以下结构：

· 胸大肌、背阔肌、臂内侧肌间隔、上肢屈肌群、腕管。

临床意义

· 尽管背阔肌起自身体的后部，但由于其在解剖学和功能上与胸大肌有密切关系，故也是SFL的一部分。它与沿着肱骨的内侧肌间隔相连接，也与SFAL相连接。因此，凡是肩关节活动范围有问题的患者，背阔肌是一个需要考虑治疗的重要部分。背阔肌的柔韧性降低也会通过胸腰筋膜影响到脊柱的下腰段和骶骨区，并可能是"骶尾部"疼痛反复出现的原因（参见第9章MMS技术）。

· SFAL进一步延伸覆盖并超过正中神经分布区。在治疗正中神经活动性问题时，除了考虑屈肌支持带和颈段前侧外，还可以考虑胸肌的连接点。

· SFAL和DFAL（以下）的持续紧张都可以通过臂前线在肩带位置上的作用形成头前伸姿势。

· 掌腱膜挛缩不仅涉及指屈肌腱。与SFAL相关问题也可能导致这种功能障碍（参见第13章）。

DFAL包括以下结构：

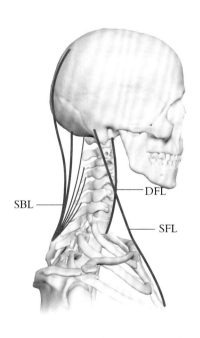

图2.16

脊柱颈段前表线（SFL）、前深线（DFL）与后表线（SBL）之间的关系

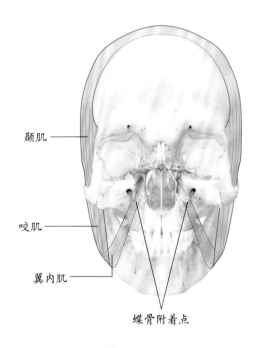

图2.17

与前深线上部相关的颞下颌关节肌群——在翼内肌、浅层咬肌和颞肌之间形成筋膜吊索

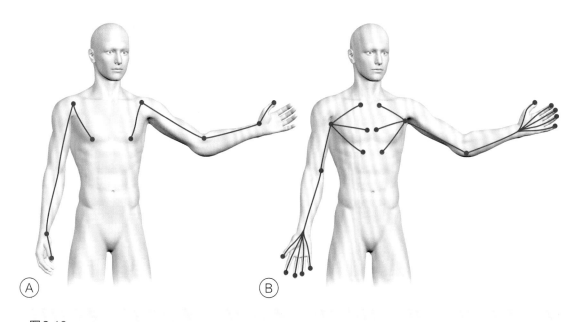

图2.18

A.臂前深线；B.臂前表线

- 胸小肌
- 锁胸筋膜
- 肱二头肌
- 桡骨骨膜
- 鱼际肌

临床意义

- 腕关节伸展和尺偏活动可以更充分地放松与胸小肌紧张有关的肌筋膜线，胸小肌紧张是头前伸姿势人群常见的功能障碍（参见第13章）。
- 放松锁骨周围的肌筋膜对改善肩的活动性和促进轴向伸展姿势有积极作用（参见第12章）。
- 假设骨膜是"致密筋膜"，那么锁骨骨折部位在适当的愈合时间之后，可以通过松解胸锁筋膜减少锁骨上段缩短的影响（参见第12章）。
- 如果考虑这条筋膜线包括肱二头肌、锁

骨筋膜和胸小肌，那么，治疗桡骨茎突狭窄性肌腱滑囊炎（De Quervain's tenosynovitis），除了将拇指置于Finkelstein姿势（拇指内收并腕关节尺偏）对支持带横向摩擦外，还可能会有更多的治疗方法（参见第13章）。

臂后深线和臂后表线

上肢有两条臂后线——臂后表线（SBAL）和臂后深线（DBAL）。

SBAL（图2.19）包括下列结构：

- 斜方肌（上、中、下束）、三角肌、肱肌、臂外侧肌间隔、腕伸肌和指伸肌。

临床意义

- 这条线覆盖到并超出桡神经分布区。在治疗桡神经活动障碍时，除了考虑对桡骨头和颈椎前侧进行干预之外，还可以考虑治疗包括斜方肌、三角肌和颈胸

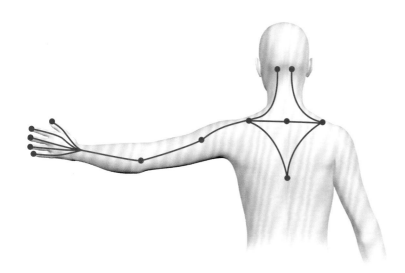

图2.19

臂后表线

区域。

- 斜方肌上束纤维反复出现的紧张可能是由于SBAL的紧张所致，要获得最佳治疗效果则需要解决这个问题。如果斜方肌有反复出现的触发点，采用腕关节的屈曲就可以更充分放松这条紧张的肌筋膜经线（参见第5章）。
- 三角肌、肱肌和腕伸肌群通过SBAL相连接（图2.20）。肘外侧区域持续性疼痛和紧张可能与这条肌筋膜经线的过紧有关。放松该筋膜通常有助于解决肱骨外上髁的顽固性问题（参见第13章）。
- 科莱斯（Colles）骨折经石膏固定后的康复治疗不仅包括恢复腕关节活动范围，还包括改善这条SBAL所在的桡骨远端的筋膜活动性（参见第13章MMS技术）。

  DBAL（图2.21）包括以下结构：
- 头外侧直肌、菱形肌、肩胛提肌、肩袖肌、肱三头肌、尺骨骨膜、小鱼际肌。

临床意义

- 这条线延伸到尺神经分布区域之外。在治疗尺神经的活动障碍时，除了考虑干预腕管和颈椎前侧区域外，还要观察肩袖和肩胛提肌区域。
- 菱形肌通常处于"固定延长"的状态，因此是经常出现触发点的部位。放松臂前线有助于恢复前后平衡。这需要对这些固定延长肌肉进行再教育，以期令其"缩短"，而不是继续延长。然而，如果菱形肌与斜方肌相比占优势，就可能导致肩胛骨处于下旋位，这对肩关节最佳上抬活动功能是不利的。

功能线

后功能线

- 后功能线包括：背阔肌、胸腰筋膜、骶筋膜、臀大肌、髂胫束后缘和髌腱（图2.22）。

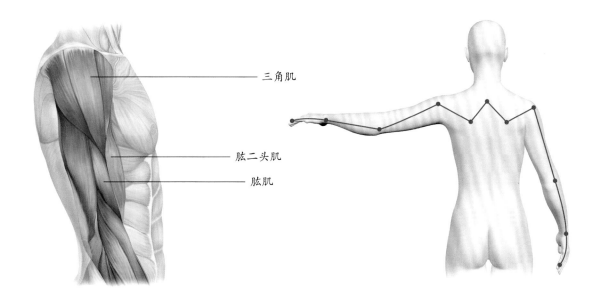

图 2.20

肱肌三角肌筋膜——将臂后表线和臂前深线连接在一起

三角肌

肱二头肌

肱肌

图 2.21

臂后深线

前功能线

· 前功能线包括：胸大肌下缘、腹直肌鞘外层、耻骨和对侧的长内收肌（图 2.23）。

临床意义

这条线越过身体中线连接对侧肢体，使身体延长了力臂，从而能够为肢体的运动提供额外的力量和精度。因此，可以将前功能线看成是手臂线的延伸线（Myers，2014）。

同侧功能线

同侧功能线包括背阔肌的外侧部分、下肋部外侧、腹外斜肌，越过髂前上棘，进入缝匠肌，再到膝关节的胫骨髁（图 2.24）。

临床意义

当自由泳上肢下拉划水时，这条线会用来稳定躯干（Myers，2014）。

肌筋膜经线与针灸

筋膜决定了人体的外形，它使手臂的肌肉、体内的器官具备一定的形状，甚至使大脑形成核桃仁样纹理的表面。中国传统医学中的有心包和三焦两个特殊器官。特别是三焦，虽然它是有具体的名字，但有形而无实，是中医理论的表达方式。这和筋膜有相似之处。筋膜确实是一个没有固定自我形态的结构，但它无处不在（Keown，2014）。

Hélène Langevin 医生，注册针灸师，也是筋膜领域著名的研究者。2002 年，她提出筋膜经线沿着筋膜多个平面延伸的理论。很明显，如果我们观察某些经络走行，就会发现经络与《解剖列车》中描述的筋膜经线有相似之处（见图 2.25~2.27）。Langevin 在研

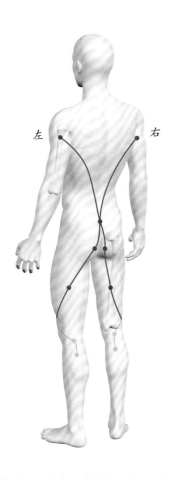

图 2.22

后功能线

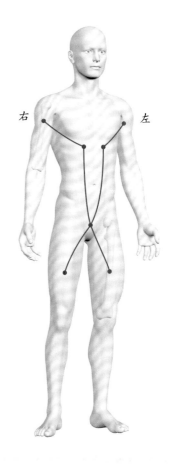

图 2.23

前功能线

究中发现，腧穴和经络的位置与肌间结缔组织的走行有约 80% 的对应关系。一种假设是，针灸中的得气是由于针与结缔组织之间的机械性联结而产生。事实证明针刺手法通过机械转导将机械信号传递给结缔组织细胞。这一观察结果可以解释针灸的治疗效果（Langevin & Yandow, 2002）。

研究依据

提出肌筋膜链的依据是什么？在 2016年，Wilke 和其同事系统地回顾了相关文献，在对大体标本进行解剖学研究的基础上证实了 6 条肌筋膜经线的存在。1900—2014 年间发表的同行评审的人体标本解剖学研究共 6584 篇。重复的文章和不属于该研究领域的文章都被剔除，并采用了相应的排除标准（Wilke et al., 2016）。最终筛查出了 62 篇研究报告。在这些研究中，每条经线及其转换存在的证据被分类为强烈、中等、有限、不一致或者不存在（Wilke et al., 2016）。转换被认为是两块肌肉之间的肌筋膜环节。例如，腓肠肌和腘绳肌被认为是后表线的转换。

证据证明 6 条肌筋膜经线中 3 条经线

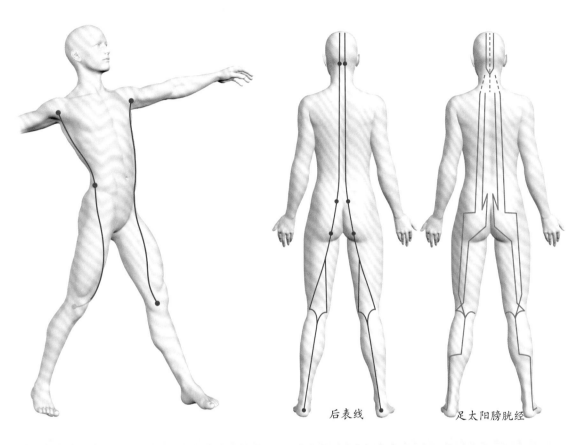

图 2.24

同侧功能线（右和左）

图 2.25

膀胱经（太阳经）与后表线走行相似

有转换：即后表线、后功能线和前功能线。15 项研究证实，后表线有 3 个肌筋膜转换（跖筋膜 – 腓肠肌、腓肠肌 – 腘绳肌、腘绳肌 – 腰筋膜 / 竖脊肌）。8 项研究证实，在后功能线有 3 个肌筋膜转换（背阔肌 – 腰筋膜，腰筋膜 – 臀大肌、臀大肌 – 股外侧肌）。最后，6 项研究证实，前功能线有 2 个肌筋膜转换（胸大肌 – 腹直肌、腹直肌 – 长内收肌）。有中等证据表明螺旋线（根据 21 项研究，9 项中已证实有 5 项）和体侧线的走行及其转换（根据 10 项研究，5 项中已证实有 2 项）。有 7 项研究还没有证据表明前表线的走行及其转换（Wilke et al.，2016）。

研究人员建议进一步研究螺旋线、体侧线和前表线，以确定是否有更有力的证据支持它们的存在，并开始探索前深线和臂线的相关证据。令人振奋的是，未来会有更多关于解剖列车肌筋膜经线的研究成果。

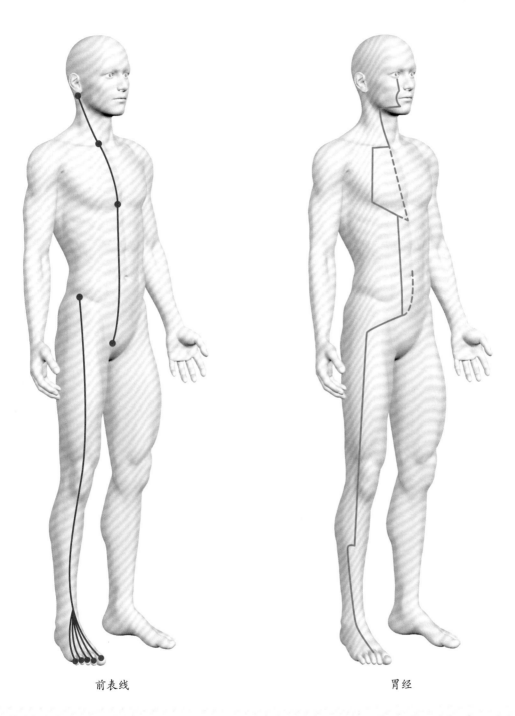

前表线

胃经

图2.26

胃经（阳明经）与前表线走行相似

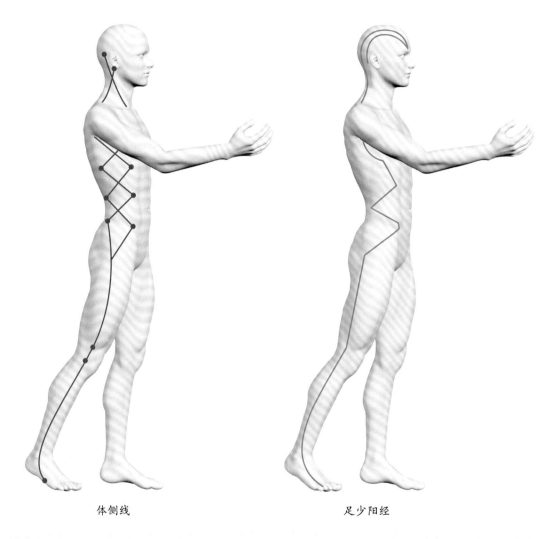

体侧线 足少阳经

图2.27

胆经（少阳经）与体侧线走行相似

总结

这一章回顾了 Thomas Myers 在《解剖列车》中描述的肌筋膜经线。了解这些肌筋膜线及其临床意义将有助于理解许多MMS技术的基础。下一章将介绍筋膜系统的评估及其与整体物理治疗评估的关系。

筋膜功能障碍的患者有哪些表现？

主观检查

Geoffrey Maitland是手法治疗的鼻祖之一，在全球有着重大的影响。他告诫物理治疗师，最重要的是要进行充分的主观检查。他总是说："一次充分的主观检查不仅会告诉你问题出在哪里，而且还会告诉你如何处理这些问题。"对所有肌肉骨骼疼痛问题，尤其是筋膜功能失调确实是如此。

标准的主观检查通常会提出以下问题：

- 疼痛的部位及其相互关系
- 感觉异常、麻木或其他神经症状的主诉
- 既往病史，包括所用药物
- 进行的医学检查及结果
- 以前接受的治疗及效果
- 在日间和夜间疼痛的表现方式
- 症状发生和缓解的因素
- 功能障碍
- 患者的治疗目标

筋膜功能障碍的患者还可能会有以下主诉：

- "我的皮肤相对我的肌肉来说太紧了。"
- "我感觉整条腿都很紧绷，就好像穿了一件紧身裤。"
- "虽然其他治疗师和医生已经告诉我，我的右腿与右臂的症状是不同的问题，但我并不这么认为。"

肌筋膜疼痛还包括以下特征性症状：

- 疼痛呈钝痛、隐隐作痛，而且往往表现为深部痛
- 疼痛的程度可以从轻微到严重不等
- 经常会有局部紧张
- 晨僵
- 疼痛并不按皮节、肌节或骨区分布

最后一类症状听起来是不是很像纤维肌痛症？

我在临床上发现，综合采用主动运动、干针、颅骶技术、筋膜技术及适当的药物，如用普瑞巴林（Lyrica）来缓解神经系统症状，往往能有很好的效果。

筋膜功能障碍的患者很少能够发现引起其症状的某个动作，除非活动进一步拉紧已紧绷的肌筋膜线（如果前深线受限，行走或站立一段时间会引起腰痛）。然而，我们还必须排除能够引起这些症状的其他功能障碍，如关节突关节的活动性不足或过度，足、膝、髋、腰椎、骨盆或胸部活动性减退和（或）动态控制不良都可能导致腰痛。考虑到身体各部位之间的连接及关联，则身体的每个部位出现问题都可能导致腰痛。

处理筋膜系统功能障碍相关性的其他线索：

- 尽管治疗期间取得了良好效果，但治疗效果难以维持
- 尽管患者刻苦地进行推荐的柔韧性、姿势或稳定训练，但仍难以维持治疗效果
- 最近出现了青春期快速成长情况
- 患者难以保持最佳姿势

客观检查

通过客观检查，可以发现以下问题。

观察

- 在观察患者的姿势时会发现患者身体某些位置异常，但评估这些关节的附属运动只能部分解释这种位置异常的原因。例如，理想情况下，在评估股骨头与骨盆之间的相对位置时，治疗师希望找到

股骨头的中心点，这是优化髋关节生物力学的必要条件。位置异常的一种情况是股骨头与髂骨相比向前移位。如果治疗师仅考虑关节因素，就会认为髋关节囊问题是造成这种位置异常的原因。然而，最佳的生物力学不仅要求髋关节周围关节囊有正常的柔韧性，还要求所有肌肉和筋膜活动矢量上都要保持平衡。

主动关节活动度

· 问题部位的关节活动度（range of motion，ROM）有时可能显示正常或接近正常。而如果身体处于不同的体位，同一关节的活动度可能会下降。例如，如果后表线比较紧，在坐位评估颈椎主动屈曲可能比在站立位时评估显得更为受限。

· 主动ROM受限可能引起疼痛，也可能不引起疼痛，但患者经常主诉关节有一种"僵硬"或"拉紧"的感觉。

· 有时，一个人ROM或肌肉长度的测试结果虽然在正常值范围内（有时可能过大），但结合功能性运动测试则会发现实际上关节的活动存在受限。

肌肉长度测试

　　一般情况下，肌肉长度测试结果都在正常范围内。如果评估显示肌肉长度缩短，仅针对局部肌肉进行治疗，那么，患者和治疗师可能会发现治疗效果是短暂的，肌肉往往很快就会再次出现紧缩。

关节活动性（包括被动生理运动和被动附属运动）

　　被动生理运动是指练习者的肢体或脊柱在有支撑下产生移动的运动。被动形式评估运动进行检查是为了让肌肉在放松的位置来评估关节。关节附属组织或关节所完成的运动并不需要练习者自己做。附属运动，包括滚动、自转和滑动，伴随着关节的生理运动而发生。手法治疗师在评估关节的被动生理运动或附属运动时，必须注意整个运动过程中手下的感觉，而不只是运动末端的感觉。

　　每个关节的活动范围都可以分为两个区域：

1. 无阻力的中立区（neutral zone，NZ），在治疗师检查过程中一旦开始感知到运动的阻力（R1），NZ就终止了。

2. 弹性区（elastic zone，EZ），在出现阻力（R1）后阻力逐渐增加，直至运动末端感觉到坚实的阻力（R2）。在正常关节，R2是由关节韧带及关节囊的拉紧产生的（有关运动示意图和被动运动等级的更多信息，请参见第4章）。

　　关节正常的附属运动，虽然范围很小（通常是几毫米的滑动或滚动），但都会有一个小的NZ。在运动开始时感觉不到阻力，而后进入阻力逐渐增加的EZ，直至感觉到R2。要能够确定关节附属运动是正常还是异常，治疗师需要进行专业训练。

· 如果肌筋膜受限，该关节的附属运动末端有一种"弹性"或"橡皮样"感，而纤维变性或关节强直状态下的附属运动末端感更脆、更硬。

· 采用被动椎间运动测试腰椎，多个水平屈曲都可能表现出僵硬。如果筋膜经线受限，仅松动这些关节通常只能得到部分放松。

· 患者的关节虽然可能有活动过度的倾向，但在测试主动ROM时，仍然表现为活动范围减小。

矢量分析：负荷与顺从测试

　　这项测试来自Gail Wexler为Barral研究所开发的Listenting course。顺从技术

（listening technigues）分为主动和被动顺从。负荷与顺从测试包括了顺从技术的两个方面。我发现在帮助评估可能影响关节的主要肌筋膜矢量方面时它极为有用。

如果评估关节的附属运动，不仅要注意附属运动的阻力，在测试时还要注意松解附属滑动。换句话说，当你放松施力时，它会把你拉到哪里去？ 这就是所谓的矢量分析。系统整合模式（ISM）的矢量分析方法采用了 Barral 内脏方法的"负荷与顺从"概念，并将其应用于骨骼肌肉系统，以帮助识别可能的系统性损伤，这种损伤正在影响身体部位的排列、生物力学和（或）控制。

- 在正常的髋关节，当治疗师向后滑动股骨头后，股骨头向上回移，即在被推下去之后又向上弹回（Diane Lee，个人交流）。

- 如果负重与顺从测试指向某个关节受限，治疗师可能会觉得附属滑动是僵硬的，有一种相对更硬的关节囊终末感。在松解附属滑动时，就会发生小幅度的运动，使关节重新建立更中立的位置。

- 如果负重与顺从测试指向肌筋膜受限，治疗师会感觉到附属运动的阻力，但终末阻力感不会那么强。更重要的是，在松解附属滑动时，会有一个矢量将关节拉向一定区域。这种肌筋膜受限可能源于神经肌肉矢量（由于神经运动增加而导致肌肉张力的增加）、内脏矢量、肌肉及筋膜矢量的组合（请记住，筋膜包裹着所有这些系统）。

在使用任何类型的放松技术时，此测试可用作"治疗前"和"治疗后"的评估。在MMS技术前后使用均特别有用。它引导治疗师学会如何理解肌筋膜矢量对特定关节会产生最大影响，并鼓励治疗师对该肌筋膜矢量进行探索。可能只针对局部的肌肉进行放松，也可能要沿着该肌肉的肌筋膜经线进行（根据《解剖列车》中描述的肌筋膜经线）（参见第11章）

负荷与顺从测试适用于不同关节。例如，如果盂肱关节位于肩峰的前方，那么在负荷与顺从测试中，就可能会发现盂肱关节向后滑动（测试的负荷方向）有一定的受限。如果臂前表线缩短，在放松前后向滑动（测试顺从方面）时，我们可能会感觉到将肱骨头向肱二头肌尾向拉的矢量。此时可检查前表线的肌筋膜组织（参见第13章）。

动态稳定性测试

动态不稳可以定义为患者在执行功能性任务时不能完成负荷转移，如半蹲或单腿站立（one leg stand，OLS）测试。在这些功能测试中，负荷转移失败（failed load transfer，FLT）可能在一个或几个部位发生（Lee & Lee，2011）。

- 骨盆：骨盆可能发生"解锁"。在这种情况下，骶髂关节不能保持骶骨与髂骨紧密对位（骶髂关节最佳稳定位置）。治疗师在做半蹲或单腿站立测试时，可能会认为这是髂骨发生了旋前运动（骶骨的相对反章动）。

- 髋部：在整个单腿站立或深蹲动作中股骨头应该保持在关节盂的中心位。临床上常见的功能障碍模式是股骨头前移和（或）内旋而不是保持在正常位置。

- 足：足应能保持中立位，距骨在胫骨的正下方，前足与后足处于中立位。

- 胸部：在单腿站立和深蹲的功能测试中不应发生胸廓侧移（Lee & Lee，2011）。

筋膜功能障碍患者经常表现出动态不稳的体征，特别是在筋膜紧绷部位。募集参与运动控制的肌肉往往是一个令治疗师和患者沮丧的的经历，因为筋膜紧绷常是抑制这些稳定肌"募集"的因素。

筋膜系统的评估

复发性关节功能障碍筋膜受限的测试

在治疗过程中，尽管患者以前的治疗效果良好，灵活性和稳定性训练的依从性高以及建立了姿势意识，如果关节受限依旧反复出现，则可能存在筋膜成分受限的问题，需要处理。例如，尽管进行了充分的放松与治疗过程，但是C_4和C_5节段A/P向松动后依然僵硬，我们可以考虑这种功能障碍也许沿某一问题筋膜线连接到此。这也可能是引起关节性能障碍反复发生的因素。如果治疗师怀疑筋膜问题也许是活动受限的因素，则可以寻找最有问题的张力线。

本书介绍的MMS技术有两个组成部分。

1. 治疗师用一只手稳定反复发生功能障碍的部位，即固定关节的附属运动或反复出现的肌筋膜触发点。
2. 治疗师的另一只手则用来探查和松动筋膜线，并总是遵循"星形理念"（如下所述）。

继续采用C_4节段受限进行A/P向松动的例子，采用向颅侧成一定角度的A/P向松动时可以固定C_4节段，然后考虑以下因素。

· 为了探查前表线，治疗师可以增加：
　－同侧或对侧肩胛骨A/P向松动；
　－在胸骨前方向尾侧施加A/P向压力；
　－然后，可以采用A/P向尾侧向按压腹直肌和（或）耻骨联合来探查这条线的其余部分（参见第5章）。
· 为了探查前深线，治疗师可以增加：
　－从胸骨后面（心包）向尾侧的A/P向松动；
　－对右侧和（或）左侧膈肌向尾侧A/P向松动；
　－踝主动背伸和（或）外翻，延伸胫骨后肌就可以找到前深线，这是这条线的尾

端（详见第5章）。
· 为了探查体侧线，治疗师可能会让患者侧卧，固定颈椎中段同时采用A/P向松动，并探查躯干侧面的肋间筋膜（详见第5章）。

治疗师怎样才能确定受限的筋膜线？

当治疗师用松动手轻压胸骨前方（探查前表线受限），稳定手就会立即感觉到紧张度增加（在这个例子中是C_4的A/P向松动）。在胸骨尾端按压结束时，两手之间有一定的阻力是正常的，而在松动手一开始操作就感觉到阻力是不正常的。应该有一个（用Maitland的话来说）"警觉区（toe region）"，在松动开始时几乎没有阻力（参见第4章），当筋膜线受限时，这个警觉区域缺失或相当有限，治疗师的两手之间很早就会感到阻力。患者可能认为这是治疗师稳定手增加推力导致的（该例为C_4），而实际上治疗师只是在阻止C_4处的筋膜组织向尾侧滑动。

应用星形理念

星形理念意味着治疗师不能只按照关节滑动的方向思考，而是要像星星的形状一样向多个方向探查。其目的是找到在稳定手与胸骨前面的筋膜组织之间哪里绷得最紧（该例是关于前表线的问题）。治疗师"圈出"有问题的肌筋膜组织，"辨别出"两手间感到最紧的矢量。在上面这个例子中，在胸骨前面施加的压力的方向可以直向尾侧、向尾侧偏右、向尾侧偏左，也可以是向内侧（或）外侧，甚至是顺时针和（或）逆时针方向。可以从多个方向感知筋膜受限程度。在受限最大的方向开始治疗，一旦放松了，就探查并放松筋膜线其他方向的受限问题。

这样的星形理念可用于每条筋膜线的各种MMS技术。

探查筋膜经线

- Thomas Myers 所描述的解剖列车肌筋膜经线，尽管与 MMS 密切相关，但并不是治疗师探查筋膜的唯一途径。《解剖列车》经线理论给出了肌筋膜结构简单的图解，像大多数地图一样，只是给予寻找合适部位的提示（Myers，2014）。
- 神经系统也可以作为探查筋膜经线的参考（参见第 9 章）。
- 患者的功能问题也可能给我们的探查提供线索。请参见第 5 章（与盂肱关节运动有关的颈前部问题），如果患者主诉手臂屈伸会引起疼痛，侧向外展不会引起手臂疼痛。
- 患者主诉疼痛的部位也可以是开始探查的合适部位：固定那个部位，并探查可能走行疼痛区域的筋膜线。疼痛的部位往往是附近其他部位功能障碍的"受害者"（例如，在站立或行走过程中可能会因为胸椎伸展功能障碍或髋关节伸展不良而出现代偿性腰痛）。然而，症状区域也可能是受一条拉紧的筋膜线影响，这也可能引起症状的反复发作。

复位和测试

要区分是关节囊还是肌筋膜矢量引起关节附属运动受限，方法是在身体其他处于紧张状态的部位反复进行关节附属运动。例如，在颈椎中段 C_4 水平 A/P 向松动可以与同侧手臂在 70° 外展下做同级的松动进行比较。如果在 C_4 的 A/P 向更加僵硬（这可以或不再引发疼痛），那么它意味着筋膜问题可能是反复发生附属运动受限的因素，筋膜可能与肌肉系统（如斜角肌）、锁骨、神经系统（如正中神经）、内脏系统（如心包膜）中的某个有关，也可能与这几个因素都有关。

另一个例子就是探查与 C_4 反复发生功能障碍相关的筋膜前深线。其方法就是，固定 C_4 以上部位，只是加上主动（或被动）踝背伸和（或）外翻，看看是否影响 C_4。记住，胫骨后肌位于前深线的尾端，所以增加踝背伸和（或）外翻会增加前深线张力。如果筋膜前深线存在异常紧张，那么，增加踝背伸和（或）外翻，在 A/P 向滑动中固定 C_4 的手下张力会立即增加（参见第 5 章）。

反复出现触发点的筋膜受限检查

如果不处理下列因素，肌筋膜紧绷可能会反复发生：

- 重建该区域肌群之间的平衡（即放松紧绷的肌肉，强化无力的肌肉）
- 使用针刺或肌内刺激（IMS）技术来减轻神经源性的肌张力增高
- 要考虑可能影响有症状部位的其他部位（ISM 中驱动器的概念）
- 最后，尤其要考虑受限中可能存在某一个肌筋膜因素需要处理

下面介绍使用 MMS 处理肌筋膜障碍的例子。

斜方肌上束反复出现紧绷可能是由于臂后表线的紧张引起，需要解决这个问题才能得到最佳治疗效果。在这个例子中，治疗师在 A/P 向上捏住斜方肌上束反复发生的肌筋膜触发点来"稳定"它。如果臂后表线是紧张的，一旦腕关节和手指被动屈曲，治疗师在斜方肌上束的稳定手会感到紧张度立刻增加。因为腕关节和手指的伸肌位于臂后表线的尾端（参见第 2 章）。一直捏住触发点的同时做腕关节反复屈伸运动，将有助于放松这条紧张的筋膜线（参见第 5 章）。

用神经活动性测试检查筋膜受限

为了处理某一特定神经活动性降低的问

题，常用的治疗手法是松动相关神经的结合点。例如，在做某种程度肩部外展和外旋、肘关节伸展、腕关节和手指伸展时，被拉长的正中神经可能影响手臂结合点的定位（取决于组织的应激性和进行正中神经活动性测试时感受到 R1 的位置），然后在 C_5、C_6 和 C_7 处增加 A/P 向松动或侧向剪切运动。同时，神经活动性测试本身也可以是一项治疗技术，可以作为一种滑动技术，也可以作为一种牵伸技术。然而，尽管采用了这种治疗方法，如果神经仍然紧绷，那么，建议治疗师对神经结合点的探查更广泛一些。例如，治疗师可以在脊柱颈段前方使用松动技术，在手臂外展、外旋及腕关节和手指伸展体位下预先拉紧正中神经，然后探查躯干的前表线。或者，治疗师也可以探查脊柱颈段的其他区域，通常上至 C1 或 C2，这些部位均可能对正中神经的活动性有影响（参见第 5 章）。

MMS治疗的禁忌证和适应证

MMS 治疗的禁忌证与一般手法治疗的禁忌证相似（专栏 3.1）。中枢神经系统、脊髓或马尾疾病和损伤是任何手法治疗公认的禁忌证，还有其他需要考虑的疾病，如血管疾病、代谢性和全身性疾病相关的禁忌证（加拿大物理治疗协会）。

专栏3.1 手法治疗的禁忌证

患者明确的禁忌证

- 患者不同意
- 有精神疾病或情绪问题
- 无法沟通和（或）病史不可靠
- 无法保持放松
- 未确诊的反复发作或持续的疼痛
- 中毒和（或）药物滥用

骨骼系统禁忌证

- 近期相关的创伤（骨折、脱位）
- 既往或目前的癌症发生骨转移（乳腺癌、支气管肺癌、前列腺癌、甲状腺癌、肾癌、肠癌、淋巴瘤等）
- 活动性感染（骨髓炎、结核、既往骨感染）
- 在 X 线片或其他影像学检查中显示脊椎椎间孔或椎管狭窄（对于伸展位下的手法治疗而言）

神经系统禁忌证

中枢神经系统疾病或损伤：

- 颈部被动屈曲时更多节段出现疼痛
- 颈部被动屈曲时双侧或四肢多节段感觉异常
- 轻瘫或多节段瘫痪
- 反射亢进
- 巴宾斯基征、奥本海姆征、霍夫曼征和（或）深触觉反射阳性
- 共济失调
- 神经痉挛状态
- 膀胱或直肠功能障碍
- 吞咽困难和（或）言语困难
- 瓦伦贝格（Wallenberg）综合征（小脑后下动脉）
- 脑神经的其他体征和（或）症状
- 眼球震颤（如果伴有头晕或眩晕，需要更多的鉴别诊断）

脊髓损伤或疾病：

- 除病变水平以下的其他部位疼痛，且随着颈部被动屈曲而加剧
- 病变水平以下双侧或四肢多节段感觉异常，可随着颈部被动屈曲而增加
- 病变水平以下双侧或四肢多节段无力或痉挛性无力
- 病变水平以下反射亢进
- 在病变水平可能存在反射减弱

- 巴宾斯基征或奥本海姆征阳性
- 如果病变水平高于C5~C6，霍夫曼征阳性
- 病变水平以下可发生阵挛
- 共济失调
- 病变水平以下可发生神经痉挛状态
- 反射性膀胱（充溢性尿失禁）

马尾压迫症：

- 反射减弱或反射消失（双侧或多节段）
- 感觉异常和（或）双侧或多节段疼痛
- 初期膀胱过度活动（尿急和尿频），后期膀胱瘫痪（漏尿）
- 粪便潴留或粪便溢出
- 生殖器感觉丧失
- 勃起反射或射精功能丧失
- 双侧或多节段神经根病变的体征和症状

血管系统禁忌证

- 椎动脉供血不足
- 血管疾病（动脉瘤）
- 出血性疾病（如血友病）

与胶原病相关的禁忌证

- 先天性结缔组织异常（Ehlers-Danlos综合征）
- 马方（Marfan）综合征
- 成骨不全症
- 良性关节过度活动综合征（需要采取预防措施）——结缔组织松弛
- 急性创伤后（预防措施持续6~8周）

年龄相关禁忌证

- 儿童（骨骼不成熟，知情同意问题）
- 老年人（骨质疏松、血管疾病、椎管狭窄的风险增加）

代谢禁忌证

- 骨病（例如，骨质疏松、Paget病）

系统性禁忌证

- 糖尿病（须采取预防措施）

- 哮喘（注意皮质类固醇的副作用）
- 内分泌失调（采取预防措施）——甲状腺功能减退、甲状腺功能亢进、甲状旁腺功能亢进
- 内分泌失调（使用影响胶原蛋白的药物为禁忌）
- 妊娠，如出现以下情况则禁忌：
- 任何流产史
- 关节过度活动和（或）不稳——产后近期（关节不稳，产后出血的风险）

药物治疗期间

- 活动性炎症性疾病［例如，类风湿关节炎、银屑病性关节炎、强直性脊柱炎、莱特尔（Reiter）综合征］
- 非活动性炎症性疾病（采取预防措施）
- 抗凝血剂（华法林、肝素）——注意ASA（阿司匹林）
- 影响胶原蛋白的任何药物——皮质类固醇、他莫昔芬
- 与骨质疏松有关的任何药物（见下文）
- 抗抑郁药（采取预防措施）
- 对骨骼有影响的药物

- 糖皮质激素

用糖皮质激素治疗的疾病：

类风湿关节炎

骨关节炎

滑囊炎

哮喘

慢性阻塞性肺疾病

过敏性鼻炎

肝脏疾病

狼疮

银屑病

重症皮炎

肿瘤

白血病

淋巴瘤

溃疡性结肠炎

克罗恩（Crohn）病

多发性硬化

器官移植后

炎症和某些眼病（青光眼）

－氨甲蝶呤

氨甲蝶呤治疗的疾病：

癌症

免疫疾病

抗关节炎状态

－环孢素 A

免疫抑制剂治疗的疾病：

器官移植后

免疫性疾病

－其他药物

肝素

考来烯胺（控制血液胆固醇水平）

甲状腺激素

抗惊厥剂

含铝抗酸剂

MMS尤其适用亚急性或慢性损伤。

如果是急性期损伤，治疗师可以沿着紧张的肌筋膜经线，在症状部位的近端或远端（颅、尾侧）操作。当第一次对亚急性期损伤组织进行治疗时，明智的做法是使用"顺从技术"，而不要过于直接。要等身体给你一个"绿灯"再继续深入治疗（参见第4章）。

近期骨折必须等待骨折愈合后才能在骨折部位使用筋膜技术，但可以在骨折的远端和近端部位进行探查和治疗。

总结

本章描述了筋膜系统的评估及其与整体物理治疗评估的关系。第4章将重点阐述MMS的治疗原则。

本章旨在向读者介绍使用肌筋膜系统松动术（MMS）治疗骨骼肌问题的理念。

MMS 治疗指导原则

首先治疗关节

一般来说，如果确实是关节功能障碍，特别是有纤维变性或关节内异常手感，最好首先分级进行松动和（或）手法治疗。然而，如果脊柱的几个节段屈曲受限，那么在椎间被动运动测试中通常存在肌筋膜活动受限。这时应该首选肌筋膜治疗技术，只有这样才更容易集中于确实因关节囊受限的一或两个节段。

星形理念

通过筋膜评估来指导（参见第 3 章）。治疗师一手（稳定手）固定在反复发生功能障碍的关节上或肌肉触发点；另一手（松动手）运用星形理念，沿筋膜线寻找与稳定手之间受限最显著的方向。例如，如果发现前表线问题与 C_4 关节反复发生的 A/P 向功能障碍有关联。那么，当治疗师稳定手 A/P 向轻轻向颅侧滑动固定 C_4 时，松动手在胸骨前方施加 A/P 向的压力，则很容易发现两手之间很快就出现了紧绷。这时，治疗师的松动手运用了星形理念来确定两手之间最紧绷的方向。松动手的方向可能是正对患者尾侧、尾侧偏右，也可能是患者尾侧偏左，也可能是内侧或外侧方向，甚至可能是顺时针或逆时针方向。请注意，治疗师的双手可能会感觉到几个方向都存在受限。先从受限最明显的方向开始治疗，一旦放松了，继续寻找和放松筋膜线上其他受限的方向。一旦 C_4 稳定手和胸骨组织前面之间各个方向都得到了

放松，治疗师就可以寻找和治疗前表线的其余部分，包括整个腹直肌，一直到耻骨联合。

技术操作的深度：理解附属运动和运动分级

要理解 MMS 方法所用技术操作的深度，需要回顾 Maitland 的被动运动分级。

手法物理治疗师一直接受这样的教育，在评估关节被动生理运动和被动附属运动时，不仅要注意运动终末的感觉，还必须注意整个运动过程中的感觉。

被动运动分级

被动运动的分级及运动示意图是物理治疗师之间交流的工具，它们不是一门学科，不应该用于任何细微严谨或严肃的语境中。运动示意图只是在检查被动运动时可以用图示的形式表示两手感觉的方法（Maitland，2005）。运动分级用来标示所用治疗技术的可能范围。

历史上，有两种被动运动的分级系统。Kaltenborn 开发的系统提出了与附属滑动有关的 3 个运动阶段。

R1 是指治疗师在进行附属或被动生理运动时感受到的第一个阻力起点。R2 是指第二个运动阻力边界或运动阻力的终点。第一阶段，称为"警觉区"，指在阻力（R1）起点之前的部分。第二阶段，叫作"收紧松弛"部分，范围在 R1 和 R2 之间，从此进入阻力区。第三阶段称为"延伸"部分，到达 R2 并试图将 R2 移到更大的活动范围（Kaltenborn，2014）。

在 Maitland 设计的方法中，所有关节的活动范围分为两个区域：

- 中立区（NZ），在此区域内感觉不到任何阻力。一旦开始有运动阻力（R1），NZ就结束了。
- 弹性区（EZ），在该区域内运动开始出现阻力（R1）并逐渐增加，直至运动末端，只在末端感到坚实的阻力（R2），这是由韧带和关节囊拉紧所造成的。

根据活动范围是正常还是受限，Maitland将松动分为Ⅰ~Ⅳ级（表4.1）。Ⅴ级是用于手法操作的级别，它是在R2范围的末端采用快速、小幅度的推力。

该方法的Ⅰ~Ⅳ级是根据它们与R1（第一个阻力的边界）和R2（第二个阻力的边界或阻力终点）的位置来定义的（图4.1）。Ⅰ级和Ⅱ级在R1之前，因此属于无阻力范围。Ⅲ级和Ⅳ级是进入阻力范围，在R1和R2之间。

表4.1 Maitland松动等级的定义

Ⅰ级	在活动开始区附近小幅度运动
Ⅱ级	在无阻力范围内的大幅度运动，比Ⅰ级范围更大，但在R1之前
Ⅲ级	在阻力区的大幅度运动
Ⅳ级	在阻力区的小幅度运动

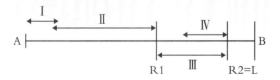

图4.1 Maitland松动分级 R1=阻力的第一个边界；R2=阻力的第二个边界；L=受限范围。在这个例子中，AB线代表正常的关节活动范围，R2大约位于全关节活动度范围的85%处

因此，尽管在治疗中会结合患者有症状而选择分级，而实际上，分级应该是根据患者的症状阻力而不是症状。

为了使这种分级方法在临床上更有用，更准确地反映治疗技术的改进，Maitland进一步将这些分级以正号（＋）或负号（－）细分级，以细分运动中阻力的大小（表4.2；图4.2）。

表4.2 运动阻力分级的定义

Ⅳ－级或 Ⅲ－级	运动到阻力开始阶段的1/3（通常占R1与R2之间25%的范围）
Ⅳ级或 Ⅲ级	阻力阶段的1/3~2/3（通常占R1与R2之间50%的范围）
Ⅳ＋级或 Ⅲ＋级	运动到阻力阶段的最后1/3（通常大于活动范围的75%并推进到R2）

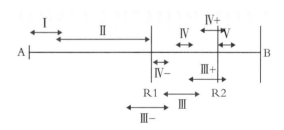

图4.2 Maitland松动分级根据阻力进一步用正号（＋）或负号（－）细分级。AB线代表正常的关节活动范围。在该图中，R2约占整个关节活动范围的80%

例如，Ⅳ－级的运动阻力小于Ⅳ级，Ⅳ＋级的阻力大于Ⅳ级。同样，Ⅲ－级的运动阻力小于Ⅲ级，Ⅲ＋级的阻力大于Ⅲ级。Ⅳ＋级和Ⅲ＋级的阻力都超过了R2。当Ⅲ级和Ⅳ级到达活动范围的相同点时，两者之间唯一区别是手法幅度的不同。因此，就其在活动范围内的位置而言，Ⅳ级并不一定是Ⅲ级治疗的进展。不管怎样，Ⅲ级是从Ⅲ－级进阶而来的，而Ⅲ＋级是从Ⅲ级进阶而来的。同样，有一个从Ⅳ－级到Ⅳ级再到Ⅳ＋级的过程。

上面所给出的定义都是主观的，不同治疗中治疗师实行起来会有不同。由于人为并不能准确辨别阻力的75%和80%之间的区别，在科研中很难使用这一分级方法作为研究指标。我们必须认识到，这些定义更多的是参考作用，在选用治疗技术的临床思考过程中是有用的（Maheu，2007）。

当使用MMS技术时，如果以反复发生的C_4受限与前表线的关系为例，对胸骨施加尾侧A/P向的力，在C_4和胸骨组织之间感到一定程度的阻力，这是正常的。但是，稳定手开始移动时过早就感到阻力，这是不正常的。正常情况下，如果筋膜经线有良好的活动性，应该有一个"警觉区"。在松动开始时治疗师双手之间几乎没有阻力。治疗师应该能够对胸骨实施充分（轻柔）的A/P向压力，直到最后稳定手不会感到张力有所增加。

MMS技术最常用的运动分级是大幅度运动直至组织出现阻力，也就是Ⅲ-级、Ⅲ级和Ⅲ+级。稳定手稳定关节或肌肉，松动手松动筋膜，手法从Ⅲ-级开始，然后进阶到Ⅲ级，最后是Ⅲ+级。该技术的目的是增加双手之间的NZ，在最初感知R1的部位开始施力，并逐渐将R2"推"向关节活动末端（图4.1），此时治疗师在C_4稳定点不再感到紧绷程度增加。一般在20~30秒内治疗师双手之间就能感觉到放松［很可能与神经生理学和（或）水合作用相关］。该技术见效快速，在一次治疗过程中，治疗师就可以很容易地评估和治疗与身体一个区域及特定筋膜线的几个区域有关的多个方向活动受限。

MMS 的治疗理念

在使用MMS技术时需要仔细考虑以下4种治疗理念。

1.选择反复发生的关节功能障碍或肌肉触发点，并探查与其相关的肌筋膜经线。

2.将关节松动术变换为筋膜技术。

3.将神经松动技术变换为筋膜技术。

4.使用"感知放松"的理念。

选择反复发生功能障碍的关节或肌肉触发点，并探查与其相关的筋膜经线

这是肌筋膜松动术方法中最常用的技术。目的是让治疗师来稳定反复发生功能障碍的关节（或肌肉触发点），寻找双手间紧张的出现，从而探查相关的紧绷筋膜线。

放松筋膜组织有几种方法。选用的方法是否最合适，取决于患者的实际效果。

· 治疗师可能使用振荡（oscillations）手法（从Ⅲ-级开始，逐渐进展到Ⅲ级，然后到Ⅲ+级），一直持续到治疗师的手下出现组织软化的感觉。患者通常认为这种软化是因"治疗师稳定手施加的推力有所松解"，而实际上，正是神经生理学和（或）组织水合作用给了治疗师和患者一种"放松"的感觉。治疗师还可能感到两手之间的"警觉区"的增加，也就是说，阻力范围变小了。

如果治疗师能用松动手进行Ⅲ+级的松动，并且稳定手下紧绷程度不再增加，那么就可以用类似的方法评估和治疗该筋膜线的其余部分。一旦将C4的A/P向松动与前表线有关的胸骨组织放松了，治疗师就可以探查并放松腹直肌区域的筋膜，然后是耻骨联合区域的筋膜。用这种方法可以探查和处理上半身的前表线。

在采用振荡手法治疗时，要记住，当反复振荡时每次都要从开始产生阻力处（R1）开始。使用这种振荡技术时要注意两个常见的错误。

第一，在整个操作过程中，固定关节或触发点的稳定手不应该移动。这样探查被牢固

固定筋膜经线的松动手就可以进行各种操作。

第二，可能发生的常见错误是治疗师继续增加振荡幅度，却不再回到R1的点。换句话说，治疗师持续稳定地在R2上工作，最后执行"满级"的操作。如果不考虑这一点，治疗师就很难感受到筋膜线放松的感觉。也就是说，治疗师在重复振幅技术（Ⅲ－级、Ⅲ级或Ⅲ＋级）之前，必须从R1开始。

- 通过持续的压力达到治疗效果。一些患者更喜欢顺从方法，对振荡手法不一定有良好反馈。对于组织处于亚急性愈合阶段或神经系统敏感的患者尤其如此。使用顺从方法背后的理念是在稳定手和松动手之间的筋膜组织上增加负荷（在张力线上建立第一个阻力），然后等待身体对这种张力的反应。治疗师可能会感觉到双手之间的张力在增加，身体在多个方向增加了微小的调整。那种感觉就像扭曲紧张的橡皮筋试图放松的感觉。治疗师充分保持这种放松的位置，防止组织回到原来的位置。张力逐渐增加，然后突然松手，会产生流体样的感觉且常伴有放松性冲动。以这种方式治疗，由于治疗师不是在指挥身体，而是遵循身体的意愿来进行治疗，所以患者很少感觉到明显的治疗性疼痛。

- 使用"谐波"（harmonics）技术治疗。Laurie Hartman医生，是英国的整骨医师。在他的关节操作课程中演示了谐波技术，并在他的整骨技术手册（*Handbook of Osteopathic Techniques*，Hartman，1997）中做了描述。谐波技术是对关节或组织采用被动来回推动的一种手法。在这种技术中，组织的反冲才是主要作用，而治疗师只是这个动作的催化剂。例如，治疗师可以诱导大腿内旋，然后允许大腿外旋。这

种技术操作大约每秒1个周期，以这个频率可有效利用神经生理学发挥治疗作用并促进放松。某些筋膜技术很适合采用这种方法（运用谐波技术的举例请参见第9章）。

将关节松动术变换为筋膜技术

治疗师使用的各种关节松动术都可以变换为筋膜技术。只需改变身体姿势以增加特定筋膜经线的紧绷程度，然后反复进行松动。例如，距上关节的A/P向松动通常用于改善踝关节背伸，可改换为筋膜技术。如果患者取长坐位将增加筋膜后表线的紧绷程度，再反复进行同样的松动就变换为筋膜技术了（参见第11章）。如果使用普通的关节松动术不能再进一步提升改善治疗效果，MMS特别有用。

将神经松动术变换为筋膜技术

神经动力学概念及其为疼痛机制的贡献已得到广泛研究（Butler，1991；Shacklock，2005）。神经动力学测试出现阳性可能由于神经本身活动性降低和（或）肌筋膜神经连接点的活动性问题。治疗师可以将任何一种神经松动技术变换为筋膜技术，只需在神经松动区添加稳定手段和反复进行神经松动术（参见第9章）。治疗师也可能喜欢探索比通常的神经松动更深入的治疗。例如，治疗师可以在颈椎前侧使用松动术，令患者手臂外展和外旋、腕和手指伸展来预先拉紧正中神经，然后探查躯干的前表线（参见第5章）。

使用感知放松理念

感知放松（release with awareness，RWA）是由Diane Lee和L.J.Lee开发的一种生物反馈技术，需要患者积极参与其中

（Lee & Lee，2001）。这种技术用于抑制神经系统的张力，也可以发展到充分拉伸神经，从而改善筋膜系统的粘连。要求患者将他们的意识带到被触摸的肌肉上，并对各种形象的提示作出反应，以促进肌肉放松。当治疗师用手的反馈指导放松时，患者就开始参与了。

要理解生物反馈过程是如何运行的，可以以踝背伸受限为例。腓肠肌内侧头有一个神经肌肉矢量，该矢量阻止距骨向后滑动，从而不允许踝充分背伸（参见第11章）。治疗师用一只手对距骨执行 A/P 向的附属运动，并将其保持在运动最初出现阻力的位置。同时，治疗师触诊并检查与距骨 A/P 向滑动受限联系最多的腓肠肌区域。也就是说，在这个区域内，对腓肠肌内侧的轻微压力和拉伸会对距骨的附属运动产生直接影响，给治疗师一种距骨被向前推的感觉。当治疗师用手刺激腓肠肌时，引导患者"让肌肉变软，让它放松，看看能不能有方法让我的手指渐渐进入肌肉里"。同时，治疗师活动距上关节以缩短肌肉起点与附着点之间的距离并降低肌梭的张力。当治疗师给予手法松动和语言暗示时，治疗师等待患者及其系统能够放松，通常需要 10～15 秒。一旦达到最大限度的放松，就可以轻柔地对肌肉进行充分拉伸。治疗师会顺从肌肉的反应，不会过度拉伸以避免过度活动的发生。鼓励治疗师进行充分的 A/P 向松动，并使足踝持续运动。与此同时，治疗师可以促进腓肠肌近端的放松，有助于失去延展能力的结缔组织松解。一旦某一区域得到放松，治疗师就可以在小腿寻找和探查限制附属运动的其他可能区域。我发现，这项技术在临床上非常有用。让患者参与放松似乎能产生更持久的效果，一次治疗的效果能够很好地持续到下一次治疗（Lee & Lee，2011）。

筋膜手法治疗（MMS）的效果

我们从筋膜松解技术的研究中能学到什么？关于治疗师在使用任何筋膜技术时都会感到一种"放松"感的原因，前人研究提出了很多假设和理论，可能的解释包括：

· 解除了筋膜的束缚作用，有助于减少肌肉的紧张度
· 延长胶原纤维，阻断胶原纤维、弹性蛋白纤维和筋膜不同层间的粘连，从而改善纤维化
· 清除组织降解所集聚的坏死细胞残骸和毒素
· 放松触发点
· 引起基质的溶胶和（或）凝胶化学性变化
· 改善水合作用
· 通过整合素和机械传导，影响神经调节
· 影响患者与治疗师之间的能量转换

力学模型表明，治疗师使用手法施压可以改变筋膜胶原蛋白的密度、黏度或排列（Paoletti，2006）。

Robert Schleip 是德国乌尔姆大学筋膜研究小组的领导者，在谈及筋膜技术影响筋膜胶原蛋白的可能性时他指出："在大多数肌筋膜手法或针对组织某一部位的技术，其持续时间都在几秒至90秒之间。很少有人见到或者听说治疗师会持续不断地用手施压超过2分钟。结缔组织塑形的时间和力依赖性（在蠕变和应力松弛方面）的实验研究表明，致密结缔组织的永久变形需要更长的时间或更大的力（Currier & Nelson，1992）。需要额外的样本来解释短期可塑性（Schleip，2003）。"

触变模型（thixotropic model）表明结缔组织可以在热或机械作用下由凝胶状向液态转变。该模型表明，这些变化主要发生在筋膜的基质中（Myers，2014）。

压电模型（piezoelectric model）表明，筋膜就像用交叉平行线排成的电网，将脉冲传到全身。筋膜中的胶原蛋白是一种半晶体结构，这赋予了它导电的特性（晶体有压电效应，当物体因治疗或运动而变形时能够产生微弱电流）（Keown, 2014）。该模型表明，针对筋膜的手法治疗产生电脉冲可直接影响细胞功能。手法压力产生电流，刺激成纤维细胞。这一假设可以解释筋膜中胶原蛋白的作用（Myers, 2014）。

水合模型（hydration model）。Jean-Claude's Guimberteau's在活体筋膜上的开创性研究指出，筋膜纤维呈无序排列，微泡滑动系统呈各种多边形，充满了液体和蛋白多糖。他利用视频描绘出体外活筋膜并清楚地展示了这个组织的水合过程，以及它是如何随着纤维的移动而不断地改变形状的。这也可以解释，当治疗师采用筋膜手法治疗技术时，手下为什么会有流体样放松的感觉。我们可以从根本上打开微管，让组织进一步水化（Guimberteau, 2015）。

神经调节模型（neuromodulation model）。为了适应人体长期使用的模式，神经缓慢适应的可塑性是有道理的。但在治疗中看到的快速效果则需要另一种解释。治疗筋膜系统的主要效果也许是通过神经调节来实现的。我们可以有效地改变神经系统的感觉输入来改变运动输出，让患者对其组织产生感知。Schleip关于筋膜可塑性的文章把神经系统描述成一个"潮湿的热带丛林"，比传统的"交换机系统"复杂得多。他认为神经系统更像一个液态系统，其中流体动力学发挥着主要作用（Schleip, 2003）。这个模型表明，只有患者才能对自身的大脑通路有影响，而治疗师只是充当教练。

因此，一些人可能会提出，控制疼痛可以使用手法治疗，而不必识别和治疗生物力学异常。松动术、推拿、按摩触发点等手法治疗可被视为物理疗法，类似于热疗和电疗。因此，手法治疗的作用不是"解决"组织潜在的功能障碍，而是控制疼痛，从而能够更成功地参与运动和活动（骨科综述）。

由于筋膜有丰富的神经支配（参见第1章），因此，可能是治疗师用来调节神经系统最有效的途径之一。

筋膜研究领域的几项研究中已经形成共识，认为筋膜中的胶原蛋白实际上没有被拉伸。Robert Schleip总结得很好："对筋膜手法治疗效果研究多年后，必须摒弃我们拉伸胶原蛋白的观念。在Rolfing按摩疗法中所感受的'筋膜可塑性'实际上是神经肌肉系统的可塑性。"

MMS与整体治疗方式的关系

患者对治疗的反应

一般来说，使用MMS技术放松筋膜很少引起治疗性酸痛。这一优势与一些更加经常引起治疗性酸痛的松动术或推拿技术形成对比。与其他软组织技术一样，在两次治疗之间，组织变化可能会有一点反弹，但会比传统的手法治疗要少很多。为了达到最佳的放松效果，特别是问题如果已经存在很久，又需要层层逐个解决时，这些治疗可能需要反复进行几次。然而，保持筋膜活动性的运动（参见第14章）和后续的运动控制再教育工作有助于保持治疗效果。

重新评估活动性和动态稳定性的功能测试

一旦肌筋膜经线得到了放松，治疗师应该重新评估该治疗对活动性和动态稳定性的影响。对活动性的重新评估可能涉及以下内容：

- 主动活动范围（例如，在筋膜体侧线放松后重新评估腰椎的侧屈活动性）
- 关节活动性（通过附属或被动运动来评估。例如，一旦臂前表线放松了，重新评估腕关节被动伸展的活动性）
- 肌肉的柔韧性（例如，筋膜前深线一旦放松了，重新评估髋屈肌的柔韧性）

动态稳定性测试，如OLS（单腿站立）测试或半蹲测试。所使用的测试应该与患者主诉的功能问题有关。例如，半蹲测试可用于那些主诉不能保持坐位的人。OLS测试可用于站立或行走有问题的人。在缺乏稳定性的部位，特别是动态不稳定区域，运动模式往往不良，也是临床上常会发现筋膜紧绷的部位。动态稳定性通常是通过最佳运动控制来实现的，如果该区域筋膜有一定程度的紧绷，那么，治疗师和患者则很难募集相应肌肉来实现运动控制。筋膜紧绷是抑制稳定肌激活的因素。紧绷的筋膜放松后，动态稳定性测试通常会得到改善，有时是部分改善，有时是完全改善。如果动态稳定性测试完全改善（阴性），就没有必要评估稳定肌了，患者可以直接进行功能性和专项性运动训练。如果动态稳定性测试仍然为阳性，则需要进一步测试，以确定哪一种运动控制策略对目标功能是最好的。这个过程可能还包括找到维持不良运动策略的驱动因素（Lee & Lee, 2011）。

使用IMS或干针来放松可能仍需要处理的高张力肌肉（参见第1章）。临床经验表明，筋膜触发点与筋膜功能障碍常并存。先使用MMS技术来放松筋膜，使治疗师能够用IMS或干针再治疗较少的触发点。

遵循有效路径

根据系统整合模式（Diane Lee and L. J. Lee），治疗方案的临床推理框架可缩写为RACM（release、align、connect/controol、move）；即放松、对齐、连接/控制、移动。每一阶段治疗内容如下。

- R（放松）：这适用于认知障碍、情感障碍、社交障碍和身体障碍的人群。多种技术可用于放松活动过度的肌肉和组织粘连（肌筋膜、关节、神经和内脏损伤）。选择何种方法则取决于矢量分析。根据矢量分析的结果，放松的技术可以是关节松动/推拿、内脏技术或MMS技术，也可能只是一个口头提示（"放松你的舌骨""抬起你的胸骨""增大一些空间"）。
- A（对齐）：使身体在局部和（或）内部之间对齐，也包括教患者保持脊柱中立位。
- C（连接/控制）：关键在于深层和浅层肌肉的激活和协调。这个阶级包括大量使用想象来重塑大脑通路和模式。
- M（移动）：利用神经可塑性的原理来重新构建（重新设置）大脑通路，并以对目标有意义的方式为运动功能和表现创造更有效的策略（Lee & Lee, 2011）。

为了消除障碍以实现最佳的对齐和运动策略，MMS技术是可以选用的许多技术之一。其他方法包括关节松动、推拿、肌肉能量技术、本体感觉神经肌肉促进疗法（PNF）等。由于筋膜的神经支配非常广泛，MMS技术具有强大的神经生理学效应，它为治疗师提供了一条重新绘制大脑通路的渠道。一旦与较好运动策略相关的筋膜紧绷得到了放松，就更容易对齐、连接和移动。

强烈建议在MMS技术的后续治疗中使

用治疗性运动，以最佳地整合患者身体的变化：

- 保持筋膜线灵活性的运动
- 按摩球放松
- 有意识的拉伸
- 瑜伽
- 使用增强筋膜活动性的工具

关于这个主题第14章有更多的信息。

总结

本章叙述了使用MMS技术进行治疗的指南和理念，还阐明了物理治疗师在管理骨骼肌的整体治疗策略中如何使用这种方法。最后，根据筋膜领域的现代研究成果，简要总结筋膜技术作用于身体的可能方式。后续的第5章至第13章将描述可用于人体各部位的MMS技术。

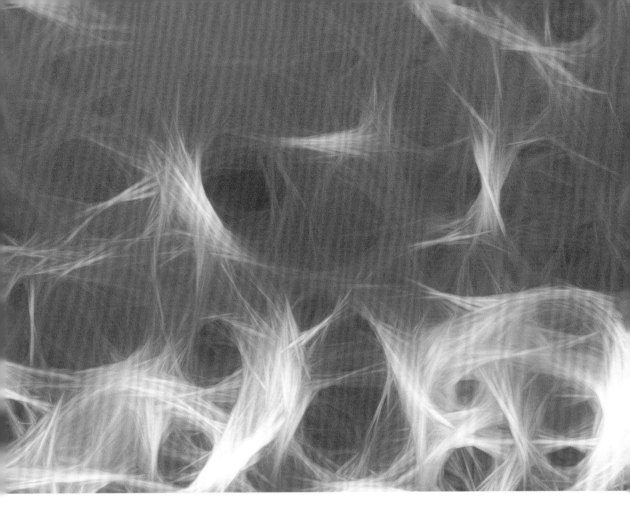

第2部分
筋膜的MMS技术

第5章 | 颈椎

在治疗脊柱颈段（颈椎）不适的患者时，专业的手法治疗师通常会评估和治疗由于头前伸姿势而受限的关节。具体来说，关节活动受限的常见体征包括：枕骨和C_1之间的屈曲受限、颈胸（C/Thx）区域伸展受限、中段颈椎关节突关节屈曲和伸展均受限等。颈椎前侧触诊法（Maitland A/P 向松动）也常用于颈前关节周围组织的松动，这一手法可以改善颈椎的活动性、治疗导致神经系统活动性减退的相关点。

此外，在高张力、肌肉紧张和肌无力等情况下，需要评估和治疗上半身某一侧的肌肉。然而，如果不考虑筋膜系统而只做关节松动、牵伸和加强个别肌肉的训练的话则仅能起到部分疗效。

本章将介绍治疗下列筋膜功能障碍的技术：

1. 与后表线和前表线相关的颅椎区域（枕骨、C_1、C_2）。
2. 与前表线、前深线、盂肱关节、肩胛骨、体侧线、螺旋线和上肢神经组织相关的颈椎中段（$C_{2\sim6}$）。
3. 与体侧线和前深线相关的颈胸区域（$C_7 \sim T_2$）。
4. 与臂后表线和前表线相关的斜方肌上束。

颈椎肌筋膜松动术的适应证

1. 尽管经过以下治疗仍有颈部疼痛复发的情况：
   – 颈椎与胸椎的松动和（或）手法治疗
   – 颈椎的稳定性训练
   – 手法或干针疗法松解颈部肌肉的触发点
2. 颈椎前部和（或）咽部紧张

姿势分析

理想情况下，矢状面上，耳垂与颈椎体应位于同一条垂直线上。从下颌处向下做一条垂线，这条线应该可以经过胸骨，这种姿势分析方法可作为探查特定肌筋膜线的参考。例如，筋膜的前表线或前深线紧张可形成头前伸姿势。这种紧张可能是由创伤导致的，如腹部手术留下的瘢痕。同时，日常生活活动、工作或闲暇时的久坐，也是造成这些筋膜线紧张的因素。

如果筋膜的体侧线受限，可能会造成胸椎、颈椎、腰椎和骨盆的侧倾或侧移，从而导致这些区域反复出现问题。

如果筋膜的螺旋线受限，也可能会造成胸椎、颈椎的侧倾或侧移和单侧腹斜肌的紧张。这可能会影响肩胛骨的位置，从而影响到肩关节复合体的功能。在使用MMS技术治疗后，为了评估其对整体姿势的效果，应该再次进行姿势分析和评估。

体位测试

治疗师须注意患者在从事坐位或站立位的各项作业时颈椎的相关位置。枕骨应在C_1的正上方，没有侧屈或旋转，可根据双耳的位置来确定力线是否对齐。胸廓和肩带的位置不应出现整体偏差。颈椎椎间触诊不应显现任何横向移位（常见颈椎中段向对侧旋转），任何移位和偏差可能都是由于特定节段（关节或肌筋膜）的受限或该区域的动态控制低下所致。在使用肌筋膜松动术前后应该分别进行体位测试和评估。

主动关节活动范围测试

在使用肌筋膜松动术前后，应进行颈部运动测试，治疗后评估该技术对关节活动范围的影响。测试内容包括颈椎屈曲、伸展、旋转和侧屈，以及颅椎关节的屈曲和伸展，颈胸段的屈曲和伸展。治疗师评估运动的数量和质量以及是否有症状出现，重点关注运动中患者反映出的功能问题的相应动作。

功能测试

坐位手臂上抬试验（sitting arm lift，SAL）。该试验是由Linda-Joy Lee对俯卧位手臂上指试验改进而来，该试验用于评估胸椎和颈椎的动态稳定性（Lee，2003）。它由主动直腿抬高试验（active straight leg raise test，ASLR）演变而来（Mens et al.，1999，2001）。患者坐位，要求肩关节由中立位主动屈曲到大约90°，并记录左右手臂上抬时所需力量的差异（哪侧手臂看起来更难举起），观察测试期间为稳定颈椎身体所用到的策略。在该测试中，颈椎不应出现横向移动或旋转。在手臂开始上抬那一刻起，观察颈椎是否发生变化，而不是单纯观察肩关节屈曲的角度，此点至关重要。如果测试中颈椎出现偏移，治疗师应通过手法矫正颈椎节段使其向中位线移动。例如，如果节段移向右侧，治疗师会轻轻地将节段向中位线（左侧）推动，然后将节段反向旋转回中立位。重复进行SAL，注意用力和（或）疼痛程度的变化。该试验也可用于评估胸椎和肩胛骨的稳定性（Lee，2003）。由于筋膜活动受限可能会抑制颈部动态稳定，因此在使用MMS技术前后，都应该进行该试验，如果与颈椎相关的紧张的肌筋膜放松后，试验结果仍然呈阳性，那么治疗师应评估颈部稳定肌的功能并进行干预。

应用MMS的治疗理念

在本章中，我们主要使用MMS治疗理念的第1条，即选择复发性关节功能障碍部位或肌筋膜的触发点，找到与之相关的筋膜线。治疗师固定反复发生功能障碍的关节或

肌筋膜触发点，评估固定时出现紧张的筋膜线，寻找两手之间早期出现的张力。

根据组织的反应来选用以下方法。
· 用振荡方法操作（Ⅲ－级、Ⅲ级、Ⅲ＋级）
· 持续加压的操作方法
· 谐波技术（Laurie Hartman）

请参阅第4章，进一步了解使用MMS的治疗理念（第49页）。

建议采用以下技术来解决颈椎的筋膜受限。

MMS技术：与筋膜后表线相关的颅椎区域

Thomas Myers对筋膜后表线（SBL）的描述涉及头皮筋膜、枕后隆凸、竖脊肌、腰骶筋膜、骶骨、骶结节韧带、腘绳肌、腓肠肌、跟腱、足底筋膜和趾短屈肌（参见第2章）。使用本章中描述的MMS技术时，这些筋膜的连接非常明白易懂。

SBL的相关技术介绍如下。

枕骨中部和颈胸区域的MMS（SBL）（图5.1）

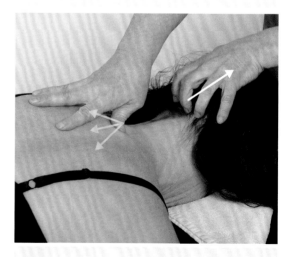

图5.1

枕骨中部和颈胸区域的MMS

稳定手： 患者俯卧位，治疗师一只手（中指在中心点）固定在枕骨下部中央区域，并轻轻地拉向颅侧方向，使该区域保持拉紧。

松动手： 治疗师将手放在颈和（或）胸椎棘突或关节突关节部位，首先以 P/A 向缓缓下压，保持在筋膜线的深度，然后轻轻地向尾侧方向推动。治疗师向患者的尾侧方向或尾侧偏右方向或尾侧偏左方向推动时，双手间感觉张力的变化，治疗师触摸枕骨的手寻找松动手刚刚推动就立刻出现紧绷时的角度。该技术可以从 C$_7$~T$_4$（棘突或关节突关节区）的任何节段使用。如果没有感觉到快速拉紧，则说明该区域的筋膜 SBL 不紧绷。如果筋膜线紧绷，治疗师稳定手会感觉到张力增加，就好像枕下组织被拉向尾侧一样，患者会认为这是治疗师对其枕部区域增加了压力。如果感觉到紧绷（治疗师两手之间感觉阻力快速增加），那么可以按照第 4 章中 MMS 的治疗理念进行松动治疗。

稳定手： 治疗师用一只手固定在枕下右侧区域，轻轻地将其拉向颅侧方向。

松动手： 依据上述方法。左侧和右侧枕区都可以用类似的方式进行探查。

注意，颅椎区域的探查可以沿脊柱向下直到骶骨，这些部位也是 SBL 的一部分。并且，改变技术操作层面的深度，也可以用来松动后侧的硬脑脊膜（参见第 7 章）。

MMS 技术：与筋膜前表线相关的颅椎区域

枕部区域的紧绷也可能与前表线（SFL）有关。SFL 包括头皮筋膜、胸锁乳突肌、胸肋筋膜、腹直肌至耻骨联合。然后，从股直肌开始，包括股四头肌、髌腱、趾短伸肌和趾长伸肌、胫骨前肌和胫前间隔室。尽管我们可以将枕区看作后面的结构，是筋膜 SBL 的一部分，但 Thomas Myers 还描述了两侧胸锁乳突肌之间的筋膜连接，这两块肌肉像吊索一样向枕骨后部延伸（参见第 2 章）。这条

枕部和颈胸区域的右侧 MMS（SBL）（图 5.2）

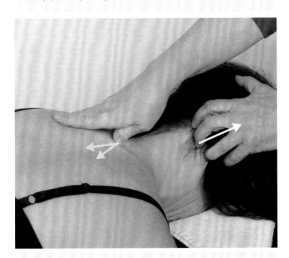

图 5.2

枕部和颈胸区域的右侧 MMS

枕骨后侧和右侧颈椎 A/P 向施压的 MMS（图 5.3）

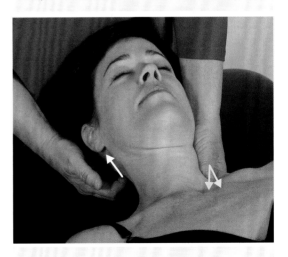

图 5.3

枕骨后侧和右侧颈椎 A/P 向施压的 MMS

筋膜吊索将枕部与筋膜 SFL 连接起来。

现将该筋膜线的操作技术介绍如下，虽然这里只是针对右侧的颅椎区域，但左侧同理。

稳定手： 患者仰卧位。治疗师右手固定右侧枕下区域和（或）枕部肌肉（约 3cm^2 的区域），轻轻地将其拉向颅侧方向，保持该区域的张力。

松动手： 治疗师左手探查脊柱对侧颈椎中段组织，对左侧的 $C_{1\sim6}$ 使用 A/P 向松动（Maitland 技术）。治疗师放在患者枕部的稳定手寻找即刻出现的张力角度。治疗师两手间的张力感可以是在松动手向患者尾侧方向或尾侧右侧方向或尾侧左侧方向施加 A/P 向的压力时明显增加。如果这条筋膜线紧张，治疗师会感觉到稳定手下的张力增加，就好像枕部右侧组织向尾侧方向被拉动一样。患

同侧脊柱颈段由前向后施压的右枕部 MMS（图 5.4）

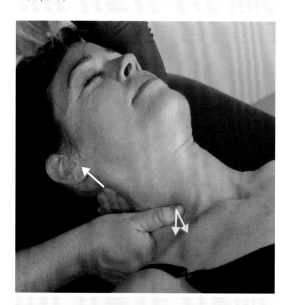

图 5.4

枕骨右侧和同侧颈椎 A/P 向施压的 MMS

枕骨右侧伴同侧或对侧 A/P 向 – 尾向 MMS（图 5.5，5.6）

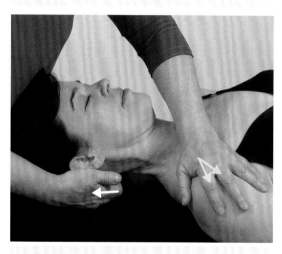

图 5.5

同侧肩部 A/P 向 – 尾侧向滑动的枕部 MMS

者会感觉这是因为治疗师增加了对其枕部的压力。如果感觉到紧绷（治疗师感觉两手之间阻力快速增加），那么可以按照第 4 章中概述的方法松动。

稳定手： 除了治疗师用左手固定患者右枕部，其余操作同上述技术。

松动手： 除了治疗师用右手 A/P 向施压探查同侧颈椎中段组织，其余操作同上述技术。

SFL 还包括胸骨区域，即在头前伸姿势中引起类似 "乌龟" 颈的位置，此处肩带区域保持在身体前。松动肩带有关的枕部筋膜，往往有助于重建更为理想的姿势。松动方式如下。

稳定手： 所用技术，如上所述，治疗师右手在右侧枕区同一位置固定。

松动手： 治疗师左手在锁骨外侧和（或）盂肱关节区域 "A/P 向 – 尾侧向滑动" 探查肩部和肩带区域组织，运用星形理念来

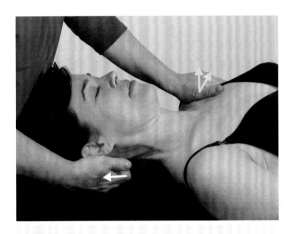

图 5.6

对侧肩部 A/P 向－尾侧向滑动的枕部 MMS

胸骨相关的颈椎中段右侧 A/P 向施力的 MMS（SFL）（图 5.7）

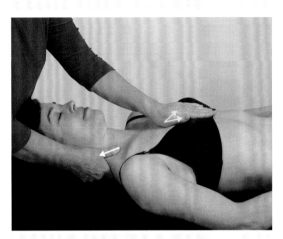

图 5.7

胸骨相关的颈椎中段右侧 A/P 向施力的 MMS（SFL）

找到双手之间张力最大的方向。肩胛骨向后倾斜或侧向"滑动"时，张力最大，可以用这种方式探查同侧和对侧肩带。如果这条筋膜线拉紧，治疗师会感觉到稳定手下的张力增加，就好像枕部被拉着向尾侧方向移动一样。患者认为这是治疗师对他（她）枕部加大了压力。如果没有感觉到拉紧，则该区域的筋膜 SFL 并不紧张。如果感觉到拉紧（治疗师感觉两手之间阻力快速增加），那么可以按照第 4 章中概述的方法松动。治疗师在同侧或对侧肩部区域重复进行 A/P 向松动时，将稳定手一直放在枕骨上，以防止其移动。

注意事项：通过探查筋膜 SFL 其余部分，即胸骨区、腹直肌和耻骨联合与枕部的关系，就可以进一步进阶这项技术。

MMS 技术：与筋膜前表线相关的颈椎中段

以颈椎中段的右侧为例，左侧同理。该筋膜线技术描述如下。

稳定手： 患者仰卧位。治疗师的右手固定在颈椎中段前侧长期僵硬的区域（通常是 C_4），A/P 向施压并向颅侧方向拉动（IV– 级）。

松动手： 治疗师左手探查胸骨柄及胸骨部组织，A/P 向－尾侧向滑动，确保动作轻缓并维持在 SFL 层面内。治疗师寻找固定在颈椎前部的手感受张力增加的角度。有时当治疗师松动手朝尾侧向或尾侧右侧向或尾侧左侧向移动时，稳定手感觉到的张力可能最大。有时，当松动手向胸骨中外侧，或顺时针和（或）逆时针方向移动时，稳定手会感觉到张力增加达到最大。整个过程治疗师都维持组织下压的深度。如果该筋膜线是拉紧的，治疗师会感觉到稳定手下的张力立即增加，就好像颈椎中段区域在向前和尾侧移动一样。患者会感觉是治疗师在颈椎中段前侧增加了压力。如果没有感觉到紧绷，则 SBL 不紧张。如果感觉到紧绷（治疗师感觉两手之间阻力快速增加），那么可以按照第 4 章中概述的方法进行松动。治疗师向张力最大方向反复进行胸骨柄和胸骨区域的 A/P向松动，治疗师要维持A/P向的压力，以防止该节段产生移动。

右侧颈椎中段与腹直肌A/P向施力的MMS（SFL）（图5.8）

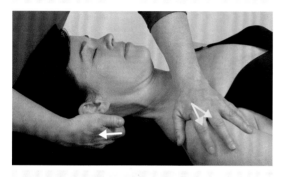

图5.8

腹直肌相关的颈椎中段A/P向施力的MMS（SFL）

稳定手： 同上述技术。

松动手： 治疗师除了沿着腹直肌（同侧和对侧）向下至耻骨联合上的附着点进行探查外，其余操作与上述技术相同。如果感觉到紧绷（治疗师的两手之间感觉到快速的阻力），则可以按照第4章中概述的方法

颈椎中段右侧与耻骨联合A/P向施力的MMS（SFL）（图5.9）

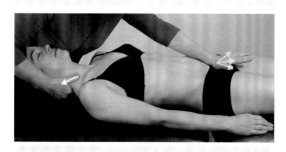

图5.9

颈椎中段右侧与耻骨联合A/P向施力的MMS（SFL）

松动。

稳定手： 同上述技术。

松动手： 治疗师除了探查耻骨联合（右、左、中）外，其余操作同上述技术。

除了固定点在颈椎中段外，该技术与枕部描述的技术相似。

稳定手： 同上述技术。

采用同侧或对侧肩部的A/P向－尾侧向滑动和颈部中段右侧A/P向施力的MMS（SFL）（图5.10，5.11）

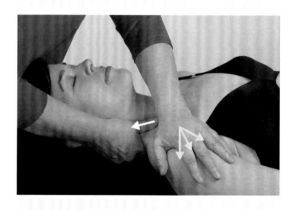

图5.10

同侧肩部A/P向－尾侧向"滑动"和颈椎中段A/P向施力的MMS（SFL）

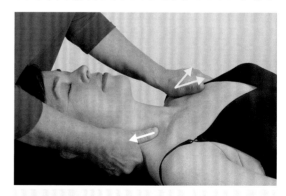

图5.11

对侧肩部A/P向－尾侧向"滑动"和颈椎中段A/P向施力的MMS（SFL）

松动手： 治疗师左手在锁骨外侧和盂肱关节区域进行 A/P 向 - 尾侧向滑动探查肩部和肩带区域。治疗师在尾侧的手轻轻加压，寻找双手间开始出现张力的位置。有时，在肩胛骨后倾时会感觉张力增加最为明显。如果这条筋膜线拉紧了，治疗师会感到稳定手下的张力立即增加，就好像颈椎中段区域在向前及尾侧移动一样。患者会感觉到这是治疗师在其颈前侧增加了压力所致。参照前文所述，采用相似的理念，松动这条筋膜线。

MMS 技术：与筋膜前深线相关的颈段

Thomas Myers 描述的筋膜前深线（DFL）涉及颞下颌关节肌群、颈长肌和头长肌、舌骨下肌和舌骨上肌、头颅和面颅，以及心包、膈肌前部、膈肌后部、膈肌中央腱、腰肌、髂骨、盆底筋膜、骶前筋膜、大收肌、短收肌、长收肌、腘肌、胫骨后肌和趾长屈肌。评估和治疗 DFL 的张力时，诸多筋膜技术都结合了令患者踝关节背伸和（或）外翻的姿势，以增加 DFL 远端的紧绷程度。也可以用涉及膈肌的深吸气的方法。当使用下面描述的 MMS 技术时，这些筋膜连接就变得明白易懂（有关该筋膜线的图示和完整说明，参见第 2 章）。

以下是对该筋膜线的技术描述。虽然这里的描述是针对颈椎中段右侧，但也可以在左侧操作。

稳定手： 依据与前表线相关的颈部技术，向头端方向使用Ⅳ - 级 A/P 向松动。

松动手： 治疗师用左手探查心包区域，先缓慢下沉按压胸骨后组织，然后向尾侧方向轻轻移动，整个过程维持在胸骨后筋膜线的深度上。治疗师需要找到固定颈椎中段手 A/P 向施压刚刚感到张力的角度。松动手

只有在心包部位向患者的尾侧或尾侧右侧方向或尾侧左侧方向移动时，才会感到张力最大。始终维持组织下压的深度，当松动手向心包区域中外侧或顺时针和（或）逆时针方向移动时，有时会有极为明显的张力感。如果没有感觉到紧绷，则说明与脊柱颈段前侧相关的筋膜 DFL 不紧绷。如果 DFL 紧绷，治疗师会感觉到稳定手下的张力立刻增加，就好像颈椎中段区域向前及尾侧移动一样。患者会感觉这是治疗师在其脊柱颈段前侧增加了压力。参照上述技术，采用相似的观念，松动该筋膜线。

稳定手： 参照上述技术。

松动手： 治疗师左手探查膈肌前部区域，向尾侧和（或）外侧滑动，寻找双手之间突然出现的张力线，松动手需要维持在合适的组织深度。如果在浅层操作就成了 SFL 技术，其覆盖腹直肌和腹斜肌周围。然而，为了探测 DFL 部分的膈肌，治疗师首先须将手缓慢下压向低位肋骨后方的组织，然后轻轻地向尾侧和外侧方向移

颈椎中段右侧与心包 A/P 向施力的 MMS（DFL）（图 5.12）

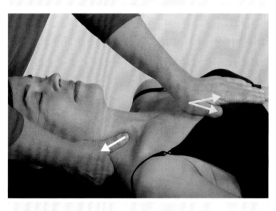

图 5.12

颈椎中段右侧与心包 A/P 向施力的 MMS（DFL）

颈椎中段右侧与同侧或对侧膈肌 A/P 向施力的
MMS（DFL）（图 5.13，5.14）

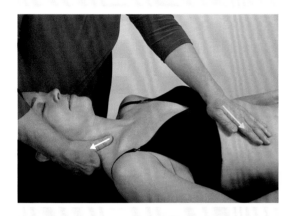

图 5.13

颈椎中段右侧与同侧膈肌 A/P 向施力的 MMS
（DFL）

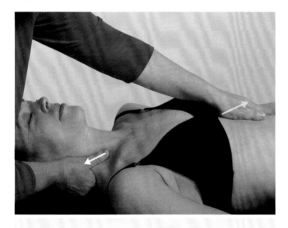

图 5.14

颈椎中段右侧与对侧膈肌 A/P 向施力的 MMS
（DFL）

动。在同侧或对侧膈肌都可以进行这项技术
操作。

屈膝伸髋位颈椎中段右侧 A/P 向施力的 MMS
（SFL 和 DFL）（图 5.15）

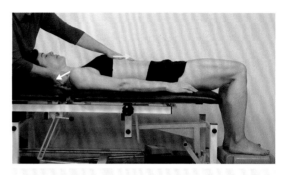

图 5.15

屈膝伸髋位颈椎中段 A/P 向施力的 MMS（SFL
和 DFL）

有关 SFL 和 DFL 的所有松动方法都可以
在患者仰卧位下操作，伴髋关节伸展、膝关
节屈曲，并调整床面的高度以确保患者腰部
处于舒适的体位。这样的体位会进一步拉紧
筋膜的 SFL 和 DFL。

增加双侧肩关节屈曲可以进一步进阶。

该技术另一种进阶的方法是在原有技术
基础上增加踝关节的背伸和外翻，从而拉伸
胫骨后肌，即筋膜前深线的末端。要求患者
主动背伸和外翻双侧踝关节，这从远端增加

屈膝屈肩位颈椎中段右侧 A/P 向施力的 MMS
（SFL 和 DFL）（图 5.16）

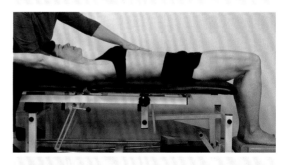

图 5.16

屈膝屈肩位颈椎中段右侧 A/P 向施力的 MMS
（SFL 和 DFL）

踝关节背伸和外翻下颈椎中段右侧A/P向施力的MMS（DFL）（图5.17）

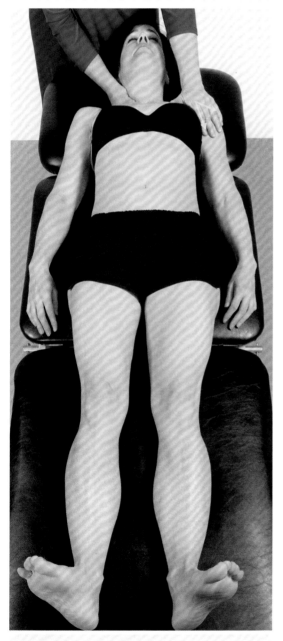

图5.17

踝关节背伸和外翻位颈椎中段右侧A/P向施力的MMS（DFL）

了DFL的张力。如果SFL很紧张，只要加上主动的背伸和外翻，治疗将颈椎中段区域A/P向施力固定并拉向颅侧。如果该筋膜线紧绷，治疗师双手将会感觉到张力增加，就好像脊柱颈段前侧组织被向前和尾侧拖动一样。治疗师维持将颈椎中段向后和颅侧固定的力，直到感觉到筋膜系统放松。然后患者放松双足，治疗师会感觉到在后方和颅侧方向"给予"了更多A/P向的压力。当患者连续主动背伸和（或）外翻踝关节时，治疗师致力于放松组织。这一过程持续到治疗师的双手下不再感觉到张力有变化为止，通常需要5~6个来回。可以要求患者深呼吸运动膈肌来进阶这项技术。最后，在治疗师探查心包、肌膈等区域时，可要求患者保持双侧踝关节背屈和（或）外翻来进阶这一技术。这种方法适用于前面章节中概述的所有技术。

病例报告5.1 Caroline的故事

这名52岁的患者患有慢性、持续性右颈痛，颈前侧和后侧均受累。患者在2年前经历轻微的挥鞭伤，4年前患有右侧肩周炎，采用过扩张性关节造影和物理疗法治疗，肩关节ROM恢复了85%。还曾穿着矫形鞋进行治疗。之前曾因双足关节功能障碍接受过手法治疗师的治疗，但她现在没有足痛的症状。X线和磁共振成像检查显示脊柱颈椎中段有轻度退行性改变。

她的颈部表现出对"她丈夫开车时的急刹急停"很敏感。她之前接受过另一位物理治疗师的颈部治疗，该理疗师使用了颈椎松动术、ROM训练和干针技术治疗，但症状只有部分缓解。在检查中，治疗师注意到在她讨论因乘车引发的症状时，存在一些疼痛敏感问题。考虑到这一点，我们对她的情况做进一步评估，发现有轻度的关节活动受限，$C_{4~5}$和$C_{5~6}$处屈曲不充分，在右侧C_4、C_5和C_6处的A/P向施压有局部疼痛和僵硬。采用颅椎屈曲试验（cranio-cervical flexion test，CCFT）评估其颈部深层稳定肌的激活和耐力。结果试验得分很低，22mmHg的压力只能维持5秒。此外，颈部本体感觉功能也有下降。筋膜系统评估显示，筋膜SFL和DFL紧绷，尤其是在对$C_{4~6}$进行A/P向施力时，胸骨和耻骨联合（前表线技术）过紧，同时进行右侧A/P向-尾侧向滑动，肩部区域及心包和右侧膈肌前部之间受限（DFL技术）。所有这些问题都用相应技术进行了治疗，她的疼痛比起最初时减少了60%。经过8次治疗，达到了平台期。这个时候，她的颅椎屈曲试验呈阴性，脊柱颈段深层伸肌活动也在正常范围内。颈部本体感觉测试有很大改善，不再有相关筋膜的紧绷。考虑到她的足部功能障碍史，我随后应用脊柱颈段前侧筋膜技术配合足部运动（背伸和外翻）进行探查和治疗，即预先拉紧DFL。沿筋膜DFL一路放松直到足部，颈部慢性症状才得以缓解。可以推测，她以前的足部功能障碍可能使筋膜DFL被拉紧，从而影响了脊柱颈段。也许她对踩刹车引起的运动过度敏感，以致影响了DFL而增加了脊柱颈部的张力！

请注意，为了保护患者的隐私，姓名已经修改。

盂肱关节被动外展和颈椎中段右侧A/P向施力的MMS（图5.18）

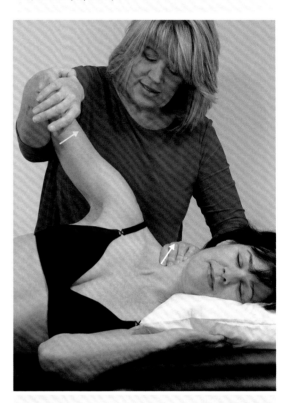

图5.18

盂肱关节被动外展和颈椎中段右侧A/P向施力的MMS

MMS技术：与盂肱关节相关的颈椎中段区域

凡遇到持续性肩部活动受限、颈部紧绷和神经系统活动下降的情况都需要考虑到脊柱颈椎中段和盂肱关节的筋膜受限情况。下面介绍几种此区域筋膜受限的常见表现。盂肱关节的任何一种活动受限都可以用这些技术干预。下面会展示肩关节的外展、外旋和屈曲活动。

稳定手：患者左侧卧位。治疗师左手固定在颈椎中段前侧慢性僵硬的区域（通常是 C_4）进行 A/P 向松动并固定。

松动手：治疗师的右手支撑处于患者侧方上举的上肢，对盂肱关节进行被动外展运动。稳定手一旦感到张力增加，就立刻停止运动（活动至第一阻力或 Maitland 运动图的 R1）。如果这条筋膜线紧绷，在盂肱关节达到完全外展（通常 90°～100°）之前，颈椎中段有向前移动的趋势。治疗师维持 A/P 向施力，防止该节段向前移动。患者会感觉治疗师对其颈段增加了压力。治疗师在对颈段持续固定的同时，反复进行肩部的被动生理外展运动，每一次活动都到 R1（用 Maitland 的话来说，是一种 III - 级的被动生理运动）。重复这个动作。直到治疗师的两手之间感觉到放松，从 III - 级开始进阶到 III 级，最后到 III + 级。通常需要 5~8 个来回。

稳定手：同上述技术。

松动手：治疗师除了完成盂肱（GH）关节生理性被动外旋运动外，其他可参照前述技术。

稳定手：治疗师除了用右手稳定颈椎中段外，其他参照上述技术。

松动手：治疗师除了用左手完成盂肱关节被动生理屈曲运动外，其他参照上述技术。

盂肱关节被动外旋和颈椎中段右侧 A/P 向施力的 MMS（图 5.19）

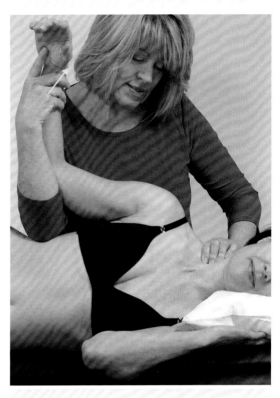

图 5.19

盂肱关节被动外旋和颈椎中段右侧 A/P 向施力的 MMS

盂肱关节被动屈曲和颈椎中段右侧 A/P 向施力的 MMS（图 5.20）

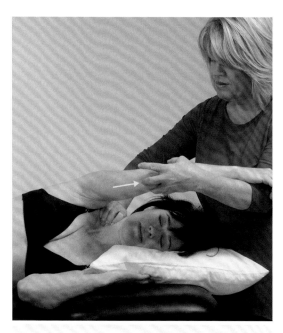

图5.20
盂肱关节被动屈曲和颈椎中段右侧 A/P 向施力的 MMS

病例报告5.2　Beverly 的故事

这名45岁的患者，最初来治疗时的主诉是，每当她需要进行右肩的外展活动时，右臂就会感到发紧。评估显示，右侧正中神经和桡神经的神经动力学张力试验呈阳性，颈椎中段存在活动问题，特别是在进行 C_2~C_7 的左侧横向和 A/P 向松动。治疗的目的是改善正中神经的活动（手臂外展、外旋位，肘关节伸展和腕指伸展的位置），并增加 C_2~C_7 A/P 向的松动和侧向剪切活动（请注意，神经周围的筋膜超出了通常的 C_5~C_7 水平）。同时，神经活动测试本身也被用于治疗，既作为一种滑动技术，也作为一种张力

调整技术。桡神经的处理也采用了类似的方法，唯一的区别是上肢处于内旋状态、腕和手指屈曲。3次治疗后，患者主诉，外展不再出现问题。但当她的手臂向前屈曲，从橱柜里拿东西时，她仍然能感觉到手臂的症状。之前的测试阳性都转为阴性，所以，我接着测试了她左侧卧位时颈前侧筋膜在肩关节被动生理屈曲时的活动性（图5.20）。虽然她在肩部被动外展和外旋时颈椎中段张力很小，但在肩关节屈曲45°时，颈椎中段前侧的张力明显增加，就好像这个方向的肌筋膜组织拴住了脊柱颈段前侧一样。我们使用 MMS 技术进行治疗，最终她能够获得完全的肩关节屈曲活动范围，且颈椎中段保持不动，并成功地治愈了她的其他症状。在这个病例之前，我没有用肩屈曲活动治疗过颈前筋膜问题。这是一个"听患者说，会告诉你问题是什么，以及如何处理"的完美案例（Maitland 1992；Vail IFOMPT Conference, Vail, Colorado, 1992）。

MMS 技术：与肩胛骨相关的颈椎中段区域

筋膜受限也常见于颈椎中段与肩胛骨之间。但这次的颈椎中段评估是根据肩胛骨运动而不是肩部运动来评估的。理想情况下，在肩胛骨达到全方位充分运动之前（特别是肩胛骨上提、下降、内收和上旋），治疗师感觉不到颈椎中段向前移位。这项技术对于持续性肩胛骨功能障碍或慢性颈部紧张都是有效的。

图 5.21 肩胛骨下压和颈椎中段右侧 A/P 向施力的 MMS（图 5.21）

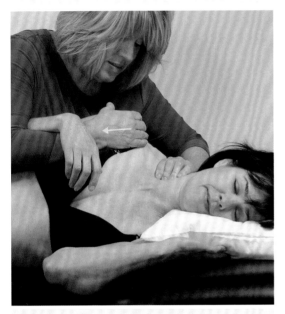

图 5.21

肩胛骨下压和颈椎中段右侧 A/P 向施力的 MMS

稳定手： 同上述技术，左侧卧位。

松动手： 治疗师除了对肩胛骨进行被动下压治疗外，均参照上述技术。

肩胛骨上提和颈椎中段 A/P 向施力的 MMS（图 5.22）

稳定手： 同上述技术。

松动手： 治疗师除了对肩胛骨进行被动上提治疗外，均参照上述技术。

肩胛骨内收和颈椎中段 A/P 向施力的 MMS（图 5.23）

稳定手： 同上述技术。

松动手： 治疗师除了对肩胛骨进行被动内收治疗外，均参照上述技术。

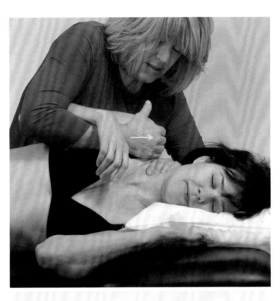

图 5.22

肩胛骨上提和颈椎中段 A/P 向施力的 MMS

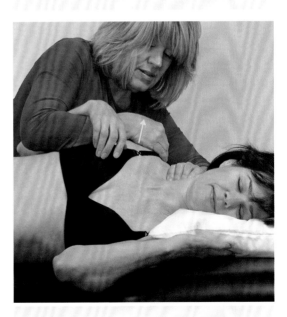

图 5.23

肩胛骨内收和颈椎中段 A/P 向施力的 MMS

MMS 技术：与体侧线相关的颈椎中段区域

Thomas Myers 介绍的筋膜体侧线包括头夹肌、胸锁乳突肌、内外肋间肌、肋骨、外侧腹斜肌、髂嵴、髂前上棘和髂后上棘、臀大肌、阔筋膜张肌、髂胫束、腓骨头、腓骨肌及小腿外侧间室（关于体侧线的图示和完整描述请参见第2章）。如果颈椎区域或胸椎区域有持续紧张和（或）疼痛，可考虑采用以下技术。

胸廓外侧和颈椎中段右外侧的 MMS（图 5.24）

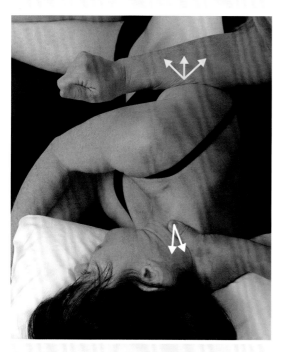

图 5.24

胸廓外侧和颈椎中段外侧的 MMS

稳定手： 患者左侧卧位。治疗师用左手固定脊柱颈段外侧，对组织由外向内施力（即朝向脊柱），这种操作方式不仅涉及关节部位，也涉及颈外侧肌群，包括斜角肌和肩

胛提肌。此外，可以将患者的肩关节屈曲以增加背阔肌及其筋膜的张力。

松动手： 治疗师利用星形理念，用右前臂探查胸廓外侧和肋间区域，可以在多个可能的方向上移动探查胸廓外侧。

- 尾向（向患者足的方向）
- 尾向－前向（治疗师必须调整好前臂开始操作时放置于胸廓后外侧）
- 尾向－后向（治疗师必须调整好前臂开始操作时放置于胸廓前外侧）。

请注意，前臂松动的方向可沿着肋间肌的走向，在胸椎下段和中段可以用这种方式探查胸廓，这是一种常用的技术，虽然这种技术可以矫正胸廓环，但不是专门用于胸廓环的。治疗师的稳定手下寻找开始出现的张力（第一个阻力或 Maitland 运动图谱的 R1）时，松动手在胸廓上的角度和区域，如果这条筋膜线出现张力，松动手在向胸廓尾侧滑动完成之前，颈椎中段区域会向外平移。治疗师要保持对颈段由外向内的压力，以防止其向外移动。患者会感觉是治疗师加大了对其脊柱颈段的压力。采用类似的概念，依照之前的技术松动这条筋膜线。

MMS 技术：与螺旋线相关的颈椎中段区域

颅椎区域（枕部和 C_2）的持续紧绷或疼痛，除了可能是筋膜的 SBL 受限所致外，也可能是由于筋膜的螺旋线受限所致。如果螺旋线存在问题，探查与对胸椎侧有关的两个区域通常是有益的（这条筋膜线的完整说明和图示请参见第2章）。

稳定手： 患者俯卧位，治疗师用右手拇指对 C_2 右侧椎突进行 P/A 向施力（Ⅳ-级）。

松动手： 治疗师左手探查左侧胸廓，在组织上向尾侧/外侧滑动，一直寻找双手间

与右螺旋线相关的 C_2 右侧椎突单侧 P/A 向施力的 MMS（图 5.25）

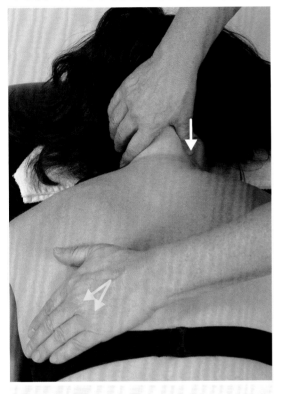

图 5.25

与右螺旋线相关的 C_2 右侧椎突 P/A 向施力的 MMS

出现的张力线。这需要适当的按压深度，有时在胸廓较浅表处滑动时会发现紧绷；有时在胸廓较深及较前侧的部位向尾侧/外侧滑动时发现紧绷。如果感觉不到紧绷，则 C_2 相关的筋膜螺旋线不紧张。如果这条螺旋线紧张，治疗师会感觉到稳定手下的张力突然增加，就好像相对于 C_3，C_2 被拉向右转。患者会感觉是治疗师对 C_2 增加了压力。如果感觉到紧绷（治疗师双手之间会感觉到快速的抵抗），治疗师在 C_2 右侧上维持稳定的压力，同时要反复进行胸廓左侧向尾侧/外侧的运

动，每次操作都到达 R1。重复操作，直到治疗师两手之间感觉到放松。这通常需要 5~8 个来回。

与右螺旋线相关的枕部右侧的 MMS（图 5.26）

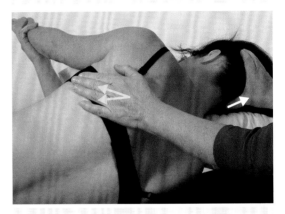

图 5.26

与右螺旋线相关的枕部右侧的 MMS

稳定手：患者右侧卧位。治疗师用右手拇指在患者枕部右侧辅助屈曲（颅向滑动）。为了进一步前伸肩胛骨并增加这条线的张力，患者的手臂可以做前伸动作（上侧上肢更向前）。

松动手：同上述技术。

颈胸区域的 MMS 技术

脊柱颈胸段筋膜可能与体侧线及前深线有关，建议采用以下技术。

稳定手：患者左侧卧位。治疗师稳定脊柱颈胸段（$C_7 \sim T_2$）椎棘突的外侧，对组织由外向中间（即向脊柱方向）施加压力。

松动手：可参照采用胸廓外侧和颈部中段右外侧的 MMS 技术。

胸廓外侧和脊柱右侧颈胸段的 MMS（图 5.27）

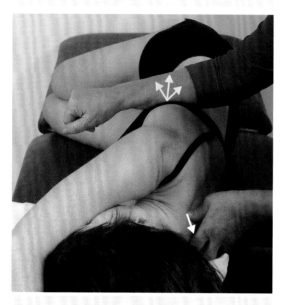

图 5.27

胸廓外侧和脊柱右侧颈胸段的 MMS

右侧颈前区和脊柱颈胸段的 MMS（图 5.28）

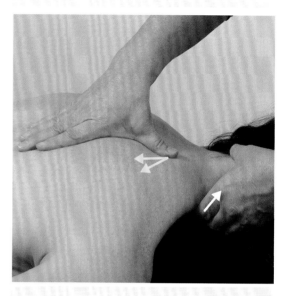

图 5.28

右侧颈前区和脊柱颈胸段（同侧）的 MMS

颈椎右前方和脊柱颈胸段区域MMS技术

这项不寻常的技术既没有处理的前表线，也没有处理后表线。该技术处理颈椎（可能是前深线）前后结构之间由于筋膜紧绷所致的头前伸姿势。

稳定手：患者俯卧位。治疗师在右侧稳定颈前区域，由前向后和向颅侧施加压力。这种技术可在脊柱颈部中段多个位置应用，特别是 C_4、C_5 和 C_6 的位置。

松动手：接下来，治疗师用左手探查颈胸椎右侧棘突或关节突关节区域，首先，缓慢地深入颈胸椎段区域的组织，然后保持在筋膜线的深度，轻轻地向尾侧方向推动。治疗师寻找稳定手下刚刚出现的张力角度。

在患者脊柱颈胸段向尾侧、尾侧左侧或尾侧右侧方向移动时，可能会出现最大张力。这项技术可以探查 C_7~T_4 的任何部位（棘突或关节突关节区域）。治疗师也可以探查上部肋骨，特别是第 1 和第 2 肋，从肋横突关节向尾侧滑动以探查筋膜。如果没有感觉到张力，则说明脊柱颈段前侧和颈胸段区域之间的筋膜不紧张。如果筋膜紧张，治疗师会感觉到稳定手张力立刻增加，就好像颈椎中段向前和向尾侧移动一样。患者会感觉这是治疗师对其脊柱颈段前侧增加了压力。同样的，对该筋膜线松动，同上述技术。

稳定手：同上述技术。

松动手：治疗师探查颈胸椎段区域左侧的组织，包括上部肋骨。该技术与上述技术相同。

右侧颈椎前区与对侧脊柱颈胸段的MMS（图5.29）

采用腕关节及手指屈曲斜方肌上部纤维的MMS（图5.30）

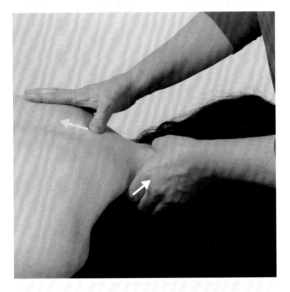

图5.29

右侧颈椎前区与对侧脊柱颈胸段的MMS

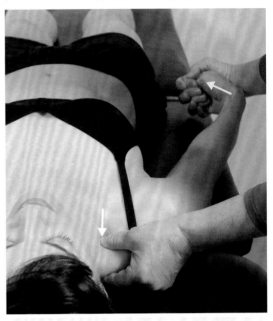

图5.30

采用腕关节及手指屈曲斜方肌上部纤维的MMS

斜方肌上束的MMS技术

斜方肌上束通常处于张力过高及易化状态。干针可有助于将肌肉的张力恢复正常，然而如果包裹这块肌肉的筋膜紧张会导致干针治疗效果不佳。斜方肌上束是臂后表线的一部分，因此，增加腕关节和手指的屈曲可能会使其进入紧绷状态（关于这条筋膜线的详细描述和说明请参见第2章）。

稳定手： 治疗师用拇指和其余四指"捏"住斜方肌上束，可以沿着斜方肌的长度探查其紧绷程度。

松动手： 治疗师屈曲患者的腕关节和手指，触诊斜方肌上束的手一旦感觉到张力增加，立即停止动作。如果这条筋膜线紧张，在腕关节和手指达到完全屈曲之前，斜方肌上束的张力可能会有所增加。治疗师持续捏住斜方肌上束，防止组织向尾侧滑动。患者

会感觉是治疗师对其肌肉增加了压力。治疗师对斜方肌上束保持稳定加压的同时，令患者重复进行腕关节远端的活动，每一次都达到R1。反复做这个动作，一直持续到治疗师两手之间感觉到放松为止，通常需要5~8个来回。

斜方肌虽然不是前表线的一部分，但与这条线相关的斜方肌上束紧张相关，可以采用下述松动方法。

前表线与斜方肌上束的MMS

稳定手： 同上述技术。

松动手： 靠近尾侧的手沿颅尾向滑动，探查胸骨柄及胸骨区。类似颈椎前侧的MMS

技术，确保持续轻触前表线。治疗师寻找固定斜方肌上束的手感到张力刚刚出现的角度。有时当松动手向尾侧、尾侧左侧或尾侧右侧方向移动时，治疗师可能会感觉到明显的张力。始终维持组织下压的深度，有时在向胸骨组织由内向外、顺时针或逆时针方向松动时，会出现最大的张力。如果没有感觉到张力，则表示该区域筋膜的前表线不紧张。如果感觉到张力（治疗师双手间感觉到抵抗），那么可以按照第4章中MMS的治疗理念部分。

这项技术也可用于探查腹直肌、耻骨联合及肩和锁骨外侧区等前表线部分，可参照颈椎中段的MMS技术，采用同侧或对侧肩部区域由A/P向－尾向滑动的技术（技术不再图示）。

以下技术，我们主要应用MMS的治疗理念中的第3条，即将神经松动技术转换为筋膜技术（使用MMS的治疗理念有关细节请参见第4章）。

MMS技术：与上肢神经组织相关的颈椎中段区域

适应证

· 颈椎和（或）上肢出现持续的紧绷/疼痛。
· 松动与上肢相关的神经结合点。

稳定手： 患者的手臂外展约30°，腕关节和手指伸展以预先拉紧正中神经；治疗师的右手固定在颈椎中段前侧长期僵硬（通常为C_4）的区域。向颅侧向进行A/P向位松动。

松动手： 治疗师的左手探查同侧的肩

肩胛骨内收及上臂正中神经ULNT2a姿位颈椎中段A/P向施力的MMS（图5.31）

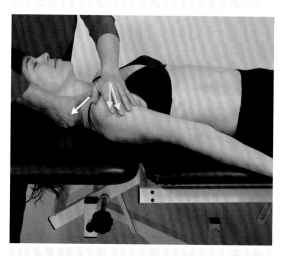

图5.31
肩胛骨内收及上臂正中神经ULNT2a姿位颈椎中段A/P向施力的MMS

部和肩带区域，在锁骨外端和（或）盂肱关节A/P向尾向滑动，靠尾侧的手轻轻下压，始终等待突然出现的张力线。有时，在肩胛骨向后倾斜或后缩时，张力感觉最为明显。这项技术可以用来探查从C_1~C_7的每个部位。该筋膜线松动的方法可参照前述技术。

稳定手： 同上述技术，患者手臂外展约30°，腕关节、手指关节屈曲，预先拉紧桡神经。

松动手： 同上述技术。

肩胛骨内收及臂桡神经ULNT2b姿位颈椎中段A/P向施力的MMS（图5.32）

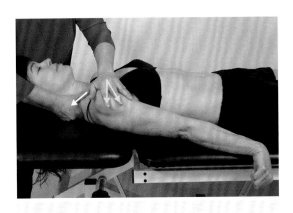

图 5.32

肩胛骨内收及臂桡神经 ULNT2b 姿位颈椎中段
A/P 向施力的 MMS

肩胛骨内收及臂尺神经 ULNT3 姿位颈椎中段右
侧 A/P 向施力的 MMS（图 5.33）

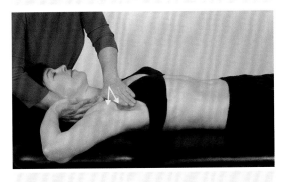

图 5.33

肩胛骨内收及臂尺神经 ULNT3 姿位颈椎中段
右侧 A/P 向施力的 MMS

稳定手： 同上述技术，患者手臂外展约
80°，肘关节屈曲、前臂旋前、腕关节和指
关节伸展位，使尺神经预先拉紧。

松动手： 同上述技术。

MMS 技术：与肩带和锁骨相关的颈椎中段区域

与肩带和锁骨相关的颈椎中段的 MMS 技术（见第 12 章）。

MMS 技术：与硬脑膜活动性相关的颈胸椎、颈椎中段和颅椎区域

与硬脑膜相关的颈椎中段的探查见第 7 章。

总结

本章描述了可用于脊柱颈段，各个区域的 MMS 技术：颅椎区、颈椎中段和颈胸椎。这些技术与 Thomas Myers 所述筋膜线相关，特别是后表线、前表线、前深线、体侧线和螺旋线。用于颈椎的 MMS 技术还涉及盂肱关节、肩胛骨及斜方肌上束的触发点技术。这个技术适用于脊柱颈段功能障碍引起的反复发作的触发点。下一章将重点介绍颅面部和颞下颌关节的内容。

第6章 | 颅面部（颅骨、颞下颌关节）

在治疗头痛时，专业的手法治疗师要评估和治疗颈椎关节（尤其是上颈椎）、颞下颌关节（temporomandibular joint，TMJ）和上半身一侧（寻找颈椎和肩胛部位的张力增高、紧绷与无力肌肉之间的不平衡）。然而，如果不处理筋膜系统，仅松动关节和拉伸个别肌肉只能起到部分治疗效果。

本章将描述与下列部位相关筋膜线受限时的临床表现。

- 与前表线和前深线相关的颞下颌关节肌群
- 与前表线和螺旋线相关的头皮筋膜（颅表筋膜）
- 与前表线和前深线相关的舌部

虽然颅内硬脑膜和筋膜的松动技术与本章内容紧密相关（在头部和面部疼痛的患者中这些组织常出现问题），但会在第7章中单独介绍这些技术。

本章MMS技术的适应证

1. 尽管采用了以下治疗方法，但仍会出现颅面部的反复疼痛：
   - 颈椎和胸椎的松动和（或）手法治疗
   - 颈椎和胸椎的稳定性训练
   - TMJ的松动术
   - 使用手法或干针放松了颈椎、胸椎和（或）TMJ肌群的触发点
   - 颅功能障碍的治疗
2. 脊柱颈段前侧/喉部区域的紧绷

姿势分析

如果筋膜前深线受限，可能会对姿势产生不良影响，特别是头前伸这种常见的姿势。这种紧绷可能是之前的创伤导致的结果，如腹部的手术瘢痕（可能来自剖宫产、阑尾切除手术、疝修补术等）。就颈椎而言，久坐体位也是导致筋膜线紧绷的因素。

如果体侧线受限，可能会造成胸椎、颈椎及腰椎或骨盆的侧倾或侧移。这些可能会成为引起体侧线功能障碍的因素，尤其是反复引起颞下颌关节功能障碍和头痛。

使用MMS技术的治疗理念

在本章中，我们主要使用MMS的治疗理念中的第1条（参见第4章），即选择反复发生的关节功能障碍或肌筋膜触发点，并探查与之相关的筋膜线。治疗师固定反复发生关节功能障碍或肌筋膜触发点，并评估与固定紧张的筋膜线，等待并检查在双手之间早期出现的张力。

根据组织的不同反应，可分别采用以下方法：

- 用振荡方法操作（Ⅲ-级、Ⅲ级、Ⅲ+级）
- 持续加压的方法操作
- 谐波技术治疗（Dr Laurie Hartman）。

请参见第4章进一步详细了解使用MMS的治疗理念。

TMJ肌群：解剖概述和触诊

TMJ周围的肌群是反复出现紧绷并引起筋膜线功能障碍的常见部位（图6.1，图6.2），包括颞肌、浅层咬肌、翼内肌、下颌舌骨肌、颊肌、舌骨上肌和舌骨下肌。

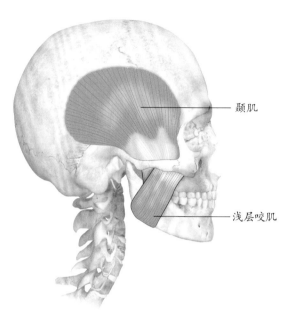

图6.1

颞肌和浅层咬肌

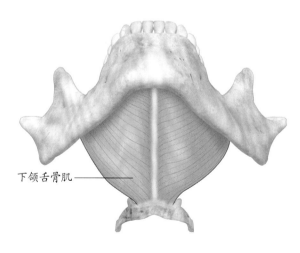

图6.2

下颌舌骨肌

颞肌

浅层咬肌

下颌舌骨肌

TMJ肌群的固定

颞肌的固定（图6.3）

沿着颞肌的整个幅面进行触诊，包括肌腹的前、中、后部分及蝶骨大翼区域的腱膜连接处。治疗师在肌肉的不同部位寻找反复发生紧绷的部位，这种紧绷常伴有触痛。治疗师用双手"钩住"肌肉中最紧绷的部位，然后向颅侧牵拉。

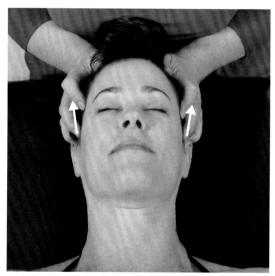

图6.3

颞肌的固定

浅层咬肌的固定（图6.4）

沿着浅层咬肌的整个幅面进行触诊，包括颧骨附着处、下颌骨附着处和肌肉中段。可以从肌肉的前部往后朝向耳部进行探查。治疗师在肌肉的不同部位寻找反复发生紧绷的部位，这种紧绷常伴有触痛。治疗师用双手轻轻地"钩住"肌肉最紧绷的部位（通常是肌肉中部的前侧），并向外侧／颅侧方向牵拉。

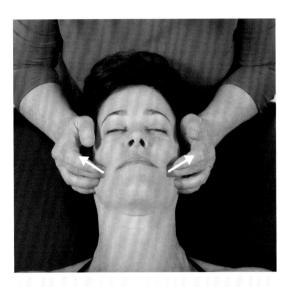

图6.4

浅层咬肌的固定

翼内肌的固定（图6.5）

沿着下颌骨下缘的附着处易触及翼内肌。可以从肌肉的前部往后朝向耳部进行探查。治疗师在肌肉的不同部位寻找反复发生

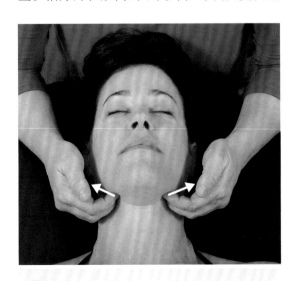

图6.5

翼内肌的固定

紧绷的部位，这种紧绷常伴有触痛。治疗师用双手轻轻地钩住肌肉最紧绷的部位，并向外侧／颅侧方向牵拉。

下颌舌骨肌的固定（图6.6）

沿着下颌骨下缘靠近中心的附着处易触及下颌舌骨肌。可以从肌肉的前部往后朝向耳部进行探查，两边长度各约2cm。治疗师在肌肉的不同处寻找出现反复发生紧绷的部位，这种紧绷常伴有触痛。治疗师用双手轻轻地钩住肌肉最紧绷的部位，并向外侧／颅侧方向牵拉。

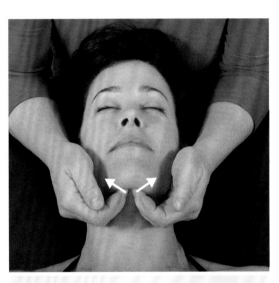

图6.6

下颌舌骨肌的固定

MMS技术：与前表线相关的颞下颌关节肌群

Thomas Myers描述的筋膜前表线包括头皮筋膜、胸锁乳突肌、胸肋筋膜、胸肌、腹直肌到耻骨联合。然后，从股直肌开始，包括股四头肌、髌腱、趾长伸肌和趾短伸肌、胫骨前肌和胫前间隔（请参见第2章，以获

得这条筋膜线的完整描述和图示）。当使用本章描述的MMS技术时，这些筋膜的连接就显而易见了。以下技术是关于浅层咬肌的；然而，颞下颌关节的所有肌肉都可以用类似的方式来探查。

肩部前后向－尾向滑动的右侧浅层咬肌肌筋膜松动术（SFL）（图6.7，图6.8）

稳定手： 使用该技术时，治疗师右手固定右侧浅层咬肌。

松动手： 治疗师的左手在锁骨外端和（或）盂肱关节处由A/P向－尾向滑动以探查肩部和肩带区域，使用星形理念来寻找双手间出现最大张力的方向。有时候，在肩胛骨出现后倾或侧滑时张力感觉最为明显。如果这条筋膜线紧绷，治疗师稳定手会感觉到张

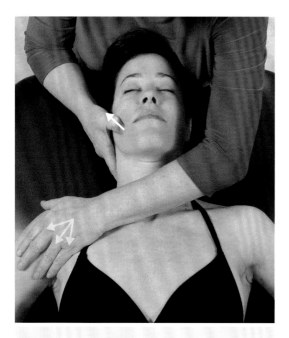

图6.7

右侧浅层咬肌和右侧肩部A/P向－尾向滑动的MMS（SFL）

力增加，就好像浅层咬肌在向内侧和尾向移动一样。患者会感觉到好像是治疗师对其浅层咬肌加大了压力。如果没有感到紧绷，则说明该区域的筋膜前表线不紧张。如果感觉到紧绷（治疗师的两手之间感觉到快速增加的阻力），那么，可以按照第4章中概述的方法进行松动（治疗师在同侧或对侧肩部重复进行A/P向松动时，应持续固定浅层咬肌，以防止其移动）。

可以用这项技术进一步探查浅层咬肌与腹直肌和耻骨联合的关系，从而探查上半身一侧的前表线（见第5章有关颈椎中段前侧区域的类似技术）。

这里以浅层咬肌为例演示了这项技术，此方法也可以用于颞下颌关节的其他肌群。

MMS技术：与筋膜前深线相关的颞下颌关节肌群

Thomas Myers描述的筋膜前深线涉及颞下颌关节肌群、颈长肌和头长肌、舌骨下肌和舌骨上肌、脑颅骨和面颅骨，以及心包、膈肌前部、膈肌后部、膈肌中央腱、腰肌、髂骨、盆底筋膜、骶前筋膜、大收肌、短收肌、长收肌、腘肌，最后是胫骨后肌和趾长屈肌。许多评估和治疗前深线紧绷的筋膜技术都是结合了踝关节的背伸和外翻动作来操作的，从而增加前深线远端的张力。也可以结合深吸气的动作使膈肌预先参与。当使用下方描述的MMS技术时，这些筋膜连接会变得非常明白易懂（请参见第2章，了解该筋膜线图示和完整说明）。

请注意，下面的技术是用浅层咬肌来演示的，但上面提到的所有颞下颌关节肌群都可以使用这些技术。

与心包相关的右侧浅层咬肌的MMS（DFL）（图6.9）

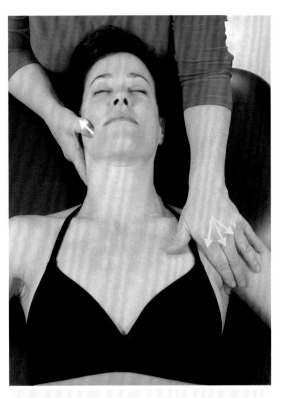

图6.8

右侧浅层咬肌和左侧肩部A/P向－尾向滑动的
MMS（SFL）

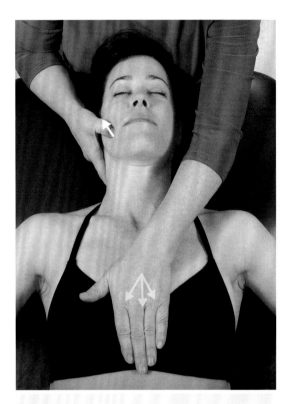

图6.9

与心包相关的右侧浅层咬肌的MMS（DFL）

稳定手： 治疗师右手固定在浅层咬肌上，轻轻地向颅侧牵拉，在这块肌肉上维持拉紧。

松动手： 治疗师用左手探查心包区域，首先缓慢下压深入胸骨后方的组织中，维持在筋膜线的深度，然后轻轻地将其向尾侧方向推动。治疗师寻找触摸浅层咬肌的手刚刚感觉到张力时的角度。这里可以应用星形理念来寻找出现最大张力时的方向。或是往尾向张力最大，或尾侧右侧方向或尾侧左侧方向移动时感受张力最为明显。有时，心包组织在向中间或顺时针或逆时针方向移动时，张力感觉最为明显。寻找过程中要始终维持下压的深度。如果没有感觉到紧绷，那么与

该肌肉相关的筋膜前深线不紧张。如果这条筋膜线紧张，治疗师稳定手会感觉到张力增加，就好像浅层咬肌在被向内侧和尾侧方向拉动一样。患者会感觉是治疗师对其浅层咬肌增加了压力。这条筋膜线松动有关的方法，可参照之前的技术。

与膈肌相关的右侧浅层咬肌的MMS（DFL）
（图6.10，图6.11）

稳定手： 同上述技术。

松动手： 治疗师的左手向膈肌的尾向／外侧方滑动，探查膈肌前部区域，始终寻找双手间突然出现张力的角度。这需要一个合

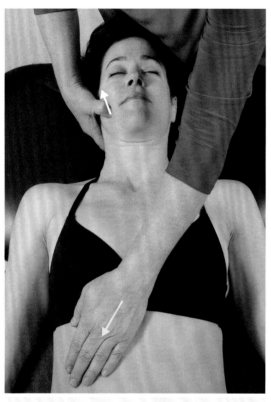

图6.10

与同侧膈肌相关的右侧浅层咬肌的 MMS（DFL）

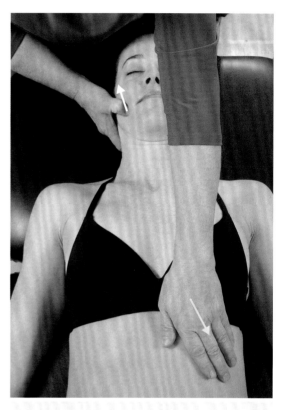

图6.11

与对侧膈肌相关的右侧浅层咬肌的 MMS（DFL）

适的组织深度。由于膈肌前方可触及腹直肌和腹斜肌筋膜（涉及前表线的技术）。因此，为了能够触及前深线部分的膈肌，治疗师的手须缓慢地沉入到下位肋骨后方的组织中，然后向尾侧 / 外侧方轻轻推动。这种方法也可以在同侧或对侧膈肌上使用。

踝关节背伸 / 外翻（利用胫骨后肌预先拉紧前深线）下的浅层咬肌的 MMS（图6.12）

稳定手： 采用这项技术时，治疗师双手同时固定两侧浅层咬肌，双手轻轻地向颅侧牵拉。

松动手： 要求患者两侧踝关节主动背伸

和外翻并深呼吸，从而从下端增加前深线的张力。如果这条筋膜线紧张，治疗师双手会感到张力的增加，就好像组织被拉向尾侧 / 内侧方向一样。治疗师用双手保持朝向颅侧－内侧方向的拉力，直至感觉到筋膜线放松为止。然后，患者放松双足，恢复正常呼吸，治疗师可能会感觉到双手会稍稍向颅侧方向滑动。当患者踝关节继续主动背伸 / 外翻并深呼吸时，治疗师再次拉紧松弛的前深线。这个过程一直持续到治疗师双手不再感觉到变化为止，通常需要操作5~6个来回。

最后，当治疗师探查心包、膈肌等部位时，可以继续使用该技术，可要求患者保持

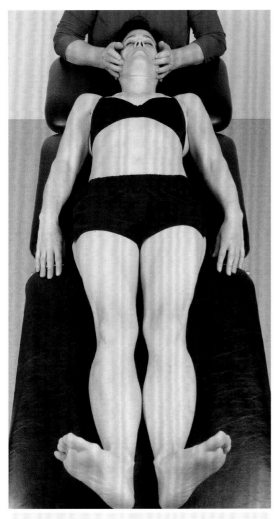

图6.12
踝关节背伸 / 外翻下的浅层咬肌的 MMS（DFL）

踝关节背伸 / 外翻，从而进阶技术。这适用于上述章节中概述的所有技术。

颞下颌关节肌群都可使用这项技术。

骨盆前倾下的颞肌MMS（图6.13）

稳定手：除了治疗师固定两侧颞肌外，其他参考上述技术。

松动手：要求患者骨盆前倾，从而从下方增加前深线的张力。如果这条筋膜线紧张，治疗师手上会感觉到张力增加了，就好像组织被拉向尾侧一样。治疗师双手朝颅侧方向维持拉力，直到感觉到筋膜放松。然后，患者骨盆放松回到中立位——治疗师可能会感觉到双手会稍稍向颅侧滑动。令患者骨盆继续主动前倾，治疗师再次拉紧松弛的组织。这个过程一直持续到治疗师双手不再感觉到有变化发生，通常需要操作5~6个来回。

颞下颌关节肌群都可使用这项技术。

MMS技术：与体侧线相关的颞下颌关节肌群

Thomas Myers描述的筋膜体侧线涉及头夹肌、胸锁乳突肌、肋间外肌、肋间内肌、肋骨、腹外斜肌、髂嵴、髂前上棘和髂后上棘、臀大肌、阔筋膜张肌、髂胫束、腓骨头、腓骨肌和胫外侧肌间隔。严格说来，尽

图6.13
骨盆前倾下的颞肌MMS

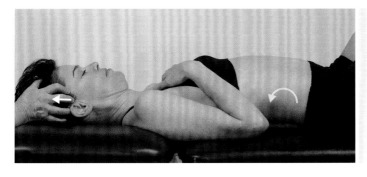

管颞下颌关节肌并不属于体侧线的部分，但在临床上与体侧线有相关性（请参见第2章，了解体侧线的图示和完整说明）。

胸廓外侧和右侧浅层咬肌的MMS（图6.14~6.16）

稳定手：患者左侧卧位。治疗师左手固定在浅层咬肌上，向颅侧"钩住"咬肌。

松动手：治疗师右侧前臂使用星形理念在胸廓外侧和肋间区域进行探查。治疗师前臂可以不同方向上移动探查胸廓外侧：

- 尾向（向患者足部）
- 尾向-前向（治疗师须调整前臂至胸廓外侧稍靠后的方向，以便开始操作）
- 尾向-后向（治疗师须调整前臂至胸廓外侧稍靠前的方向，以便开始操作）

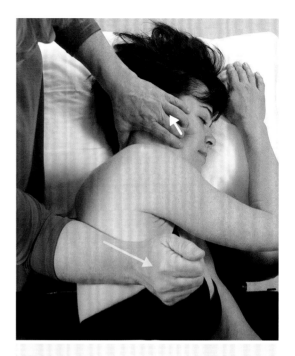

图6.15

右侧浅层咬肌和胸廓外侧（尾向-前向）的MMS

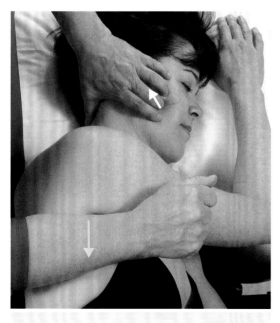

图6.14

右侧浅层咬肌（尾向）和胸廓外侧尾向探查的MMS

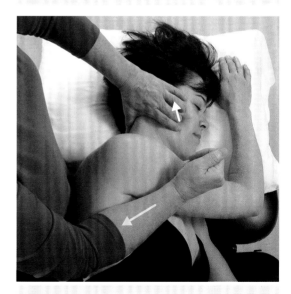

图6.16

右侧浅层咬肌和胸廓外侧（尾向-后向）的MMS

注意前臂的松动方向沿着肋间肌的走行。在胸廓下部和中部均可以这种方式探查。这是一种整体技术，但也可用于具体的肋骨上。治疗师需找到固定在右侧浅层咬肌的手刚刚感觉到张力的角度和松动手在胸廓的部位。如果这条筋膜线紧张，治疗师稳定手会感觉到张力增加，就好像组织被拉向尾侧一样。如果感觉到张力增加（治疗师双手间出现快速抵抗），那么，可以按照第4章中概述的方法进行松动。

右侧颞肌和胸廓外侧的MMS（图6.17）

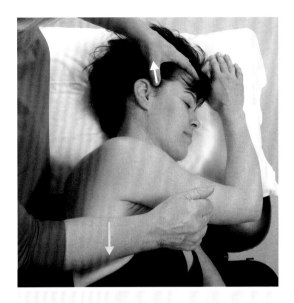

图6.17
右侧颞肌和胸廓外侧的MMS

除了治疗师固定住颞肌（前、中和后部）并对整块肌肉进行探查外，其他参考上述技术。

图6.18
腰椎旋转下的颞肌MMS

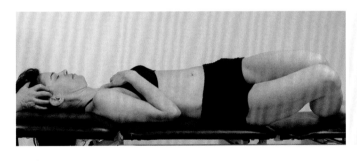

MMS技术：与螺旋线相关的颞下颌关节肌群

与体侧线一样，颞下颌关节肌群也与螺旋线相关（请参见第2章，了解螺旋线的图示和完整说明）。

腰椎旋转下的颞肌MMS（图6.18）

稳定手： 操作时，治疗师双手同时在两侧浅层咬肌或两侧颞肌处进行固定，双手轻轻向颅侧方向牵拉。

松动手： 患者仰卧位，双下肢屈曲，要求其双膝缓缓地向右倾斜，从而使腰椎向左旋转。如果螺旋线紧张，治疗师双手会感到张力增加，就像组织被拉向尾侧一样。患者可能感觉是治疗师对其浅层咬肌或颞肌增加了压力。治疗师双手保持向颅侧方向的拉力，直至感觉到筋膜线放松下来。然后，患者将膝部恢复到中立位，治疗师会感觉到双手稍向颅侧滑动。当患者继续主动地向右或向左旋转腰椎时，治疗师再次拉紧松弛的组织。这个过程一直持续到治疗师的两手不再感到有张力变化，通常需要操作5~6个来回。

其他颞下颌关节肌都可使用这项技术。

病例报告6.1 Lois的故事

Lois是一位40岁的大学英语教授，主诉双侧颞枕部慢性疼痛、左下颌部牙痛（37颗牙）。有颈部和肩胛疼痛病史，并且几个月前已经解决。现在头痛和牙痛妨碍了她的睡眠，尤其在早晨疼痛严重。最糟糕的是，她无法集中精神，总是感到恶心，无法维持直立姿势。疼痛始于两年前一次车祸中的颈部受伤后，随后不久又进行了牙科激光手术，这加剧了颈部、肩胛、头部和牙部的疼痛。牙部损伤影响了她的咬合，她右侧的上下牙齿无法咬合。一位牙科专家曾建议她通过拔牙以使咬合正常，但她没有接受。她接受了很多治疗方法来解决问题：肉毒毒素注射、针灸、干针、牙科矫形器、整骨治疗、利多卡因注射（由疼痛诊所的医生进行）。这些方法对她颈部和肩胛疼痛的缓解有帮助，但无法改善她的牙痛问题，并只能暂时缓解她的头痛。慢性疼痛通常是多因素引起的，本例也不例外。最初的物理治疗评估显示患者颈椎和颅椎关节的活动有问题，上半身肌肉失衡，包括颈部和肩胛稳定肌无力、硬脑膜活动性降低、颞下颌关节肌紧张。所有这些问题都采用适当的技术来处理但未获效果。直至采用颞下颌关节相关的筋膜技术，患者头痛症状才出现主观改善。同时，她的牙医证实其咬合已完全正常。颞下颌关节肌群（颞肌、深层咬肌、翼内肌、翼外肌、颊肌复合体）的筋膜治疗采用了与前深线相关的螺旋线和体侧线技术，还采用了枕部（参见第5章）和骶前筋膜（参见第10章）的MMS技术。此外，还放松了有问题牙部的筋膜。牙部筋膜的紧绷既与它的下颌附着部位有关，也与前深线有关。放松筋膜的方法帮助Lois解决了牙痛并减轻了头痛，使她能够集中精神，睡得更好并恢复工作。肌筋膜松动术和运动疗法（气功、普拉提、有氧运动）的结合是一个有效的方案，能够使患者功能改善。

请注意，为了保护患者的隐私，已更改其姓名。

颊肌－咽缩肌复合体及其筋膜（图6.19）

临床意义

颊肌是该肌肉复合体的组成部分，它从口周的口轮匝肌开始，向后连接到筋膜缝，可以在浅层咬肌前侧触及。然后，它继续向

咽缩肌　　颊肌　　口轮匝肌

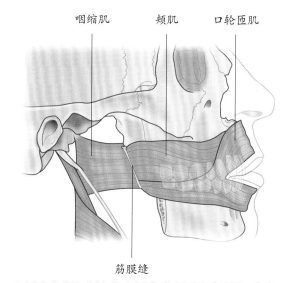

图6.19

颊肌－咽缩肌复合体

后与咽缩肌相连，咽缩肌附着在枕部和C₂椎体的前部。蝶骨的翼状板与这个复合体也有筋膜连接。颞下颌关节经常反复发生功能障碍，是因为这里的筋膜拉紧会使下颌骨回缩，导致颞下颌关节盘功能障碍和颞下颌关节肌筋膜疼痛。放松这个复合体通常有助于放松颞下颌关节其他经常紧绷的肌肉，如咬肌和翼状肌。

右侧颊肌和筋膜缝处的MMS（图6.20）

稳定手： 为了放松右侧颊肌–咽缩肌复合体及其筋膜，治疗师用右手拇指触摸患者右面颊外侧的筋膜缝，将其固定并轻轻地向枕骨方向牵拉，手掌的其余部分包裹患者的头部和枕骨。

松动手： 治疗师的左手"捏"住患者的右面颊，尽可能靠近筋膜缝，左手拇指

放在口中，示指放在面颊外侧。治疗师用左手向患者口唇的方向轻轻地拉动，治疗师利用星形理念寻找两手之间出现最大张力的方向（可能是在颅侧或尾侧向内侧方向牵拉）。治疗师双手持续牵拉直到感觉到复合体及其筋膜放松下来。也可以让患者采用呼吸的方法促进放松。

右侧颊肌和蝶骨处的MMS（图6.21）

稳定手： 治疗师的左手现在成了稳定手，在口腔中保持与上述技术同样的位置，治疗师轻轻地将组织拉向尾侧。

松动手： 治疗师改变右手的位置，放在双眼的外侧面（固定蝶骨的左右两侧），将患者蝶骨大翼包裹起来。治疗师轻轻地将蝶骨拉向颅侧，在双手之间寻找开始出现张力的位置。如果这条筋膜线紧张，治疗师稳定

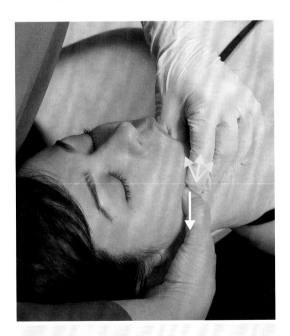

图6.20
右侧颊肌和筋膜缝处的MMS

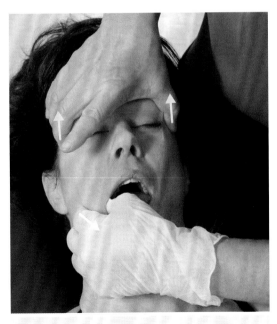

图6.21
右侧颊肌和蝶骨处的MMS

手会感觉到张力的增加，患者会感觉好像治疗师对其颊肌筋膜缝加大了压力。治疗师双手保持拉力直至感觉到手下放松。也可以让患者采用呼吸的方法来促进放松。

右侧颊肌和枕骨处的MMS（图6.22）

稳定手：同上述技术。

松动手：治疗师改变右手的位置去环绕枕骨，示指和中指集中在右侧枕髁上，并将这一枕骨区向内侧拉动，双手之间寻找早期出现的张力。也可以让患者采用呼吸的方法来促进放松。

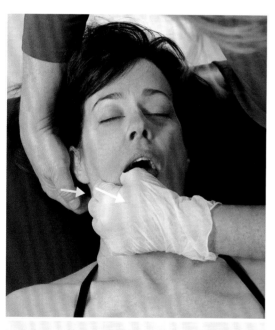

图6.22
右侧颊肌和枕骨处的MMS

添加筋膜部分

这三种放松颊肌－咽缩肌复合体的技术可以再加入筋膜技术中主动轻点下颌的动

作，也可以只增加双侧踝关节背伸/外翻或骨盆前倾并重复这个动作来进行前深线有关的评估和治疗。

颈前筋膜：舌骨上区和舌骨下区

这个区域的探查很重要，特别是对于主诉咽喉紧绷或颈部或颞下颌关节持续性疼痛的患者。

右侧舌骨上筋膜的MMS（图6.23）

稳定手：治疗师的左手钩住舌骨的右侧，轻轻地向左侧并稍向尾侧牵拉。

松动手：治疗师的右手探查右侧下颌骨下角的肌肉和筋膜，并向外侧和颅侧轻轻牵拉。如果这条筋膜线紧绷，治疗师稳定手会感觉到张力突然增加。治疗师双手一直保持牵拉直至感觉到组织放松。可以让患者采用呼吸的方法来促进放松。也可以只是增加双侧踝关节背伸/外翻或骨盆前倾来评估和操

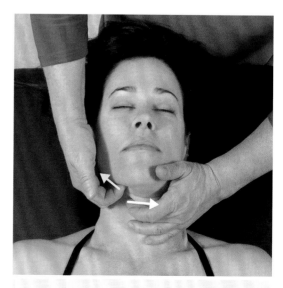

图6.23
右侧舌骨上筋膜的MMS

作与前深线相关的筋膜。当患者骨盆主动前倾和（或）双侧踝关节背伸/外翻时，治疗师再次拉紧松弛下来的组织。这个过程一直持续到治疗师双手不再感觉张力有变化为止，通常需要操作5~6个来回。

右侧舌骨上筋膜和锁骨的MMS（图6.24，图6.25）（SFL）

稳定手： 治疗师的右手探查右侧下颌骨下角的肌肉和筋膜，并向外侧和颅侧方向轻轻牵拉。

松动手： 治疗师的左手在整个锁骨和（或）盂肱关节区域A/P向－尾侧滑动，来探查肩部和肩带，位于尾侧的手轻轻加压，治疗师利用星形理念寻找双手间刚刚感觉到张力的方向。治疗师探查筋膜的前表线，可通过同侧或对侧锁骨和肩部区域来完成。如果这条筋膜线紧绷，治疗师固定舌骨上区的手会感觉到张力立即增加。治疗师双手一直保

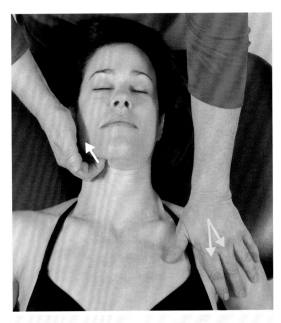

图6.25

右侧舌骨上筋膜和对侧锁骨的MMS

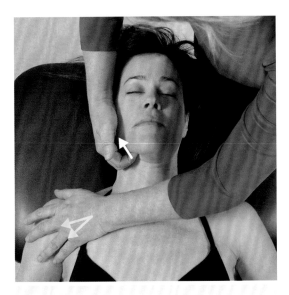

图6.24

右侧舌骨上筋膜和同侧锁骨的MMS

持牵拉直至感觉到组织放松下来。患者会感觉是治疗师对其下颌增加了压力。如果没有感觉到紧绷，则筋膜的前表线并不紧张。如果感觉到紧绷（治疗师的双手间感觉到快速的抵抗），那么可以按照第4章中概述的方法进行松动（治疗师在同侧或对侧肩部反复进行A/P向松动时，稳定手要一直在舌骨上区域固定，以防止其移动）。

心包和右侧舌骨上筋膜的MMS（DFL）

也可以用这种方式来探查胸骨柄、胸骨和心包区域（用于筋膜前深线）。增加双侧踝关节背伸/外翻或骨盆前倾也可以评估和操作有关前深线的筋膜。当患者主动做骨盆前倾和（或）双侧踝关节背伸/外翻时，治疗师再次拉紧松弛下来的组织。这个过程一直持续到治疗师双手不再感觉有张力的变化，

通常需要操作5~6个来回（技术未展示）。

右侧舌骨下筋膜和心包的MMS（图6.26）

稳定手： 为了放松与前表线或前深线相关的右侧舌骨下筋膜，治疗师的左手钩住舌骨的右侧，轻轻地向左侧并稍向颅侧方向牵拉。

松动手： 可参照上述舌骨上筋膜操作的两项技术。图6.26描绘了与心包筋膜相关的操作方法（用于前深线）。

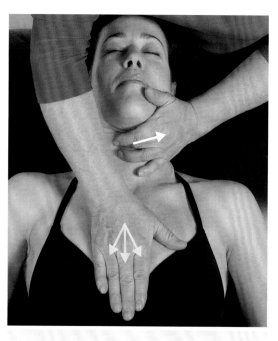

图6.26

右侧舌骨下筋膜和心包的MMS

MMS技术：头皮筋膜

对于那些患有紧张性头痛的患者来说，颅表筋膜的紧张是一个常见的原因。颅表筋膜与颅内筋膜相连，如果紧绷，会导致持续的颅部功能障碍（Paoletti，2006）。有

这样问题的患者通常的主诉是，如果拉扯头发（大把的头发而不是几根头发），头部疼痛会减轻。头发（如果有的话）可以作为一个有用的杠杆去移动和牵伸它下面的头皮筋膜。

头皮筋膜（头皮）的MMS："牵拉头发"（图6.27）

操作这项技术时，治疗师抓牢患者的头发（整体抓握）并轻轻地拉向上方。可以通过这种方式对不同部位的头皮和头皮筋膜进行牵拉。如果患者的头发很少甚至没有，治疗师可以使用蚓状抓握法向上方轻轻地牵拉头皮组织，从而达到对头皮筋膜进行操作的目的。

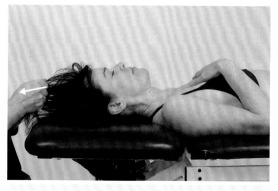

图6.27

头皮筋膜（头皮）的MMS："牵拉头发"

下面的一些动作可以添加到这个头皮牵拉技术里，以探查筋膜的前表线和（或）前深线。

在"牵拉头发"的同时加上骨盆前倾（图6.28）

当治疗师维持"牵拉头发"的姿势时，要求患者前倾骨盆，从而从下方增加前表

线或前深线的张力。如果这些筋膜线紧绷，治疗师两手会感觉到张力增加。患者会感觉好像是治疗师在使劲地牵拉其头发或头皮。治疗师维持双手向上方的牵拉，直至感觉到组织放松（通常在几秒钟内）。然后，患者将骨盆回到中立位；治疗师可能会感觉到双手稍微向上方滑动。当患者继续主动前倾骨盆时，治疗师再次拉紧松弛下来的组织。这个过程一直持续到治疗师双手不再感觉有张力变化发生，通常需要操作5~6个来回。

与螺旋线相关的头皮筋膜的 MMS（图 6.29）

（用额肌展示）

如图所示，治疗师保持"牵拉头发"或

额肌的力度。要求患者屈曲双膝并缓慢地向右倾倒，间接使腰椎向左旋转。如果螺旋线紧绷，治疗师一只手或两手会感觉到张力增加。治疗师双手维持拉向上方的拉力，直至感觉到组织放松下来，这个过程通常需要几秒钟。然后，患者将膝部恢复到中立位；治疗师可能会感觉到单手或双手稍微向上方滑动。当患者继续向右或向左主动旋转双腿时，治疗师再次拉紧松弛下来的组织。这个过程一直持续到治疗师双手不再感觉有张力变化发生，通常需要操作5~6个来回。

MMS 技术：舌及其筋膜（前深线）

Thomas Myers 的前深线解剖显示，舌是前深线最上端的组成部分（图 6.30）。对主诉咽喉和下颌部紧绷的患者，在临床上对其舌部进行操作治疗通常是有效的。

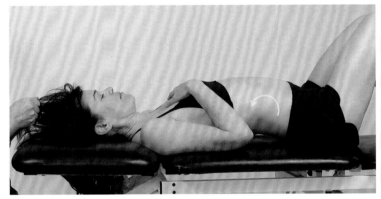

图 6.28

在"牵拉头发"的同时加上骨盆前倾

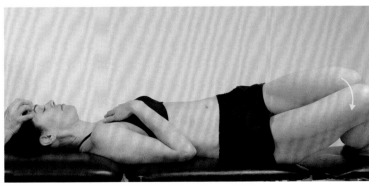

图 6.29

与螺旋线相关的头皮筋膜的 MMS（用额肌展示）

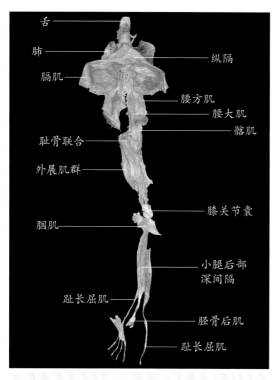

图6.30

包括舌部的前深线解剖。经Elsevier许可，引自
*Anatomy Train: Myofascial Meridians for Manual
and Movement Professionals*, 3rd edition.

舌和心包的MMS（前深线）（图6.31）

稳定手： 治疗师用纸抓住患者的舌，将
其轻轻地向前向上牵拉。也可以进一步探索
其他方向，如（轻轻地）将舌向上向右或向
左牵拉。

松动手： 治疗师向心包区域的后方和尾
向探查，寻找抓住舌的手感觉到张力刚刚出
现的角度。如果没有感觉到紧绷，说明与舌
相关的筋膜前深线不紧张。如果前深线紧
绷，治疗师会感觉到舌好像是被向后拉向咽
喉区域。患者会感觉这是治疗师在用力地拉
动舌头，而实际上治疗师只是在阻止舌的移

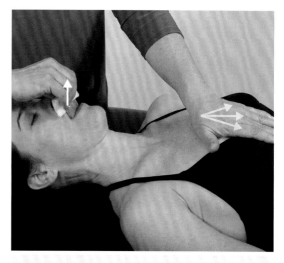

图6.31

舌和心包的MMS（前深线）

动。如果感觉到紧绷（治疗师两手之间感觉
到快速抵抗），那么可以按照第4章中概述的
方法进行松动。

舌和肩部（同侧或对侧）的MMS（前表线）
（图6.32）

稳定手： 同上述方法。

松动手： 治疗师靠近尾侧的手在锁骨外
段和（或）盂肱关节区域组织进行A/P向下
压，并向尾侧滑动，探查肩部和肩带区域。
靠近尾侧的手轻轻加压，寻找会突然出现的
张力线。这项技术可以用于同侧或对侧肩
部。如果探查同侧肩部，在增加向前和向颅
侧的舌牵拉时，再增加向对侧的舌牵拉（例
如，探查使用左肩部，则将舌拉向右侧，反
之亦然），就会更容易感受到舌的拉紧。

这项技术可用于探查下至耻骨联合的整
个筋膜前表线及前深线。现列举一病例报告
说明这一点。

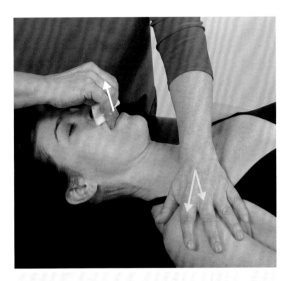

图6.32

舌和肩部（同侧或对侧）的MMS（前表线）

病例报告6.2　Rita与冰棒的故事

这名47岁的患者来接受治疗，主诉右侧颞下颌关节部疼痛，咀嚼硬面包有困难。无颞下颌关节外伤史，有长期的肠易激综合征病史，经药物治疗已得到控制。对她的病情进行初步评估和治疗，发现颈椎和颞下颌关节的关节与肌筋膜活动均受限。为了解决这两个区域的肌肉失衡，采用的手法治疗和康复训练效果良好。经过3次治疗后，最初的问题得到解决。但她发现舔冰棒时会反复发生颞下颌关节疼痛。再次评估颈椎和颞下颌关节的问题，但生物力学检查未见异常。考虑到舌与这一新的主诉症状有关，也对舌的运动和力量进行了评估。测试没有发现问题。然而，在进行上述评估过程中，我们发现肌筋膜前深线有相当大的张力，并发现舌和心包之间的紧绷状态，舌与腹部之间也是紧绷的。这些因素会反复引起她颅面部疼痛。我们用放松前深线的治疗方法解决了这个问题。从本病例报告中可以推测，该患者因肠易激综合征引起的多次炎症导致腹部筋膜紧绷，并通过肌筋膜的前深线增加了舌的张力。

总结

本章的技术重点是颞下颌关节肌、头皮和舌相关的肌筋膜连接。在头、面和颞下颌关节持续性疼痛时这些组织经常出现问题，可使用MMS技术进行探查。下一章重点介绍颅内硬脑膜和筋膜的相关MMS技术。

当治疗头痛或脊柱疼痛时，手法治疗师需要经过培训掌握直腿抬高试验和（或）Slump试验技术评估和治疗硬脑膜的活动性问题。然而，使用这种单一的治疗方法也许是不够的，还必须要考虑神经结构的连接。硬脑膜不是止于颅椎区域，而是延伸至颅骨。

颅部与盆底之间的连接：

- 关节连接：尾骨、骶骨、骨盆、腰椎、胸椎、颈椎和颅骨
- 肌筋膜连接：前深线（包括膈肌）、硬脑膜、大脑镰和小脑幕
- 神经连接：膈神经、迷走神经、硬脑膜、大脑镰和小脑幕

本章的重点是颅部与盆底之间的肌筋膜连接。在持续性头痛、脊柱疼痛、尾骨疼痛和盆底痛的病例中这些组织经常出现问题。

值得注意的是，普遍认为硬脑膜、大脑镰和小脑幕既是肌筋膜组织，也是神经组织（Diane Lee，个人交流）。在颅内，硬脑膜的大脑镰附着在筛骨的嵴上，通过额骨的眉间可以间接触碰到（这感觉像是额头上的一个小凹痕）。这个部位像钩子一样固定大脑镰。

小脑幕是位于大脑镰两侧的水平走行的筋膜，它包裹着小脑，在称为Sutherland支点的汇合处（图7.1）与颅内的大脑镰相连。向后外侧下方拉动耳朵，可以为操作者提供一个很好的操纵杆，通过这个杠杆可以拉紧小脑幕。

大脑镰和小脑幕与硬脑膜相连。硬脑膜向尾侧延伸为硬脊膜，最后止于尾骨的附着处。硬脊膜本身必须具有一定固有的弹性，以适应脊柱的运动。在脊柱完全弯曲时，椎管可延长9cm（Louis，1981），但脊神经结构的滑动是复杂的，至今还未完全了解。颈

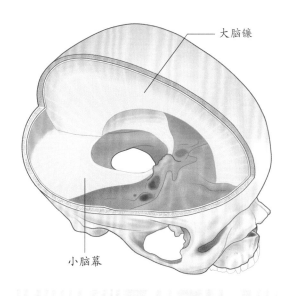

大脑镰

小脑幕

图7.1

大脑镰（一个从前到后的垂直结构，将大脑分为左右两个部分）和小脑幕（连接大脑镰和两块颞骨的水平筋膜）

部屈曲导致腰部神经组织向颅侧滑动（Breig & Troup，1979）。直腿抬高试验会导致腰骶椎间孔神经根向尾侧滑动（Goddard & Reid，1965；Breig & Troup，1979）。神经结构周围脊柱的运动是一系列复杂的神经组织"借出"和"借入"过程，会产生向脊柱节段中活动性最大的$C_{5\sim6}$和$L_{4\sim5}$硬脊膜神经聚集。（Shacklock，2005；Louis，1981；Adams & Logue，1971）。

硬脑膜中有许多部位的活动性天生就受到更多的限制。这些部位是枕部与C_1、C_2与C_3连结处，颈胸连结，胸椎中段（$T_{4\sim6}$），胸腰连结，腰骶连结，S_2与S_3及尾骨连结处。在这些区域反复发生疼痛的情况并不少见。值得注意的是，许多节段筋膜结构在不同节段附着于硬脊膜上（位于胸或腰椎段的

膈肌、在颈胸水平的胸廓入口及盆腔隔膜）。

后硬脊膜比前硬脊膜更接近棘突，在处于Slump试验俯卧位伴伸腿体位时后硬脊膜通常被拉长（图7.2）。前硬脊膜离前纵韧带较近，随着筋膜的前深线一起被拉紧。因此，腰部、膝关节和髋部伸展都是可以拉紧前硬脊膜的动作。

硬脑膜活动性下降的症状和体征包括：

- 支配硬脑膜神经（三叉神经和迷走神经，C_1、C_2和C_3神经）引起的头痛和眶后疼痛
- 经三叉神经及三叉神经节支配的颞下颌关节肌群会导致面部疼痛和张力异常。三叉神经和三叉神经节由硬脑膜包裹，且易受硬脑膜压力的伤害（Liem，2005）
- 颅骨、骶骨和尾骨活动受限（Liem，2005）
- 神经动力学问题：如Slump试验或上肢神经张力测试技术
- 在系统整合模式方法中，如果未进行矫正就使患者感觉明显好转，那么，问题通常不是出在骨骼上，而是出在硬脑膜和（或）神经系统上

硬脑膜也有可能会受到颅骶系统功能障碍的影响，因为这些功能障碍会影响大脑镰和（或）小脑幕的张力。此外，硬脑膜也可能受到颈椎、锁骨、胸椎和（或）骶骨功能障碍的影响，因此应考虑到全身多系统整合模型。

本章将介绍如何应用肌筋膜松动技术恢复下列部位的活动性：

- 后硬脊膜
- 前硬脊膜
- 尾椎骨
- 骶前筋膜

此外，还介绍以下MMS平衡技术：

- 大脑镰与小脑幕的平衡

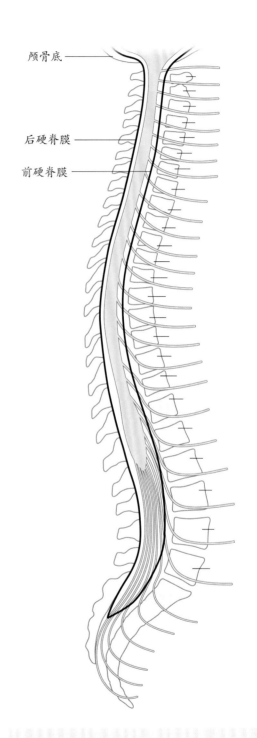

图7.2

后硬脊膜和前硬脊膜

- 平衡枕骨与骶骨

  这些技术的适应证包括以下几个方面：

- 头部创伤（脑震荡后）
- 累及硬脑膜的创伤或外科手术（如硬膜外麻醉后）
- 臀部或尾骨着地的摔伤
- 尽管使用了滑动或松动技术，但在Slump试验和（或）上肢神经张力测试体位中反复出现紧绷

请注意，颅骶系统的治疗也可能是完全缓解患者头痛必不可少的骨科治疗方法。尽管我最初对其治疗效果持怀疑态度，但我发现这种方法治疗头痛极其有用。尽管下面介绍的平衡技术是以一些颅骶技术为基础，但这种方法不在本书的范围之内。

使用MMS的治疗理念

在本章中，我们主要使用MMS治疗的第1条理念（参见第4章中"MMS的治疗理念"部分）。然而，当硬脑膜活动性受损时，治疗师不会选择反复发生的关节功能障碍或肌筋膜触发点，而是在有受限倾向的硬脑膜区域上加以固定。如果在治疗师双手之间发现张力，根据组织的反应方式，可以采用以下方法

- 采用振荡方法操作（Ⅲ−级、Ⅲ级、Ⅲ+级）
- 持续加压的方法操作

请参阅第4章有关MMS的治疗理念的详细介绍。

MMS技术：后硬脊膜

以下技术可用于评估和治疗后硬脊膜的活动性。敏锐的读者可能会注意到，这些技术也是能够缓解环绕竖脊肌的筋膜后表线（SBL）张力的方法。其区别在于技术操作的深度和治疗师的目的——后硬脊膜的深度要超过背部筋膜SBL。

后硬脊膜MMS：与$S_{2\sim3}$相关的胸腰连结（图7.3，图7.4）

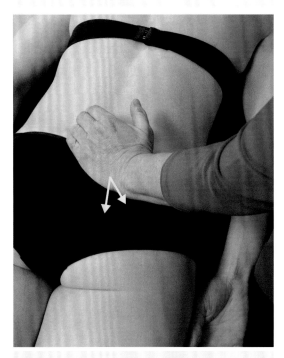

图 7.3

后硬脊膜松动术：$S_{2\sim3}$ P/A向施力手的位置

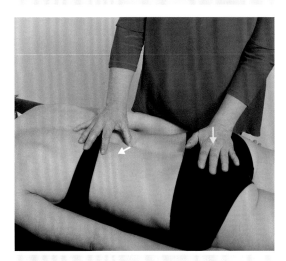

图 7.4

后硬脊膜松动术：$S_{2\sim3}$ P/A向施力＋胸腰连结固定

稳定手：患者俯卧位。治疗师对棘突右侧 P/A 向 – 颅侧方向施力，从而固定脊柱胸腰连结（T_{11} ~ L_1）。棘突的下端提供了一个完美的"钩"，治疗师可以用其来稳定这个节段。

松动手：然后，治疗师对 $S_{2~3}$ 的右侧区域 P/A 向加压。

如果后硬脊膜在这个位置紧张，治疗师在对 $S_{2~3}$ P/A 向轻度加压的同时（图 7.4），固定在 T_{11}、T_{12} 和 L_1 棘突右侧的拇指会感觉到压力突然增加。患者会感觉好像是治疗师用力推动 T_{11}，而实际上，治疗师只是在阻止 T_{11} 向尾侧方向移动。治疗师可以在 $S_{2~3}$ 处应用振荡技术（从Ⅳ – 级到Ⅳ级，再到Ⅳ + 级），直到不再感觉 T_{11} 有张力的进一步增加。如果在 T_{12} 和 L_1 节段发现紧绷，同理在这些节段反复操作。

后硬脊膜 MMS：与 $S_{2~3}$ 相关的脊柱中胸段（图 7.5）

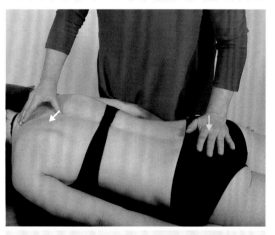

图 7.5

后硬脊膜松动术：$S_{2~3}$ P/A 向施力 + 中胸段固定

稳定手：治疗师固定中胸段区域（$T_{4~6}$）对棘突的右侧向前上方施力。棘突的下端提供了一个"钩"，治疗师可以用其来稳定这个节段。

松动手：然后，治疗师参照先前的技术，对 $S_{2~3}$ 的右侧区域 P/A 向施加压力。如果后硬脊膜在该节段紧张，在对 $S_{2~3}$ 区域轻轻加压的同时，治疗师固定在 T_4、T_5 和 T_6 棘突右侧的拇指会感觉到压力突然增加。松动这条筋膜线的方法与上述技术相同。

如果在 T_5 和 T_6 节段也发现紧绷，可以在这些节段重复此操作。

后硬脊膜 MMS：与 $S_{2~3}$ 相关的 C_2（图 7.6）

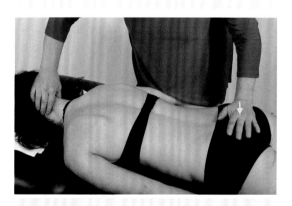

图 7.6

后硬脊膜松动术：$S_{2~3}$ P/A 向施力 + C_2 固定

稳定手：治疗师固定 C_2 对其右侧横突 P/A 后向单侧施力。

松动手：治疗师参照上面的方法对 $S_{2~3}$ 右侧区域 P/A 向施加压力。如果后硬脊膜在这个节段紧张，治疗师对骶骨 $S_{2~3}$ 右侧区域轻轻加压的同时。固定在 C_2 右侧横突的拇指会感觉到瞬间产生的压力。患者会感觉这好像是治疗师在更加用力地推动 C_2，而实际上，治疗师只是在阻止 C_2 相对于 C_3 向右旋转。松动这条筋膜线的方法参照上述类似技术。

后硬脊膜MMS：与$S_{2\sim3}$相关的枕屈曲（图7.7）

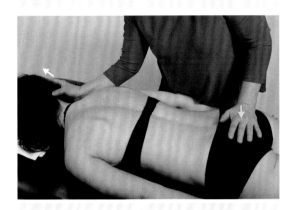

图7.7

后硬脊膜松动术：$S_{2\sim3}$ P/A向施力＋枕屈曲

稳定手：治疗师固定枕部右侧并对同侧枕部往颅侧方向P/A向施力。使用这种技术可以探查枕部约$2cm^2$的区域。

松动手：治疗师参照先前的技术，对骶骨$S_{2\sim3}$右侧区域P/A向施加压力。如果后硬脊膜在此紧张，治疗师对骶骨$S_{2\sim3}$右侧区域轻轻加压时，固定枕部的拇指会感觉到压力立即增加。患者会感觉这好像是治疗师在用力推动枕部，而实际上，治疗师只是在阻止枕部向尾侧方向移动。松动这条筋膜线的方法参照上述技术。

该技术也可用于腰骶连结的探查，后硬脊膜常在这一区域发生紧张。下面的例子展示了如何改进该技术后，用于特定的连结处。这项技术也可用于中胸段、C_2和枕部。

后硬脊膜MMS：与$L_5\sim S_1$相关的胸腰连结（图7.8）

稳定手：参照与$S_{2\sim3}$相关的后硬脊膜技术，治疗师固定胸腰连结（$T_{11}\sim L_1$）。

松动手：治疗师用前臂对骶骨中心由

P/A向－尾侧方向施力，寻找两手之间刚刚出现张力的角度。如果后硬脊膜在这个节段紧张，在治疗师对$L_5\sim S_1$向尾侧方向P/A向轻轻加压。治疗师固定T_{11}［和／（或）T_{12}、L_1］棘突右侧的拇指会感觉到压力增加。患者会感觉好像是治疗师在用力推动T_{11}，而实际上，治疗师只是在阻止T_{11}向尾侧移动。治疗师可以在$L_5\sim S_1$处应用振荡技术（从Ⅳ－级到Ⅳ级，再到Ⅳ＋级），直到在T_{11}处不再有紧绷感。如果发现T_{12}和L_1节段紧绷，可以在这些节段重复此操作。

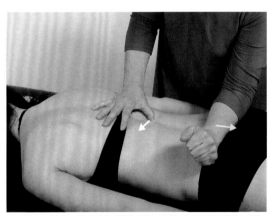

图7.8

后硬脊膜松动术：骶骨P/A向－尾向施力＋胸腰连结固定

MMS技术：前硬脊膜

以下技术可用于评估和治疗前硬脊膜的活动性。可以认为前硬脊膜是筋膜前深线（DFL）的一部分，俯卧位屈膝，增加踝关节背伸／外翻都可以拉紧DFL（使DFL下端的胫骨后肌拉紧）。

稳定手：治疗师固定胸腰连结（$T_{11}\sim L_1$），对棘突右侧P/A向施压并向颅侧施力。棘突的下方提供了一个"钩"，治疗师可用其来稳定这个节段。

前硬脊膜MMS：同侧膝关节屈曲+/−踝关节背伸／外翻下的胸腰连结操作（图7.9）

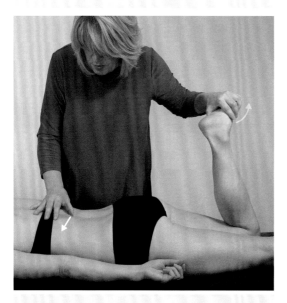

图7.9

前硬脊膜松动术：踝关节背伸／外翻＋屈膝＋胸腰连结固定

松动手： 治疗师对右侧（同侧）膝关节进行被动屈曲，稳定手寻找突然增加的张力。如果前硬脊膜在这个节段紧张，在膝关节屈曲达到90°之前，治疗师固定在 T_{11}［和（或）T_{12}，L_1］棘突右侧的拇指会感觉到压力突然的增加。患者会感觉这好像是治疗师用力推动 T_{11}，而实际上，治疗师只是在阻止 T_{11} 向尾侧移动。治疗师可以用振荡技术反复进行膝关节被动屈曲运动（从 Ⅳ − 级到 Ⅳ 级，再到 Ⅳ + 级），直到 T_{11} 处的紧绷感不再进一步增加。如果在 T_{12} 和 L_1 节段也存在紧绷，可以在这些节段重复此操作。

技术进阶： 如果膝关节屈曲达到90°而胸腰（Th/L）节段的张力没有相应增加，治疗师就可以在膝关节屈曲90°时增

加同侧踝关节被动背伸／外翻运动来进阶技术。根据上述技术，原则是相同的，固定手感知张力增加，并以相似的方法进行治疗。

前硬脊膜MMS：同侧膝关节屈曲+/−踝关节背伸／外翻下脊柱中胸段的操作（图7.10）

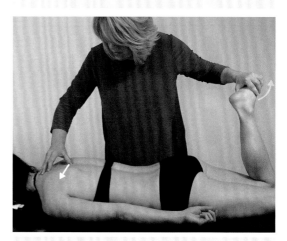

图7.10

前硬脊膜松动术：踝关节背伸／外翻＋屈膝＋中胸段固定

稳定手： 参照与 $S_{2~3}$ 相关的后硬脊膜松动方法，治疗师对棘突右侧 P/A 向并向颅侧施力固定脊柱中胸段（$T_{4~6}$）。

松动手： 治疗师参照上述方法进行右侧（同侧）膝关节的被动屈曲运动。应用与上述方法相似的原则松动该筋膜线。如果在 T_5 和 T_6 节段也发现紧绷，可以在这些节段重复此操作。

技术进阶： 参照上述技术，治疗师可以在膝关节屈曲90°时增加同侧踝关节被动背伸／外翻来进阶技术。以相同的方法进行治疗。

前硬脊膜MMS：同侧膝关节屈曲+/-踝关节背伸/外翻下C$_2$颈椎操作（图7.11）

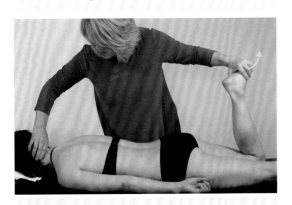

图7.11

前硬脊膜松动术：踝关节背伸/外翻＋屈膝+C$_2$固定

稳定手： 参照与S$_{2\sim3}$相关的后硬脊膜技术，治疗师对C$_2$右侧横突P/A向施压固定C$_2$。

松动手： 治疗师被动屈曲右侧（同侧）膝关节，稳定手寻找突然增加的张力。如果前硬脊膜在这个节段紧张，在膝关节屈曲达到90°之前，治疗师固定在C$_2$右侧横突的拇指就会感觉到压力突然增加。患者会感觉好像是治疗师在用力推动C$_2$，实际上治疗师只是阻止C$_2$相对于C$_3$向右旋转。治疗师采用振荡技术反复进行膝关节被动屈曲运动（从IV–级到IV级，再到IV＋级），直到在C$_2$处不再感觉到张力的进一步增加。

技术进阶： 参照上述技术，治疗师可以在膝关节屈曲90°时增加同侧踝关节被动背伸/外翻来进阶这项技术。以相同的方法进行治疗。

前硬脊膜MMS：同侧膝关节屈曲+/-踝关节背伸/外翻下枕部的操作（图7.12）

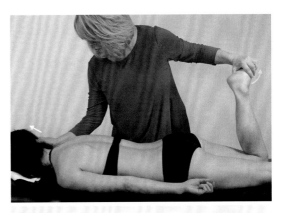

图7.12

前硬脊膜松动术：踝关节背伸/外翻＋屈膝＋枕部固定

稳定手： 治疗师对枕部右侧P/A向并向颅侧施力，固定同侧枕部。使用此技术在枕部可以探查2cm^{2}左右的区域。

松动手： 治疗师被动屈曲右侧（同侧）膝关节，稳定手寻找突然增加的张力。如果前硬脊膜在这个节段紧张，在膝关节屈曲达到90°之前，治疗师固定右侧枕部的拇指就会感觉到压力突然增加。患者会感觉好像是治疗师在用力地推动枕部，而实际上，只是治疗师在阻止枕部向尾侧移动。应用与上述相似的原则松动该筋膜线。

技术进阶： 参照上述技术，治疗师可以在膝关节屈曲90°时增加同侧踝关节被动背伸和（或）外翻来进行这项技术。以相似的方法进行治疗。

MMS技术：尾骨

下列技术对尾骨痛及硬脊膜活动性障碍的病例可能会有所帮助。

稳定手： 患者左侧卧位。治疗师用右手中指轻轻地固定在尾骨右侧的前部，对尾骨右侧A/P向加压。

松动手： 治疗师使用左手的豌豆骨在S$_1$

尾骨右侧A/P向施力＋骶骨底右侧P/A向施力的MMS（图7.13，图7.14）

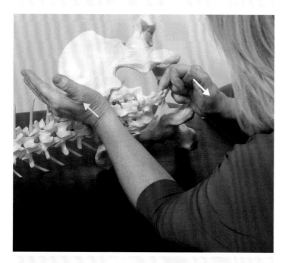

图7.13

尾骨右侧A/P向施力＋骶骨底右侧P/A向施力的MMS（骨架）

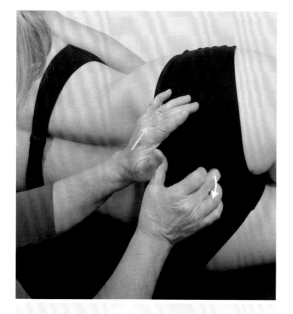

图7.14

尾骨右侧A/P向施力＋骶骨底右侧P/A向施力的MMS

右侧P/A加压，在两手之间寻找即刻出现的张力。如果硬脊膜在这个节段紧张，此时对S$_1$右侧P/A向持续加压，治疗师在尾骨稳定的中指会感觉到即刻的紧张。患者会感觉好像是治疗师在用力拉动尾骨，而实际上，治疗师只是阻止尾骨向前移动。治疗师可以在骶骨底部右侧使用振荡的技术（Ⅳ−级到Ⅳ

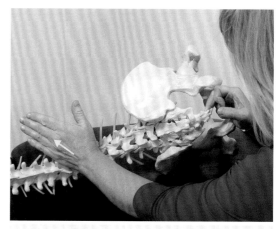

图7.15

尾骨右侧A/P向施力＋胸腰连结部P/A向施力的MMS（骨架）

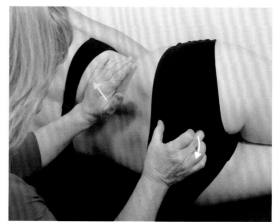

图7.16

尾骨右侧A/P向施力＋胸腰连结部P/A向施力的MMS

级，再到Ⅳ+级），直到稳定手的中指不再感觉到有张力增加。对于不愿暴露该部位的患者，在该区域采用非振荡或顺从技术可能更适合。

技术进阶： 稳定手仍然不变。松动手可以探查硬脊膜可能紧张的其他区域，如胸腰连结（图7.15，图7.16）、中胸段、C_2和枕部。

以上技术也可以用于尾骨的左侧，患者右侧卧位下操作。此外，尾骨A/P向的操作也可以采用侧卧位在中央进行。

大脑镰与小脑幕的平衡

以下技术有助于平衡颅内的硬脑膜。这是从头到足整合整个硬脑膜的方法。要实现身体任何部位肌筋膜治疗的目标，这些技术都非常有用，特别是对那些易患头痛和（或）神经系统活动性过高的患者。

平衡大脑镰

治疗师双手抓握在枕部和前额的两个基本位置上，将颅内的硬脑膜和大脑镰连接起来。手的抓握是这些技术的稳定部分。可以使用下文中的一种抓握法或两种同时使用。

· 抓握1：枕部和筛骨（图7.17）

治疗师将靠近上端手的中指放于眉间，摸到额骨上的凹痕，示指和环指在额骨两侧与中指平行。治疗师将靠近下端的手成杯状托住患者枕部。双手轻轻地向上端方向牵拉。

· 抓握2：枕部和额-鼻（交替握持）（图7.18）。

治疗师的示指和中指放在患者额骨的两侧，靠近鼻腔（额-鼻连接处）。治疗师靠近下端的手成杯状托住患者枕部。双手轻轻地向上方牵拉。

治疗师双手在患者头部的位置保持不变，患者增加下列运动。

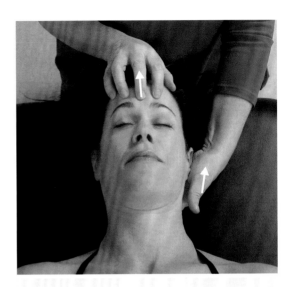

图7.17

大脑镰平衡（抓握1）：枕部和筛骨

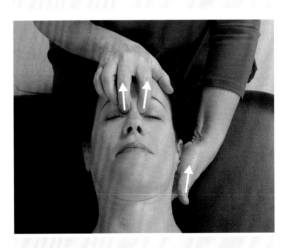

图7.18

大脑镰平衡（抓握2）：枕部和额-鼻

A.增加踝关节背伸和跖屈（图7.19，图7.20）

患者踝关节主动背伸和跖屈的同时，治疗师双手保持向上方的牵拉。如果大脑镰紧张，踝关节跖屈时，治疗师会感觉到双手下的组织想要随着踝跖屈向下方移动。治疗师

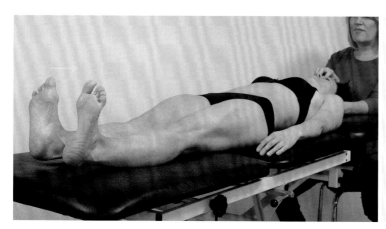

图 7.19

大脑镰 + 踝关节背伸

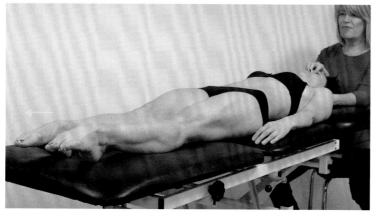

图 7.20

大脑镰 + 踝关节跖屈

双手保持向上方的牵拉，直到感觉到组织放松下来。然后，患者回到踝关节背伸位，治疗师会感觉到双手可能稍向上方滑动。患者继续进行踝关节主动背伸和跖屈，治疗师向上方拉动已经松弛的组织，重复进行踝关节背伸和跖屈运动，直到治疗师双手不再感到张力变化，这通常需要 5~6 个来回。

B. 增加眼球运动

眼部肌肉与大脑镰和小脑幕具有紧密的筋膜连接。因此，当患者主诉眼睛运动和阅读引起疼痛时，可松动颅内筋膜进行治疗。

参照技术 A，在头部保持同样的抓握，要求患者向不同方向运动眼球。对于大脑镰而言，眼球上下方向运动的受限最常见。

采用眼球向上运动的大脑镰平衡技术（图 7.21）

治疗师同上保持头部的抓握时，患者眼睛向上方头顶运动。这个动作通常可以放松大脑镰，让治疗师的双手能够进一步向上方滑动组织。

在治疗师如前保持头部的抓握时，患者眼睛向下朝足端方向运动。这个动作通常会增加大脑镰的张力。治疗师会感觉到这种张力有一种将他们放在颅骨上的双手向下方移动的趋势。患者会感觉到这种张力好像是治疗师向上用力牵拉。而治疗师只

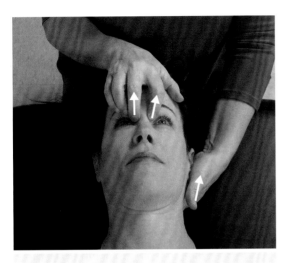

图7.21

眼球向上运动

是向上方维持大脑镰一开始的张力，直到组织松弛下来。患者重复眼球的上下运动，直到治疗师不再感觉到张力随眼球运动而增加。

采用眼球向下运动的大脑镰平衡技术（图7.22）

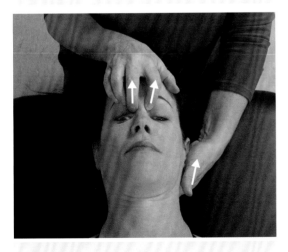

图7.22

眼球向下运动

采用踝关节和眼球同时运动（足和眼球向上运动、足和眼球向下运动）的大脑镰平衡技术

这项技术是上述技术的进阶。如果单独的踝关节背伸和跖屈或眼球的上下运动不再增加颅部的张力，治疗师可以接着做下面的复合技术。

治疗师同上保持头部的抓握，患者将眼球向上运动并主动背伸踝关节，这种动作通常会使大脑镰松弛，允许治疗师能够向上进一步滑动这些组织。然后，要求患者将眼球向下运动并跖屈踝关节，这个动作通常会增加大脑镰的张力。治疗师会感觉到维持在患者头部的双手有向下方移动的趋势。患者会感觉到这种张力的增加好像是治疗师在往上方用力牵拉的结果，治疗师只是维持往下方大脑镰的原始张力，直到组织松弛下来。眼球向上运动同时踝关节背伸、眼睛向下运动同时踝关节跖屈两组运动重复进行，直到这种复合运动不再引起张力的变化。

可通过增加踝关节的背伸／外翻及促进膈肌运动的呼吸松动大脑镰及相关筋膜DFL。

在治疗师保持头部抓握时，患者进行两侧踝关节背伸和外翻的联合运动，增加了筋膜DFL的张力。如果DFL紧绷，这个动作会增加大脑镰的张力。治疗师会感觉到这种张力，维持在患者头部的双手有向尾侧方向（下）移动的趋势。患者会感觉到这种张力像是治疗师在往颅侧方向（上）用力牵拉。实际上，治疗师只是维持向上方大脑镰一开始的张力，直到组织松弛下来。重复两侧踝关节背伸和外翻的运动，直到治疗师感觉眼球运动不再会有张力增加。

技术进阶：在患者踝关节主动背伸和外

DFL 紧绷的大脑镰平衡技术：踝关节背伸／外翻＋深吸气（图7.23）

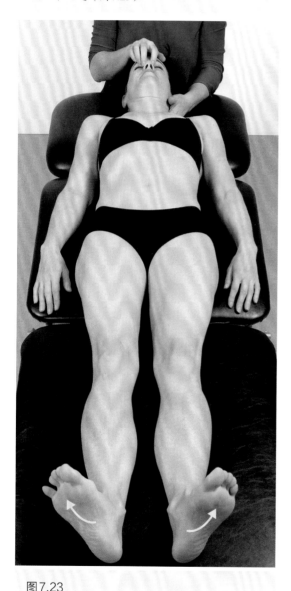

图7.23

DFL 绷紧的大脑镰平衡技术：踝关节背伸／外翻＋深吸气

平衡颅内小脑幕

小脑幕"耳牵引"技术（图7.24）

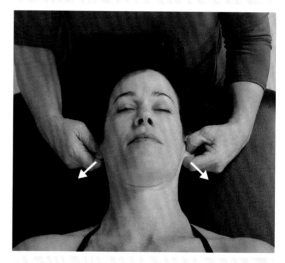

图7.24

小脑幕"耳牵引"技术

在颅骶治疗方法中，"耳牵引"技术是常用的方法。该方法可提高颞骨和小脑幕的活动性，小脑幕是大脑镰两侧水平走行的筋膜，它包裹小脑并附着在颅内的大脑镰上（Magoun，1976）。大脑镰与硬脑膜相连，且可能会受小脑幕张力的影响。

该技术的操作如下：患者仰卧位，治疗师的拇指在外耳道内，要注意不要堵塞外耳道。治疗师的其余四指轻柔地抓住耳的后面，尽可能靠近颅骨，然后，与矢状面呈45°角同时向3个方向（后、下、外侧）轻轻牵拉，直到双手之间的组织放松。如果颞骨周围的骨缝活动没有受限，治疗师两手之间就有一种膜性终末感觉，这种膜性感觉是正常的结果。

眼肌和视神经周围的筋膜与颅内筋膜密切相关，因此，该区域筋膜活动受限可

翻的同时，要求其深呼吸。深呼吸会激活膈肌，膈肌也是DFL的重要组成部分。

能导致眼球活动障碍。这在临床上可以解释阅读困难和头痛的原因。在"耳牵引"技术中加入眼球运动是一种松动颅内筋膜结合点的方法。

增加眼球运动（图7.25~7.27）

在患者眼球主动向右运动时，治疗师对耳保持拉力，正常情况下，治疗师应该不会因为眼球的运动而感到小脑幕的张力增加。如果小脑幕紧绷，患者眼球向右运动时，治疗师牵拉左耳的手会感觉到张力增加，就好像左耳组织在向颅内拉动一样，实际上，治疗师只是简单地维持对耳的牵拉，但患者会感觉好像是治疗师在用力地拉动左耳。治疗师双手的力一直维持到组织放松为止。然后，患者将眼球返回中间位。这个动作通常需要重复2~3次，直到患者的眼球向右运动时，治疗师的双手之间不再感觉到张力变化。

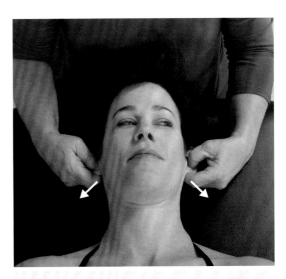

图7.26

维持"耳牵引"时眼球向左运动

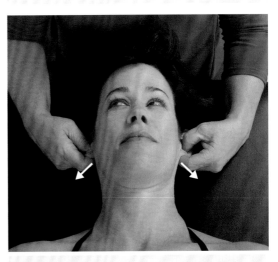

图7.27

维持"耳牵引"时眼球沿对角线右上运动

还可以增加其他的方向，如眼球向左运动。如果右侧小脑幕紧张，治疗师会感到右耳的张力增加。一般来说，眼球上下运动对小脑幕影响不大。但向对角线运动时通常会增加拉力，其操作方式与上述相似。对角线方向的探查方法如下：

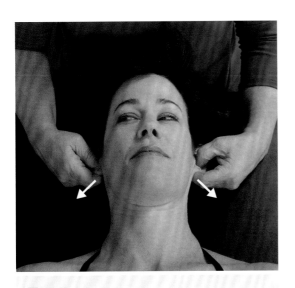

图7.25

维持"耳牵引"时眼球向右运动

·向右上方运动

·向右下方运动

·向左上方运动

·向左下方运动

　　小脑幕也可能受到拉紧筋膜 DFL 运动（踝关节背伸／外翻＋深呼吸）的影响。治疗师维持对耳牵引的同时，患者做双侧踝关节背伸和外翻的联合动作，拉紧筋膜 DFL。如果颅内的 DFL 拉紧，这个动作会增加小脑幕的张力。治疗师会感觉到这种张力使在颞骨上的单手或双手向头部中心位移动的趋势。患者会感觉到该张力是治疗师在用力牵拉其耳。治疗师维持向后下外侧方的初始牵拉位，直到感觉到组织放松下来。重复双侧踝关节背伸和外翻的联合运动，直到治疗师不再感觉到有张力增加。

平衡枕部与骶骨

　　假设颅骶构造是在相应的张力膜系统基础上逐渐移动其位置的，在颅生理性屈曲阶段，骶骨会发生反章动（类似仰头），即骶骨的最高点向前移动，骶骨底部向后倾斜。相反，在颅伸展阶段，骶骨会发生章动（类似点头）（图7.29）。

　　根据颅骶运动方式，这种节奏分明的运动发生频率为每分钟8~14次，训练有素的治疗师可以很容易地摸到该运动。有一种常见的功能障碍是在枕部进行生理性屈曲和伸展时，骶骨停滞不动，即在颅颈屈伸时，骶骨并未表现出生理性的轻缓上下摆动，这种停滞不动可能是发生在跌倒时臀部受伤或头部受到撞击之后。另一种功能障碍是枕部和骶骨不能同步运动，即当枕部运动至颅屈曲时，骶骨章动，反之亦然。下面的技术可以解决这两个问题。

DFL 绷紧：维持"耳牵引"时踝关节背伸／外翻＋深吸气（图7.28）

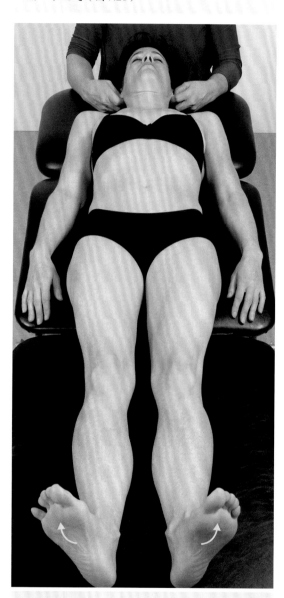

图7.28

DFL 绷紧：维持"耳牵引"时踝关节背伸／外翻＋深吸气

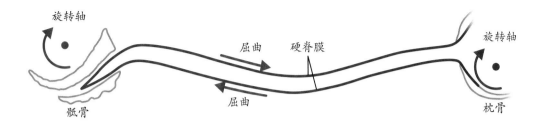

图7.29

颅骶运动机制：在颅骶屈曲运动阶段，枕部运动至颅屈曲时骶骨应发生反章动（与颅椎伸展运动的生物力学相似，但运动轴不同）

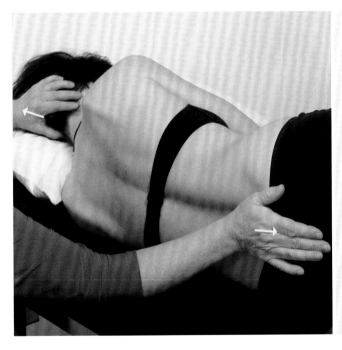

图7.30

枕－骶平衡

枕－骶平衡（图7.30）

患者侧卧位，治疗师朝向患者背部。这是一种中间部位技术，所以哪一种侧卧位都可以使用。

治疗师一手环绕枕骨，手掌的掌心或手指尽可能握住枕骨底部，另一只手握住骶骨，手掌掌心尽可能靠近骶骨底部（S₁）。

随着治疗师双手沉入组织中，在操作时感受肌筋膜组织的放松。进行轻柔但有力的松动，直到感觉到双手之间有了关联。最好是使用持续的加压完成这项技术。顺从方法的思路是逐步松动筋膜组织，即在张力线中建立第一个抗阻，然后观察在张力下身体想要做什么。治疗师可能会感觉到双手间的张力增加，同时身体在多个方向上增加了微调。这种感觉类似于扭转的皮筋试图松开。治疗师跟随这种放松趋势，阻止骶骨和（或）枕部的组织回到它们原来位置。通常在1分钟内，张力会逐渐增强，然后突然放松。这种放松伴随着类似流体的感觉，通常属于放松性脉冲。

骶前筋膜的 MMS

在第10章的骨盆底 MMS 技术中将对这项技术进行演示。

总结

本章的技术重点是颅部与盆底之间的肌筋膜连接，主要是后硬脊膜、前硬脊膜和小脑幕。在持续性头痛、脊柱疼痛和盆底疼痛中，这些组织经常出现问题。治疗后，这些技术对"平静"神经系统也很有价值。它们对那些倾向于疼痛或头痛治疗后的患者尤为有益。下一章将着重介绍胸椎的治疗技术。

第8章 | 胸椎

在进行胸椎治疗时，经过培训的手法治疗师需评估和治疗胸椎关节突关节、肋椎横突关节、肋椎关节、胸肋软骨关节和肋软骨关节。如果患者存在肌肉失衡情况还要评估肩胛骨和躯干肌群，如今已经有多种技术既可以降低高张力肌的张力，又可以训练和强化无力肌肉。然而，治疗师却很少重视对胸椎生物力学有重要影响的肌筋膜组织的评估和治疗，而它在胸椎发挥最佳功能中起着重要作用。这些肌筋膜组织包括以下部分：

- 膈肌
- 肋间肌
- 连接胸椎与肩胛骨的肌肉（前锯肌、后锯肌）
- 连接胸椎与骨盆的肌肉（腰方肌、腹肌、竖脊肌）。

这些肌肉是 Thomas Myers 在《解剖列车》一书中所描述的肌筋膜经线的构成部分。尽管使用了降低张力和促进肌肉平衡的技术，如果这些肌肉仍然持续紧张，就应该考虑与受累肌肉相关的肌筋膜经线的问题。

本章 MMS 技术的适应证

1. 尽管采用了以下治疗方法，仍反复出现胸痛发作。
   - 胸椎的松动和（或）推拿；
   - 胸椎稳定性训练；
   - 用手法或干针技术放松胸部肌肉的触发点。
2. 胸前区的紧绷（胸骨、膈肌、腹肌）。

膈肌

膈肌除了在呼吸中起主要作用，还有许多身体健康相关的其他功能。它对脊柱的稳定性很重要，在维持骨盆底和口腔底的最佳功能上也发挥着重要作用。由于主动脉、下腔静脉和食管都穿过膈肌（Cliftton – Smith & Rowley，2011），所以它对于保持相关器官、血管和淋巴系统的正常功能也至关重要。如果膈肌功能正常，则两肺呼吸均匀分布，身体前后之间得以平衡（Holly Herman，个人交流）。

现代社会的人们普遍存在膈肌缺乏张力的问题，从而导致其功能低下。一个人还是孩子时，他会自由奔跑、跳跃、叫喊和歌唱，这些活动可以保持膈肌健康并以一个最佳状态发挥作用。随着个人逐渐步入老年，会趋向于久坐的生活方式，对膈肌的运动需求减少，膈肌会逐渐失去张力。膈肌本应顺畅地垂直移动 5~6 英寸（12.7 ~ 15.2 cm），在老年状态却只移动 1~3 英寸（2.5 ~ 7.6 cm）。

不正确的呼吸方式会造成各种各样的生理问题（缺氧、呼吸性碱中毒、"呼吸焦虑"、头痛、全身乏力等）。不良的呼吸模式也具有生物力学影响，包括胸椎运动受限、头前伸姿势、肩部功能和肩胛骨动力学改变、竖脊肌和辅助呼吸肌（胸锁乳突肌、斜角肌、斜方肌上束）的张力增加以及盆底肌的力量下降，从而可能导致腰椎不稳定（Cliftton-Smith & Rowley，2011）。

尽管膈肌的功能很复杂，但说到底，它只是一块肌肉，就像身体里的其他肌肉一样，它需要保养才能发挥最佳功能。在瑜伽练习中呼吸很重要，促使膈肌保持适当的张力，可以增加肺活量，进而延长人的寿命。

膈肌缺乏活动能力不仅会影响血管和消化系统功能，还会影响胸椎关节。持续性胸痛可能是由于筋膜前深线（DFL）出现粘连，导致胸廓后方与膈肌前方之间的组织没有足够的活动。与心包组织之间也会发生类似的问题，因为心包附着在T_2、T_4、C_6和胸廓环相连，任何类型的心脏或腹部手术都有可能加剧这些组织的紧绷。

本章将重点介绍胸椎与骨盆之间的肌筋膜连接，并探讨可能受到影响的肌筋膜经线，包括以下几个方面：

- 与心包和膈肌相关的胸椎前后筋膜（DFL）
- 与心包和膈肌相关的颈胸部前后筋膜（DFL）
- 与心包和膈肌相关的胸腰部前后筋膜（DFL）
- 与SFL和DFL相关的髂筋膜
- 与体侧线相关的腰方肌筋膜
- 前锯肌筋膜
- 下后锯肌筋膜

与身体其他部位相关的另外一些胸椎技术将在其他章节中讨论：

- 在第5章中探讨了与颈椎段相关的胸椎技术。
- 在第6章中探讨了与颅和颞下颌关节相关的胸椎技术。
- 在第7章中探讨了有关硬脑膜活动性的技术。
- 在第9章介绍了与腰椎活动性有关的技术，在第10章介绍了骨盆底有关的技术。
- 在第12章和第13章中分别介绍与肩带和上肢相关的胸椎技术。

这些分类当然是人为的，胸椎肌筋膜像所有的肌筋膜组织一样，是一个连续体，从头顶一直延续到足趾。本书中介绍的技术按部位简单地区分，只是为了方便学习。

姿势分析

在普通人群中，尤其是患有慢性脊柱疼痛的人群，头前伸姿势较为常见。作为手法治疗师，我们受过的培训是在头过度前伸的

情况下，松动容易受限的胸椎关节。胸椎常见问题是胸椎后凸增加并常伴有胸椎上下关节突关节和肋横突关节活动受限。然而，胸椎中段也可能表现为外表扁平，即该胸段曲度不足。这两种体征，可能是由于关节问题导致的活动受限，屈曲功能障碍时关节突关节前上滑动减少，从而导致肋横突关节前上滑动减少；伸展功能障碍时，关节突关节后下滑动减少或肋横突关节后下滑动减少。胸椎活动受限也可能是由于胸廓环处于非最佳力学的结果。使用系统整合模式可找到胸部向外侧的"环移位"（ring shifts）的区域，即这个环相对其上方和（或）下方发生了旋转。

无论采用何种方法（传统的手法物理治疗或系统整合模式），治疗师都必须考虑到胸椎的活动受限也可能是源于肌筋膜。关节或肌肉功能障碍可能并不是胸椎受限的全部原因。例如，筋膜的SFL或DFL受限，会使头部维持向前的姿势。这种紧绷可能是创伤造成的，如腹部区域的手术瘢痕。此外，日常生活中的某些活动，如工作或休闲活动中的久坐，也可能是造成这些筋膜紧绷的因素。

如果筋膜体侧线受限，可能会造成胸椎侧倾或侧移。如果筋膜螺旋线受限，也可能会导致胸椎的侧倾或侧移，以及一侧腹斜肌紧张，还可能影响到肩胛骨的位置，甚至影响肩关节复合体的功能。这两条经线的受限均会导致脊柱侧凸。

使用MMS技术的治疗理念

在本章，使用MMS技术时，将主要应用第1条治疗理念（参见第4章），即选择反复发生功能障碍的关节或肌肉触发点，并探查与之相关的筋膜经线。治疗师用手固定在反复发生功能障碍的关节或肌筋膜触发点处，

并评估稳定手拉紧的筋膜经线，从而在双手之间寻找早期出现张力的情况。

根据组织的反应，可以采用以下方法：

- 采用振荡方法操作（Ⅲ−级、Ⅲ级、Ⅲ+级）
- 采用持续加压的方法操作
- 采用谐波技术（Dr Laurie Hartman）。

前锯肌的相关技术应用对感知放松（RWA）反应良好。请参阅第4章概述的MMS技术的治疗理念中的第4条，以进一步了解使用MMS的治疗理念。

图8.1描述了在胸骨、颈胸椎及胸椎中段的几层筋膜：

- 颈浅（包被）筋膜（将舌骨连接到胸骨）
- 颈深筋膜，包括气管前筋膜（围绕着气管、食管和甲状腺，并与纵隔和心包筋膜相连）
- 椎前筋膜（围绕脊柱及其颈段后侧肌肉的筋膜）

图8.1帮助治疗师理解为了帮助身体恢复前后之间筋膜的活动性而开发的技术。恢复这些组织的活动性有助于减少胸后、胸前以及腹部的症状，也可以帮助矫正过度的胸椎后凸。

MMS技术：胸椎前侧/后侧

与心包（DFL）相关的胸椎右侧A/P向松动术（图8.2~8.4）

稳定手： 患者左侧卧位，胸椎和腰椎保持中立位，髋关节和膝关节屈曲。

治疗师对棘突右侧由P/A向加压并朝向尾侧施力加压来固定胸椎中段区域（$T_{3\sim10}$）。请注意，这个例子针对胸椎右侧，胸椎左侧也用同样的方法处理，但患者需要右侧卧，治疗师需要固定胸椎中段区域的棘突左侧。

松动手： 治疗师探查心包区域，首先，松动手慢慢地沉入胸骨后方的组织，然后轻

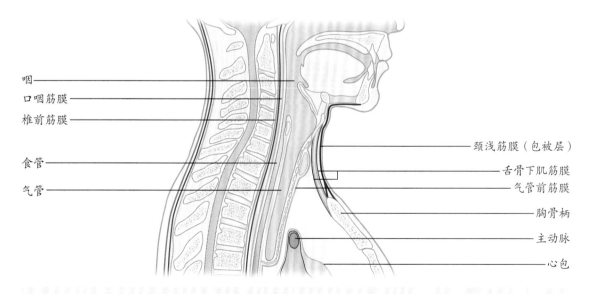

咽
口咽筋膜
椎前筋膜
食管
气管

颈浅筋膜（包被层）
舌骨下肌筋膜
气管前筋膜
胸骨柄
主动脉
心包

图8.1

脊柱颈段筋膜层

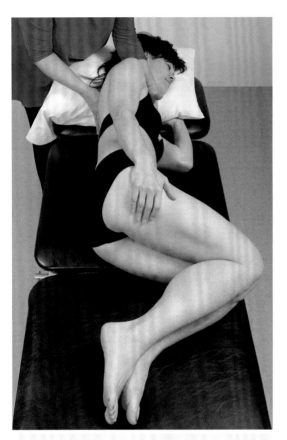

图8.2

腰椎中立位下胸椎A/P向施力的MMS

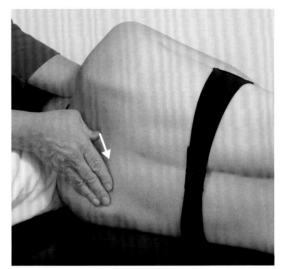

图8.3

对胸椎A/P向施力的MMS（稳定手固定胸廓）

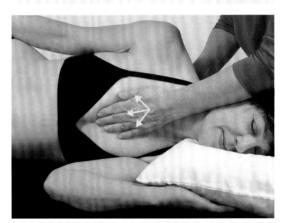

图8.4

与心包相关的胸椎A/P向施力的MMS

轻地向尾侧方向推动，要一直维持在胸骨后方探查筋膜线的深度。治疗师向尾侧方向P/A向施力，固定在胸椎中段的手寻找出现即刻张力的角度。要确定稳定手张力出现的最大矢量，星形理念是一种有效的方法，有时向尾侧方向或向患者的尾侧右侧方或左侧方推动心包组织时，紧绷感可能最为明显。有时由内向外侧或顺时针或逆时针方向推动心包组织时，紧绷感最明显，操作过程中要始终维持组织触压的深度。患者会感觉这种拉紧是治疗师在更用力地按压胸椎，而实际上，治疗师只是在阻止胸椎棘突的移动。如果没有感觉到紧绷，那说明与胸椎相关的筋

膜DFL部分并不紧张。如果感觉到紧绷（治疗师的两手之间感到突然的抵抗），就可以按照第4章中概述的方法进行松动。治疗师在心包筋膜最大受限方向A/P向反复松动，整个过程持续对胸椎棘突加压以防止其移动。如果发现某胸椎节段紧绷，就可以在该节段反复进行松动。

与膈肌相关的胸椎 A/P 向施力的 MMS 技术
（DFL）（图8.5）

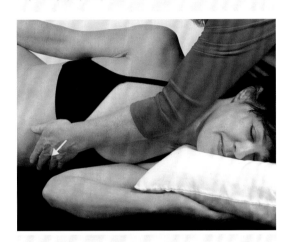

图8.5

与膈肌相关的胸椎 A/P 向施力的 MMS

前面的三种技术也可以用于膈肌的
探查。

稳定手：同上述技术操作。

松动手：靠近尾侧的手探查膈肌前部，
并向尾侧和外侧滑动，治疗师始终寻找双手
间突然出现的张力线，这需要适当的组织探
查深度。浅层操作可触及腹直肌和腹斜肌周
围的筋膜（SFL）。然而，为了进入属于 DFL
一部分的膈肌，治疗师的手必须先缓缓下沉
到下肋后方的组织中，然后向尾侧和外侧轻
轻地推动。这种方法可以在膈肌同侧或对侧
上使用。

技术进阶：上述技术可在同样的起始
位反复使用，但需要将髋关节伸展至 0°、
膝关节屈曲至 90° 位，预先拉紧筋膜 DFL
（图8.6）。

颈胸段 A/P 向施力的 MMS 技术
（DFL）（图8.7）

上述技术也适用于治疗颈胸段持续的功

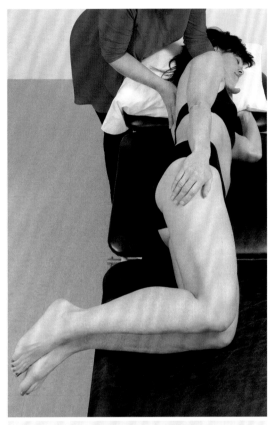

图8.6

绷紧 DFL 下（伸髋 / 屈膝）胸椎 A/P 向施力的
MMS

能障碍。膈肌功能不完善时，患者往往采取
胸式呼吸模式。在进行代偿呼吸时，斜角肌
会变得过度活跃并形成触发点，这可能导致
胸廓出口综合征和（或）腕管综合征的相关
症状。斜角肌张力增高会导致脊柱颈胸段持
续性疼痛和功能障碍。在这项技术中，治疗
师在棘突右侧 P/A 向加压，并向尾侧方向施
力来固定颈胸区（$C_7 \sim T_2$）。治疗师也可以在
肋横突关节水平探查并固定上部肋骨（这项
技术也可以在左侧进行）。松动手按上述技
术探查心包筋膜。

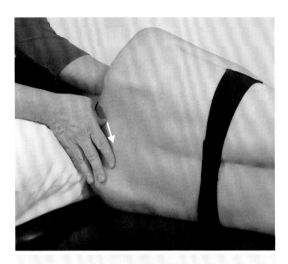

图8.7

脊柱颈胸段A/P向施力的MMS

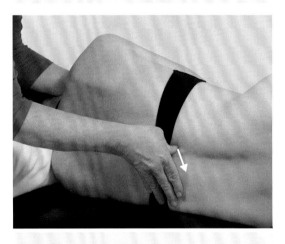

图8.8

脊柱胸腰段A/P向施力的MMS

胸腰段A/P向施力的MMS技术（DFL）（图8.8）

上述技术也适用于脊柱胸腰段持续性功能障碍。在胸式呼吸模式中，膈肌并没有向下移动（收缩）。这一过程可能导致竖脊肌的过度活动，胸腰连结张力增加，导致此处过度前凸。下位的肋骨向上方移动，而不是

维持在一个更靠尾侧的位置。要完成这项技术，治疗师在棘突右侧向尾侧方向P/A向加压来固定胸腰连结（T_{11} 和 T_{12}）（这项技术也可以在左侧进行）。松动手参照先前的技术探查前膈肌或心包筋膜。

病例报告8.1 Mac的病史*

这位54岁的音乐家主诉，他的胸椎段有严重的慢性疼痛，在电脑前工作、弹吉他和两腿伸直平躺睡下时症状更为明显。患者否认外伤病史，症状是在过去5年内出现并逐渐加重的。他的影像学检查报告没有显示特别的异常，只报告了轻度椎间关节退行性改变。他曾先后咨询过脊椎指压治疗师和整骨医师，但均无果而终。他还求诊于一位物理治疗师，治疗师松动了其颈胸连结和胸椎中段区域，以改善伸展和旋转功能，并使用干针技术缓解其胸椎段伸肌的张力。这些治疗使他的症状改善了大约50%，但随后治疗效果一直处于停滞状态。然后，他遇见了一位接受过系统整合模式方法培训的治疗师。这位治疗师注意到患者胸椎右旋时 T_4 椎体发生了右侧移位（胸椎左侧内扭转）。治疗师用这项技术放松导致 T_4 移位的肌群的张力，并对肌肉进行再教育训练，然后重新训练胸椎旋转运动。他注意到尽管患者症状有所改善，但仍然有轻微的疼痛，特别是仰卧和工作结束时更明显。然后患者转介到我这里。我对其筋膜系统进行了评估，结果如下：

· 先天性高足弓畸形（从出生起）

· 胸椎中段A/P向的MMS，感到双

侧紧绷并可以引起胸部疼痛（尽管髋关节和膝关节屈曲45°）。

- 进行了与非常紧绷的DFL（心包和膈肌）相关的A/P向颈椎中段MMS后，偶尔可以引起颈椎部疼痛（方法见第5章）
- 脊柱颈胸段和胸腰段A/P向MMS也会产生问题，尽管比胸中段技术操作引起的紧绷要少。

侧卧位使用MMS治疗这些功能障碍，通过伸髋至0°、屈膝90°位以增加DFL的张力，再采用松动术治疗。最后，用吸引器吸杯吸住高弓足部位，在颅尾向运动的同时，结合使用侧卧位A/P向中胸段MMS。这种方法解决了他长期以来的慢性胸部疼痛，他终于可以平卧、双腿伸直，且不会出现任何症状。可以推测，他的工作（弹吉他和操作电脑）以及他从小就有的高弓足，导致筋膜DFL过紧，也许，与颈椎及胸椎中段相关的心包和膈肌之间的筋膜过紧是导致持续慢性胸部疼痛的一个因素。

*请注意，为了保护他的隐私，患者的姓名已经更改。

髂肌MMS技术

膈肌、腰肌、髂肌和腰方肌在腰椎处共享一个筋膜连接。当没有适当使用腹式呼吸时，这些肌肉很容易失用、变得无力和形成触发点，导致背部和髋部出现疼痛（Clifton-Smith & Rowley, 2011）。这些肌肉也组成筋膜DFL一部分，而髂肌也可能与筋膜的SFL和体侧线具有临床相关性。

这项技术的适应证如下：

- 腹部疼痛
- 髋关节伸展受限——髋关节囊松动术和牵伸腰肌技术也不再能改善髋伸展
- 腰伸展受限——增加腰椎关节突关节伸展的松动术不再能改善腰伸展
- 髋关节外展受限（由于DFL紧绷）

采用右侧髂肌和对侧髂前上棘的MMS（图8.9）

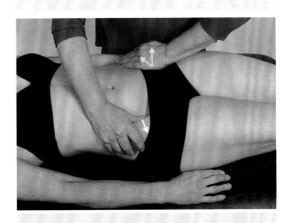

图8.9

采用右侧髂肌和对侧髂前上棘的MMS

稳定手： 治疗师将其右拇指轻轻放在右侧髂肌上，探查从髂前上棘到耻骨联合之间的张力。压力要轻，并且由内向外施压。有时，这个区域的过度紧张会让治疗师感觉拇指好像压在了蹦床上。由于髂肌在髂骨内侧分布范围很大，因此，可以从几个部位来固定，用下列技术进行探查和治疗。

松动术： 治疗师用左手探查左侧的髂骨，轻轻将其推向"后倾"位置（骨科术语，形容髂骨向后外侧运动），但这里需要考虑星形理念。治疗师固定右侧髂骨的手寻找早期出现紧绷的角度。如果这条筋膜经线紧绷，治疗师稳定手会感到张力增加，就好像右侧髂肌在向中线拉动。患者可能以为这种变化的感觉是由于治疗师在右侧髂骨上增加了压力。如果感觉到拉紧（治疗师两手之间会感觉到快速抵抗），就可以按照第4章概述的方法进行松动：在最受限的方向对左侧髂肌进行反复松动，这样，治疗师需要持续压住右侧髂骨，以防止其移动。

右侧髂肌和对侧腹外斜肌（SFL）/膈肌前部（DFL）的 MMS（图 8.10）

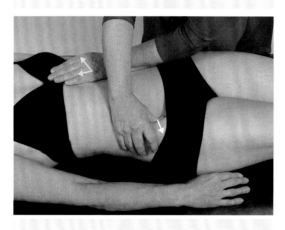

图 8.10

右侧髂肌和对侧腹外斜肌（SFL）/膈肌前部（DFL）的 MMS

稳定手： 参照上述方法操作。

松动手： 治疗师用左手探查左侧腹外斜肌（针对SFL）/膈肌右前部的区域，触诊位置较深（针对DFL）。治疗师始终牢记星形理念，轻轻将其向颅侧外侧方向推动。治疗师固定在右侧髂肌的手寻找出现即刻张力的角度。如果感觉到这种紧绷（治疗师的两只手之间感觉到快速抵抗），就可以按照第4章概述的方法进行松动。这项技术也有助于筋膜螺旋线功能障碍的恢复。

右侧髂肌和同侧腹外斜肌（SFL）/膈肌前部（DFL）的 MMS（图 8.11）

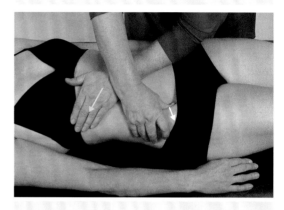

图 8.11

右侧髂肌和同侧腹外斜肌（SFL）/膈肌前部（DFL）的 MMS

稳定手： 参照上述方法操作。

松动手： 治疗师用左手探查右侧腹外斜肌（针对SFL）/膈肌前部（针对DFL）区域，始终牢记星形理念，轻轻地将其向外上方移动。治疗师固定右侧髂肌的手寻找出现即刻张力时的角度。如果感觉到紧绷（治疗师的两手之间感觉到快速抵抗），就可以按照第4章概述的方法进行松动。这项技术也有助于筋膜体侧线功能障碍的恢复。

右侧髂肌和心包的 MMS（DFL）（图 8.12）

稳定手： 参照上述方法操作。

松动手： 治疗师用左手探查心包区域，首先慢慢地下沉到胸骨后方的组织中，然后轻轻地向颅侧方向推动，同时保持松动手位于筋膜经线的深度（胸骨后方）。利用星形理念，治疗师触摸右侧髂肌的手寻找出现即刻张力的角度。这种张力有时在朝向颅

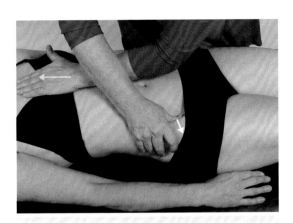

图8.12

右侧髂肌和心包的MMS（DFL）

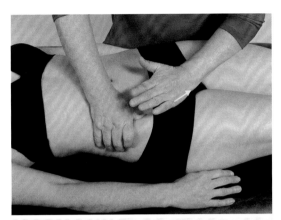

图8.13

右侧髂肌和耻骨联合的MMS（SFL）

侧、颅侧右侧方或者左侧方最为明显。有时，当心前区组织由内向外侧、顺时针或逆时针方向移动时，张力感觉非常明显，此过程要始终保持组织触压的深度。如果感觉不到张力，说明与此肌肉相关的筋膜DFL不紧张。如果筋膜线紧张，治疗师稳定手会感到张力增加，就好像右侧髂肌向内侧和颅侧方向拉。患者感觉像是治疗师在对其髂肌增加压力。应用MMS的治疗理念的第1条（参见第4章）来松动这条筋膜线。

右侧髂肌和同侧耻骨联合的MMS（SFL）（图8.13）

稳定手： 参照上述方法操作。

松动手： 治疗师用左前臂（或掌根）探查患者右侧耻骨联合区域，轻缓地向正下方推动，始终牢记星形理念。治疗师固定右侧髂肌的手寻找出现即刻张力的角度。如果能感知到紧绷（治疗师的两手之间能感觉到快速抵抗），可以按照第4章中概述的方法松动。这种方法也有助于松动腹股沟韧带区域的筋膜。

右侧髂肌和大腿外侧／髂胫束的MMS（LL）（图8.14）

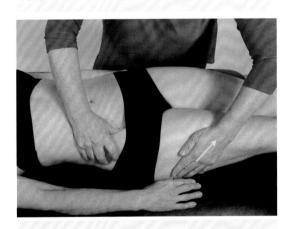

图8.14

右侧髂肌和大腿外侧／髂胫束的MMS

稳定手： 参照上述方法操作。

松动手： 治疗师用左手探查右侧大腿外侧和髂胫束，始终牢记星形理念，轻轻地将组织向尾侧方向推动并使髋关节内旋。治疗师固定右侧髂肌的手寻找出现即刻张力的角度和区域。MMS的治疗理念的第1条（参见第4章）适用于这条筋膜线的松动。

右侧髂肌和大腿内侧/内收肌的MMS（DFL）（图8.15）

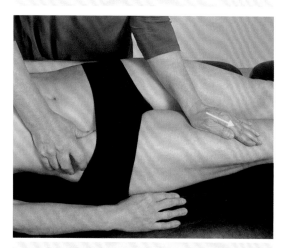

图8.15

右侧髂肌和大腿内侧/内收肌的MMS（DFL）

稳定手：参照上述方法操作。

松动手：治疗师用左手探查右大腿内侧和内收肌，始终运用星形理念，将组织轻轻向尾侧方向推动并将髋关节外旋。治疗师固定右侧髂肌的手寻找出现即刻张力时的角度和区域。MMS的治疗理念的第1条（参见第4章）也适用于这条筋膜经线的松动。

值得注意的是，髂肌筋膜紧张也可能与以前手术留下的腹部瘢痕有关，如剖宫产瘢痕。瘢痕本身可以相对移动，但是与筋膜的SFL或DFL有关的瘢痕经常会导致问题。粘连点在瘢痕上而不是在髂肌。上述技术在这里也可以应用。

技术进阶：髂肌MMS技术有两种方法，可以进一步进阶，一种是重复上述技术时要求患者主动踝关节背伸/外翻来预牵张DFL；另一种是在伸髋/屈膝下重复上述操作，现叙述如下。

伴伸髋/屈膝下预牵张右侧髂肌的MMS（图8.16）

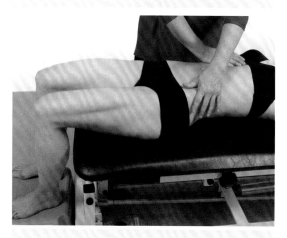

图8.16

伴伸髋/屈膝下预牵张右侧髂肌的MMS

两种髂肌MMS技术都可以在将患者的身体置于治疗床的边缘下进行，伸髋0°、屈膝90°，预牵张筋膜的SFL和DFL。治疗师必须确保患者感觉舒适，特别是在这种引起腰椎前凸的情况下。通常会放置一个脚凳来支撑患者的下肢，治疗床必须放低到患者能够舒服地耐受脊柱前凸的位置。

腰方肌是胸椎下段和腰椎反复发生紧绷的常见来源。如果髋外侧稳定肌虚弱（主要是臀中肌），则腰方肌可能会过度激活。然而，如果与臀中肌相关的筋膜线紧张，腰方肌部位的紧绷也可能持续存在。腰方肌的探查可能与体侧线（下面介绍体侧线上段技术）及DFL有关（在第9章中介绍）。

与胸廓外侧相关的右侧腰方肌的MMS（体侧线上段）（图8.17，图8.18）

稳定手：患者左侧卧位，髋、膝呈屈曲位，右肩关节屈曲。治疗师使用右手拇指固

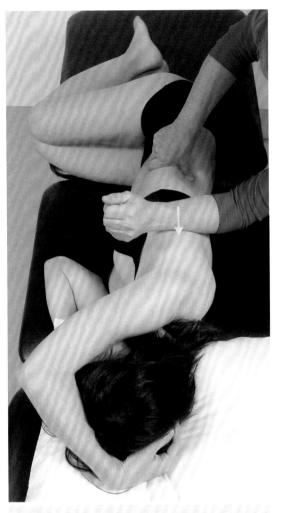

图8.17

右侧腰方肌和胸廓外侧的MMS（颅侧方向）

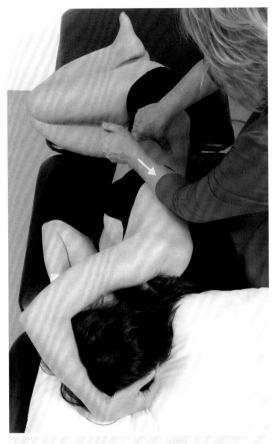

图8.18

右侧腰方肌和胸廓外侧方（颅后向）的MMS

定右侧腰方肌的三个区域：肌腹的中心、第12肋（肌肉起点）以及髂嵴（肌肉止点）。由外向内的（朝向床面）方向固定肌腹。对肌肉起点固定也由外向内并斜向颅侧加压。固定手也由外向内并斜向尾侧加压，在髂嵴处便于手指插入髂嵴肌中。

松动手： 治疗师的左前臂探查胸廓右外侧，始终牢记星形理念。治疗师可以尝试在尽可能多的方向上推移胸廓外侧：

· 颅侧方向（朝向患者头部）。

· 颅-前向（治疗师必须调整前臂的位置，以便在胸廓稍后外侧开始操作）和/或颅侧后方向（治疗师必须调整前臂的位置，以便在胸廓稍前外侧开始操作）。

请注意，前臂在沿着肋间肌的菱形走行松动。这种方式可用于胸廓下段和中段。这是一种整体的技术，不过也可以用于胸廓局部。治疗师固定右侧腰方肌的手寻找出现即刻紧绷的角度和区域。如果感觉到紧绷（治疗师的两手之间感觉到快速抵抗），那么就可以根据第4章中概述的方法来松动。

请注意，与体侧线下段相关的右侧腰方肌的MMS技术在第9章中描述。

前锯肌的MMS技术

肩及肩关节复合体的功能障碍常与前锯肌有关，各型肩胛骨动力障碍的共同特征是前锯肌无力，在肩关节屈曲时更为明显。另一方面张力过高的前锯肌肌束在胸椎上可产生牵拉矢量，使肩胛骨不能脱离胸廓进行独立的运动，因此常是胸椎功能障碍的原因。所以，前锯肌会影响胸椎的力学及肩带的功能。

如果发现前锯肌有问题，使用感知放

右侧前锯肌感知放松（图8.19）

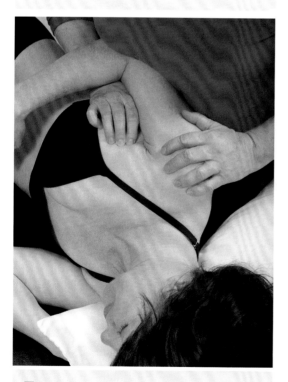

图8.19

右侧前锯肌和胸椎的MMS

松方法进行放松效果较好。这是第4章中MMS的治疗理念的第4条。感知放松方法是由 Diane Lee 和 L.j. Lee 开发的一种生物反馈技术，患者是主动参与者。要求患者觉察他们被触摸的肌肉，并使用各种形象的提示来促进肌肉的放松。治疗师通过患者的这种参与和双手的反馈来引导放松的过程（Lee & Lee，2011）。请参阅第4章对该技术的完整描述。

稳定手：患者左侧卧位，髋、膝中立位，右臂置于躯干侧或肩关节屈曲90°并将患者的手放在前额上（这个方法也可以用于坐位）。治疗师用右手的手指轻轻触摸前锯肌高张力的肌束。（注：在胸廓外侧的某一特定区域可能有不止一束前锯肌肌束，应从其在肋骨前的止点向肩胛骨后方的起点尽可能远的方向探查每一束肌束。）

松动手：治疗师的左手呈杯状握住患者的右侧肩胛骨，先引导其前伸，然后回缩。在治疗师为前锯肌提供徒手引导时，言语提示患者"让肌肉变软""让它放松""尝试能否找到一种方法让我的手指深入到肌肉组织中"。同时，治疗师移动肩胛骨（前伸）使肌肉起点和止点的距离缩短，从而降低肌梭的张力。治疗师用手和言语引导患者的同时患者及其组织得以放松。"让你的肩胛骨向脊柱靠近"的言语提示通常非常有效。一般在10～15秒内前锯肌可以达到彻底放松，这时随着肩胛骨内收就可以轻轻拉伸肌肉。治疗师要留意组织的反应，避免反复过度激活。然后，治疗师沿肩胛骨回缩的方向放松肌束，这样有助于放松已失去延伸能力的结缔组织纤维。

右侧后锯肌下束的MMS（图8.20）

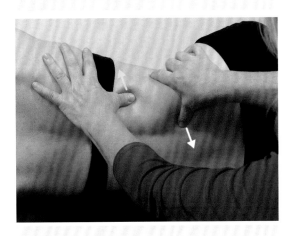

图8.20

右侧后锯肌下束的MMS

在寻找可能影响胸椎和（或）腰椎的肌筋膜受限原因的治疗师通常不会想到后锯肌下束的影响。后锯肌下束起源于棘突上韧带及第1~3腰椎（$L_{1~3}$）和下位2个胸椎（$T_{11~12}$）的棘突，附着在9~12肋的下缘（背阔肌覆盖在该肌肉之上）。在功能上，它是呼气辅助肌，在呼气时帮助下拉肋骨。它可能是限制最佳胸式呼吸和整个胸腰区持续紧绷的因素。

稳定手：患者处于左侧卧位，髋和膝关节处于中立位。治疗师用右手固定T_{11}~L_3的棘突，在棘突右侧P/A向加压并向尾侧方向施力。

松动手：根据筋膜连接探查可以延伸到第9~12肋骨，治疗师用另一只手探查胸椎下部。参照上面的例子，在这里可以使用觉察放松方法。

放松该部位的另一种方法是使用MMS的治疗理念的第1条（参见第4章）。在这种情况下，治疗师用右手触诊下胸廓区域，向颅侧方向滑动，始终牢记星形理念。可单独触诊某一根肋骨，也可对下位肋骨进行更全面的探查。治疗师用固定棘突的手寻找出现即刻拉紧时的角度。如果感觉到紧绷（治疗师的两手之间感觉到快速抵抗），就可以按照第4章概述的方法进行松动。

总结

本章的技术重点是与胸椎区域相关的肌筋膜连接，尤其是心包、膈肌、髂肌、腰方肌、前锯肌和后锯肌下束。在胸椎、颈胸连结、胸腰连结、前胸和腹部持续性疼痛中，这些组织经常出现问题，可以使用MMS技术进行探查和治疗。

下一章将着重讲解腰椎、骨盆区域的肌筋膜松动术。

第9章 | 腰椎/骨盆区域

在治疗腰椎和骨盆区域有问题的患者时，经过培训的手法治疗师要对腰椎关节、骶髂关节及耻骨联合进行评估和治疗。此外，因腰椎、骨盆及髋部肌张力过高、肌肉紧张或肌肉无力而导致失衡时，需要对腹部肌肉及胸腰椎后侧、骨盆/髋部肌肉进行评估和治疗。然而，如果不考虑筋膜系统，仅松动关节、拉伸和加强各个肌肉只能获得部分效果。

本章将描述下述筋膜功能障碍区域受限的局部临床表现：

- 胸腰筋膜
- 与体侧线和前深线相关的腰方肌
- 与髋部相关的骶外侧筋膜
- 与髋关节、前表线和前深线相关的骶结节韧带
- 股神经筋膜

本章MMS技术的适应证

尽管采取了以下治疗方法，但仍然反复出现腰-骨盆-髋部疼痛：

- 腰椎、胸椎、骶髂关节的松动/手法治疗
- 髋关节囊松动
- 胸腰-骨盆-髋部的稳定性训练
- 用手法或干针技术放松胸腰-骨盆-髋部肌群触发点

姿势分析

最佳的姿势排列应保持脊柱的生理性弯曲（即腰椎适度前凸，胸椎适度后凸，颈椎适度前凸）。整个脊柱曲线不应该存在异常弯曲、移位、铰链或水平面旋转（Lee & Lee, 2011）。

各条筋膜经线的受限可能会导致姿势性功能障碍。如果筋膜前深线受限，可能会使头部维持前伸的姿势。这种紧绷可能是损伤导致的结果，如腹部手术瘢痕（例如，剖宫产瘢痕、慢性阑尾炎阑尾切除术后瘢痕、疝气修补术等）。此外，日常生活中的某些活动，如工作或休闲活动中的久坐，也可能是造成筋膜紧绷的因素。由于盆底肌是前深线的一部分，因此，盆底肌异常也可能会影响髋关节的活动和功能。筋膜体侧线活动受限可能导致腰椎或骨盆侧倾，这也是可能成为髂胫束反复发生问题的一个诱因。

骨盆带的位置

对骨盆带的评估采用站立位，治疗师直接站在患者的背后。请参阅《骨盆带》（*The Pelvic Girdle*）一书了解姿势评估的细节（Lee & Lee 2011）。治疗师用双手触诊双侧骨盆的前部，并注意三个基本体位（前后倾斜、侧倾、水平面旋转）的骨盆静息位置。作为一个整体，骨盆带在冠状面、矢状面和水平面这三个平面上都应该处于中立位。两侧髋骨彼此不应该发生相对旋转（无骨盆内扭转），骶骨也不应该旋转。

主动活动范围测试

为了评估MMS技术对关节活动范围的影响，应在MMS技术治疗前后分别进行腰椎运动测试，包括腰椎屈曲、伸展、旋转、侧屈以及组合动作的评估。治疗师评估运动的质量、数量以及诱发的各种症状，重点应该关注与患者功能障碍相关的运动。

功能性测试

下蹲测试

半蹲骨盆评估

如果主观检查显示下蹲或坐有困难，那

么就需要进行功能测试。下蹲测试可以用来评估足、膝、髋、腰椎、骨盆或胸椎的运动控制。例如，评估骨盆内的运动控制。治疗师用一只手触诊髂骨，另一只手触诊同侧下外侧角（inferior laterd angle，ILA）。请注意，治疗师的整只手要尽可能多地触及髂骨，避免只使用拇指触摸髂后上棘，否则会降低触诊测试的准确性。利用下外侧角来触摸骶骨，比触摸深处的骶骨沟更为精确（常受骶多裂肌萎缩的影响）。如果下蹲顺利，以骶骨作为参照物，两侧髂骨运动就会成为一个单元，不会出现旋前。如果髂骨确实发生旋前（骶骨相对点头），则称为负荷传输失效（failed load transfer，FLT）（Lee & Lee 2011）。造成负荷传输失效的原因可能是腰椎–骨盆–髋复合体的动态稳定性差，但也可能是由于上、下邻近区域功能的失调（系统整合模式）。如果诱因确实在骨盆，就必须对骨盆进行全面评估［详见《骨盆带》一书，了解关于骨盆带评估的细节（Lee & Lee 2011）］。

单腿站立测试

如果主观检查表明站立、行走或跑步有困难，则需要进行单腿站立功能测试（test of one leg stand，OLS）。这是类似于下蹲测试的方法评估骨盆带，但OLS的评估是要求患者将重心转移到一条腿上，并将另一条腿抬离地面，评估对负重的一侧是否存在FLT。同样，如果单腿站立正常，两髂骨应该作为一个整体进行移动，并且髂骨相对骶骨不应该出现旋前（Lee & Lee 2011）。FLT失效也可能是由于腰椎–骨盆复合体的动态稳定性差以及上下邻近区域的功能障碍（ISM模型）所致。如果驱动因素确实是骨盆，那就必须要对它进行更全面评估。

在MMS技术治疗前后可以分别使用姿势和功能测试。请记住，筋膜的受限可能会抑制腰盆–髋复合体最佳的动态稳定性。如果该区域紧绷的筋膜放松后，单腿站立或下蹲测试仍显示FLT，治疗师就应该对这个部位的稳定肌进行评估和治疗。

使用MMS技术的治疗理念

在本章中，我们将主要使用MMS的治疗理念的第1条，即选择反复发生功能障碍的关节或肌筋膜触发点，并探查与之相关的筋膜经线。治疗师一手固定反复发生功能障碍的关节或肌筋膜触发点，另一手评估与固定点相关的紧绷的筋膜经线，寻找双手之间早期出现的张力。

根据组织功能的不同，可采用以下方法：

· 振荡手法操作（Ⅲ–级、Ⅲ级、Ⅲ+级）
· 持续加压的操作方法
· 采用"谐波"方法（Dr Laurie Hartman）。

使用MMS技术治疗的相关理念请参阅第4章。

胸腰筋膜的MMS技术

胸腰部通常会有绷紧倾向，也许因为它及膈肌是许多肌筋膜组织的中心。这个区域的紧张会限制胸椎旋转和腰椎侧屈运动，特别是在关节突关节和肋横突关节松动术疗效达到平台期的时候更是如此。

与对侧髂骨相关的胸腰筋膜MMS（功能线）（图9.1）

稳定手： 患者俯卧，腰椎向左侧屈曲、右肩屈曲。治疗师站在患者的左侧，左手固定患者的左侧髂骨，向尾侧/外侧方向加压，使用星形理念固定最紧张的部位。

松动手： 治疗师用右手探查胸廓右下区

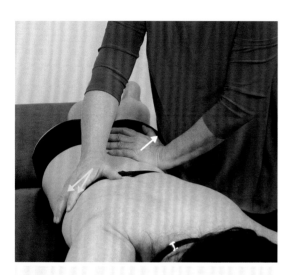

图9.1

右侧胸腰筋膜的 MMS（功能线）

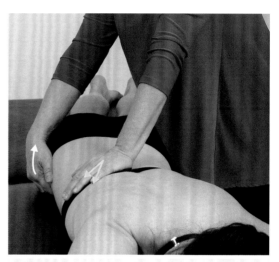

图9.2

右侧胸腰筋膜的 MMS（体侧线）

域，向颅 / 外侧方向轻轻地滑动胸腰筋膜，对关节突关节区域或肋骨施压时，可能会感觉到非常紧张，但必须区分，不是在松动关节，而是松动这些结构周围的筋膜。再一次强调，星形理念是一种有用的方法，能确定哪些矢量对稳定手的拉力最大。当胸腰组织被推向颅侧、颅侧右侧方或左侧方时，紧绷可能会最明显。患者感觉是治疗师对其左侧髂骨增加了压力，而实际上，治疗师只是在阻止髂骨移动。如果感觉不到拉紧，则说明胸腰筋膜不紧绷。如果感觉到拉紧（治疗师的两只手之间感觉到快速的抵抗），就可以按照第4章中概述的方法进行松动（治疗师对胸腰段进行 P/A 向反复放松时，稳定手固定在左侧髂骨上，防止其移动）。

与同侧髂骨相关的右侧胸腰筋膜的 MMS（体侧线）（图9.2）

稳定手： 参照上述技术，患者俯卧位。治疗师站在患者的左侧，轻轻地固定患者右

侧髂骨，向尾侧 / 内侧方向施力，仿佛将髂骨拉向后旋位。

松动手： 治疗师用右手探查胸廓的右下区域，按上述方法轻轻滑动胸腰筋膜。如果这条筋膜线紧张，患者会感觉到这种紧绷像是治疗师在用力拉动右侧髂骨，尤其是髂骨前部更为紧绷。这种技术通常也会引起患者的"骶髂"疼痛。而实际上，治疗师只是在阻止髂骨移动。同样的理念也适用于这条筋膜线的松动。

有时患者腰部中部紧绷并且活动受限。如果在棘突中央 P/A 向施力的放松治疗到达平台期，则可以探讨下面的筋膜技术。第一种技术涉及筋膜的后表线。第二种技术是第一种技术的改良，在这种技术中，治疗师会使用各种髋部运动来预先拉紧该筋膜。

骶骨中央 / 胸腰筋膜的 MMS（SBL）（图9.3）

稳定手： 患者俯卧，腰椎处于中立位。治疗师站在患者的一侧，手掌固定患者骶骨

127

底，向尾侧方向施加P/A向的力。

松动手：利用棘突的下侧作为杠杆，治疗师另一只手探查胸椎下段和腰椎上段中央，轻柔地向颅侧方向滑动组织。治疗师可用这种方式探查T_{10}和L_3之间的区域（由于腰椎前凸，在这个体位L_4和L_5可能比较难以操作）。再一次强调，星形理念是一种有用的方法，能确定哪些矢量对稳定手的拉力最大。对胸腰组织向颅侧或向颅侧的右外侧或左外侧推动时，张力可能会最大。患者会感觉到这种紧绷感像是治疗师在用力地推动骶骨，而实际上，治疗师只是在阻止骶骨底向颅侧移动。如果感觉不到紧绷，则说明胸腰筋膜在此区域不紧张。如果感觉到紧绷（治疗师的两手之间感觉到了快速的抵抗），那么，就可以按照第4章中概述的方法来松动。

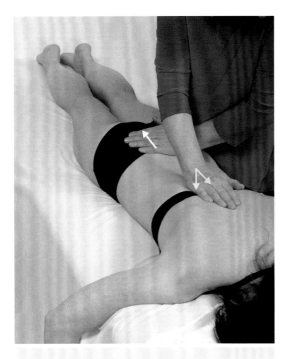

图9.3

骶骨中央/胸腰筋膜的MMS（SBL）

骶骨中央/胸腰筋膜＋双髋外展的MMS
（图9.4）

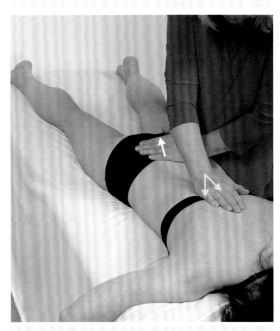

图9.4

骶骨中央/胸腰筋膜＋双侧髋外展的MMS

这是上述技术的改良，根据患者的功能主诉，治疗师试着将腿向不同方向摆动。在本例中，如果患者主诉骑马时腰痛，可以增加双侧髋外展并检查其对胸腰中央筋膜的影响。参照上述技术进行评估和处理。

与体侧线相关的腰方肌MMS技术

下面的技术可用于放松右侧腰方肌区域的持续紧绷，也可以用来放松髂胫束和（或）小腿外侧的紧绷。

右侧腰方肌＋体侧线（下段）的MMS 1（图9.5）

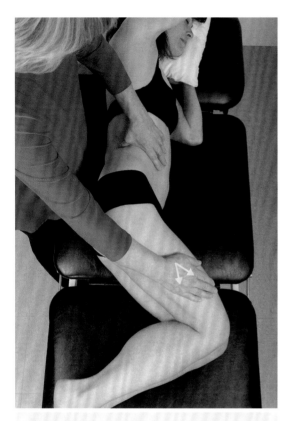

图9.5

右侧腰方肌+体侧线（下段）的 MMS 1

稳定手：患者左侧卧位，髋、膝屈曲并于中立位，右肩屈曲。治疗师使用左手拇指分别在3个部位固定右侧腰方肌：肌腹的中心、第12肋上的起点、髂嵴上的止点。对肌腹的压力由外向内（朝向床面），使用星形理念固定最紧绷的区域。对于肌肉起始点即第12肋，由外向内固定，与颅侧方向呈一定角度。对于腰方肌的止点即髂嵴，由外向内固定，与尾侧方向呈一定角度。

松动手：治疗师右手从近端到远端探查右大腿外侧和髂胫束，始终牢记星形理念。可以从多个方向探查大腿外侧：

· 尾侧方向（向患者足的方向）

· 尾-前侧方向

· 尾-后侧方向

　　治疗师固定右侧腰方肌的手寻找早期出现张力的角度和部位。如果这条筋膜线紧绷，在大腿筋膜向尾侧方向充分滑动之前，腰方肌有向外侧移动的趋势。治疗师对腰方肌维持向内的压力，防止它向外移动。患者会感觉这是治疗师对其腰方肌增加了压力。如果感觉到了紧绷（治疗师的两手之间感觉到了快速的抵抗），那么，就可以按照第4章中概述的方法来松动：治疗师一手对腰方肌维持稳定加压，一手将大腿外侧筋膜向最受限的方向反复推动，始终到达R1。不断重复

右侧腰方肌+体侧线（下段）的 MMS 2（图9.6）

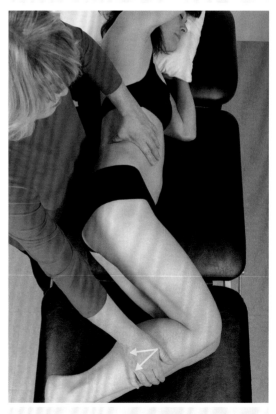

图9.6

右侧腰方肌+体侧线（下段）的 MMS 2

这个过程，直到治疗师的双手不再感觉到阻力，一般需要5~8个来回。

稳定手：参照上述方法操作。

松动手：除了治疗师探查与右侧腰方肌相关的右小腿外侧之外，其他参照上述技术。

与前深线相关的腰方肌MMS技术

腰方肌是构成DFL的一部分，因此，也可以探查与DFL相关的腰方肌。这是针对腰椎或髋关节松动的治疗和（或）促进肌肉（如腰大肌）适当延长的技术，也特别适用于腰椎伸展和（或）髋关节伸展受限的患者。

稳定手：患者俯卧，腰椎伸展，患者用双肘支撑，双手成杯状托住下颌。这种体位可以减少腰伸肌的过度激活。（如果在这个体位上腰部肌肉的张力过大，可以在中立位下的腰椎上进行操作，不需伸展。）治疗师站在患者的右侧。参照上述技术，治疗师右手拇指固定右侧的腰方肌（图9.7）。下面的每一项技术都可以在腰方肌的不同固定点（肌肉的起止点和肌腹）上反复进行，但最常用的固定点是腰方肌在髂嵴的附着点。这种情况下，向尾侧方向固定。

松动手：治疗师左手探查胸廓右下区域，在后膈区域向颅侧外侧方轻轻滑动（图9.8）。再一次强调，星形理念是一个有用的方法，能够确定哪些矢量作用于稳定手的拉力最强。将膈肌后部向患者颅侧或颅侧左侧方或右侧方推动时，紧绷感觉可能最为明显。如果感觉不到紧绷，那么说明DFL的该段并不紧张。如果该筋膜线紧张并且固定点在肌腹部，在膈肌后部区域向颅侧外侧方充分滑动之前腰方肌有向外侧发生平移的趋势。治疗师对腰方肌维持向内侧的按压，阻止其向外侧移动。如果腰方肌的固定点在髂骨附着点，那么，治疗师就会感觉到这个部

腰椎伸展位右侧腰方肌＋同侧膈肌后部的MMS（DFL）（图9.7，图9.8）

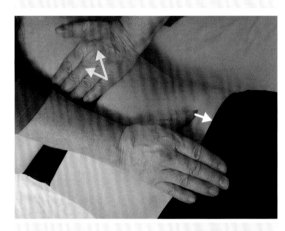

图9.7

与前深线相关的右侧腰方肌的MMS（手的位置）

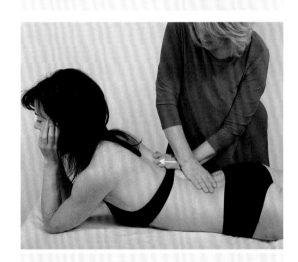

图9.8

腰椎伸展位右侧腰方肌＋同侧膈肌后部的MMS（DFL）

位向颅侧方向移动的趋势。上述情况下，患者会感觉这是治疗师对右侧腰方肌施加了更大的压力，实际上，治疗师只是在阻止固定点移动。同样的理念也适用于这条筋膜线其他区域的松动。

除了治疗师探查对侧膈肌后部区域外，其余操作与上述方法一致（图9.9）

治疗师除了探查膈肌中央腱胸腰椎中部区域的附着处外（对T_{10}~L_2的棘突中央P/A向加压并向颅侧施力），其余操作与上述方法相似（图9.10）。

对于筋膜的DFL，治疗师也可以探查腰方肌与更靠近其尾侧结构的关系，增加膝关节屈曲或髋关节内旋是增加DFL紧绷程度的方法，具体松动方法如下：

腰椎伸展位右侧腰方肌 + 同侧膝关节屈曲的MMS（DFL）（图9.11）

治疗师除了通过膝关节被动屈曲来增加DFL紧绷程度并探查DFL外，该技术与上述技术相似。当固定在右侧腰方肌的手感觉到张力增加时（Maitland运动图的第一阻力或R1），治疗师立即停止操作。如果这条筋膜线紧绷，那么，在膝关节达到完全屈曲（通常是屈曲120°左右）之前，腰方肌有向外侧平移的趋势。治疗师对腰方肌维持向内的压力，防止它向外移动。患者会感觉这是治疗师对右侧腰方肌施加了更大的压力，而实际上，治疗师只是在阻止固定点外移。同样的理念也适用于这条筋膜线其他区域的松动。

另外，由于髋关节外旋肌是骨盆底的一部分，也是筋膜前深线的一部分，因此，可采用右髋关节被动生理性内旋探查。

腰椎伸展位右侧腰方肌 + 同侧髋内旋的MMS（图9.12）

除了治疗师对同侧髋关节进行内旋检查外，其余技术与上面的方法相似。

腰椎伸展位右侧腰方肌 + 对侧膈肌后部的MMS（DFL）（图9.9）

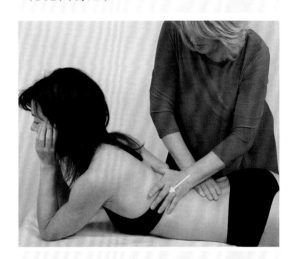

图9.9

腰椎伸展位右侧腰方肌 + 对侧膈肌后部的MMS（DFL）

腰椎伸展位右侧腰方肌 + 膈肌中央腱的MMS（DFL）（图9.10）

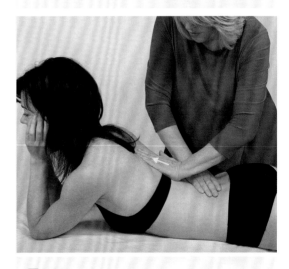

图9.10

腰椎伸展位右侧腰方肌 + 膈肌中央腱的MMS（DFL）

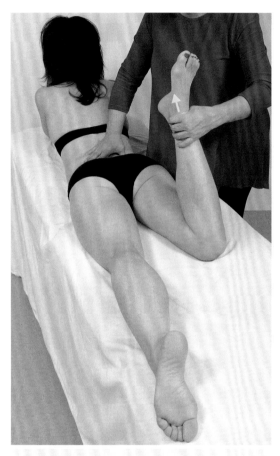

图9.11
腰椎伸展位右侧腰方肌＋同侧膝关节屈曲的
MMS（DFL）

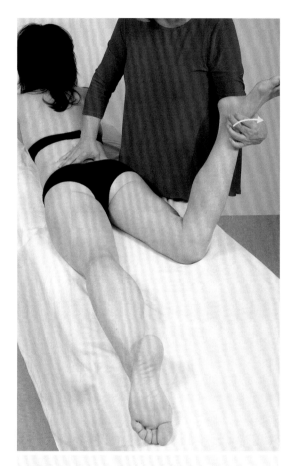

图9.12
腰椎伸展位右侧腰方肌＋同侧髋内旋的MMS
（DFL）

如果技术操作是在侧卧位髋关节伸展下进行，那么此时与腰方肌相关的筋膜DFL也可能受膈肌前部影响。

侧卧位右侧腰方肌＋膈肌前部的MMS（DFL）（图9.13）

稳定手：患者左侧卧，髋部伸展呈0°，膝关节屈曲90°。治疗师的右手固定在右侧腰方肌上。

松动手：治疗师左手探查膈肌的右前

区，轻轻向颅侧滑动，使用星形理念，处理方法与上述技术相似。

侧卧位右侧腰方肌＋踝关节背伸/外翻的MMS（DFL）（图9.14）

患者处于与上述技术相同的体位，可通过屈膝位下结合踝关节被动生理性背伸和外翻来进一步探查腰方肌筋膜。这个动作增加了胫骨后肌的张力，也就是增加了DFL下段的张力。治疗师固定右侧腰方肌的手感觉

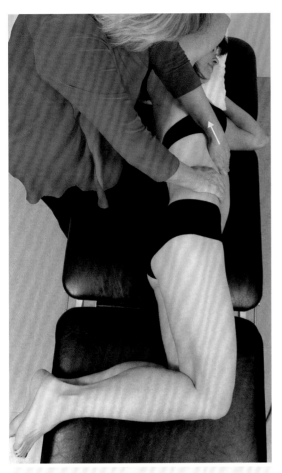

图9.13

侧卧位右侧腰方肌 + 膈肌前部的 MMS（DFL）

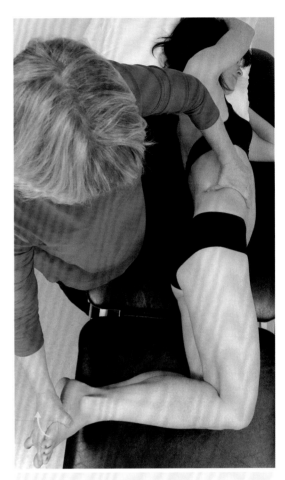

图9.14

侧卧位右侧腰方肌 + 踝背伸/外翻的 MMS（DFL）

到张力增加时（第一个阻力或 Maitland 的运动图的 R1），立即停止操作。如果这条筋膜线紧绷，那么，在踝关节达到最大范围的背伸和外翻之前，腰方肌会有向外侧移动的趋势。治疗师对腰方肌维持向内的压力，防止它向外侧移动。患者会感觉这是治疗师对右侧腰方肌施加了更大的压力，而实际上，治疗师只是在阻止固定点移动。如果感觉到紧绷（治疗师的两手之间可以感觉到快速的抵抗），就可以根据第4章中概述的方法来松动（治疗师反复进行踝关节被动生理性背伸

和外翻的同时对腰方肌维持稳定加压，过程中要始终能感觉到 R1（Maitland 中被动生理运动达到Ⅲ-级）。不断重复这个过程，直到治疗师的两手感觉到放松，一般需要5~8个来回。

病例报告9.1　Elena的病史*

　　Elena是一位42岁的患者，来治疗右侧下腰部疼痛（low back pain, LBP）。她在站立位、坐位和在健身房锻炼蹲起时疼痛感觉明显。既往有过腰痛病史，一位治疗师曾经联合应用松动术、干针和稳定性训练等方法成功将其治愈。最近再次出现腰痛，她又找到那位治疗师，该治疗师使用了和以往相似的治疗方法，但疗效较差。Elena在6个月前有过右侧腓骨骨折，现在恢复得很好。她目前右侧腰方肌尤为疼痛。在疼痛点上进行干针针刺并没有缓解疼痛。采用单腿站立和半蹲位的姿势对胸腰-骨盆-髋复合体进行动态稳定性测试，结果均为阴性。她的右足力学性能良好，足和踝关节周围肌肉的柔韧性也显示正常，没有疼痛。下一个要探查的内容是评估这位女士筋膜线的活动性。使用前面的方法发现腰方肌相关的体侧线并不紧绷。然而，腰方肌相关的DFL明显紧绷（"啊哈！终于找到了"）。在侧卧位增加踝关节的背伸和外翻以拉伸胫骨后肌，我能感觉到缩短的筋膜线与她的右侧腰方肌有明确的关联，经过两次治疗，她不再感觉到疼痛，可以再次从事体育活动了。

　　*请注意，为了保护其隐私，已经更改了她的名字。

与髋关节相关的骶外侧筋膜的MMS技术

　　在骶骨后方存在一些肌肉（及其相应的筋膜）的连接和（或）交叉。许多患者将这个部位的疼痛错误地称为"骶髂疼痛"。尽管骶髂关节（sacroiliac joint, SIJ）是骨盆疼痛的一个来源，而肌筋膜组织则是该部位疼痛的更常见原因。骶骨的外侧缘是肌肉附着的区域，主要有髋外旋肌、臀大肌以及最长肌的附着。髂肋肌的过度活动也可能会牵拉最长肌韧带（the long dorsal ligament, LDL），导致骶髂关节疼痛。下面的技术旨在放松与髋关节相关的骶骨外侧缘筋膜。

骶骨右外侧筋膜＋髋外旋的MMS（图9.15）

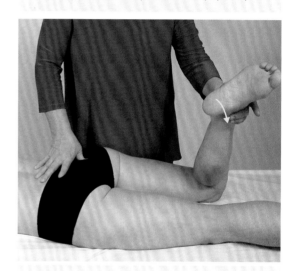

图9.15

骶骨外侧筋膜＋髋外旋的MMS

　　稳定手：患者俯卧位，腰椎中立位。治疗师站在患者的右侧，对骶骨右侧外缘施加P/A向的力，探查$S_{1\sim5}$紧绷的区域。

　　松动手：治疗师靠近尾侧的手在踝关节处支撑右侧下肢，进行髋关节被动生理性外旋运动。在触诊骶骨右侧外缘的手感觉到张力增加时（在Maitland运动图的第一个阻力或R1处），立即停止操作。如果该筋膜线紧张，在髋关节充分外旋之前（通常旋转45°~50°），骶骨会有向外侧尾向移动的趋势。患者会感觉是治疗师对骶骨增加了压力。治疗师对骶骨维持稳定压力，并反复进行髋关节的被动外旋运动，每一次运动都能感觉达到R1（Maitland术语为Ⅲ－级被动生理性运动）。重复这个步骤，直到治疗师双手之间感觉放松了，通常需要5~8个来回。

骶外侧筋膜＋髋内旋的MMS（图9.16）

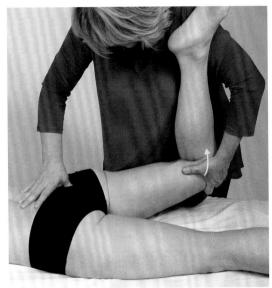

图9.17
骶外侧筋膜＋髋伸展的MMS

骶外侧筋膜＋髋内收的MMS

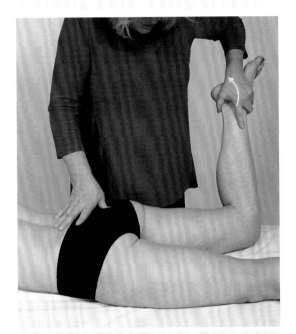

图9.16
骶外侧筋膜＋髋内旋的MMS

治疗师除了采用联合髋关节的生理性被动内旋进行探查之外，其他操作与上述方法相似。

骶外侧筋膜＋髋伸展的MMS（图9.17）

治疗师除了采用联合髋的生理性被动伸展进行探查外，其他操作与上述方法相似。

有些患者在俯卧位时，似乎更喜欢把双下肢放在外展位。在临床上，这些患者还习惯双腿分开站立，当要求将腿并拢站立时，他们会感到不适。我发现在这些病例中，骶外侧筋膜和髂胫束区域之间通常是紧绷的。在这种情况下，当治疗师将大腿从外展位移向中立位进行髋关节被动内收时，固定在骶骨外侧的手会感觉到张力突然增加。除了治疗师进行髋关节生理性被动内收外，治疗方法与上述方法相似。理想情况下，治疗师在感觉到骶外侧筋膜拉紧之前，髋关节的内收能超过中立位20°

骶结节韧带筋膜

骶结节韧带是骶髂关节稳定因素之一，骶骨前倾增加了这条韧带的张力（Vleeming et al., 1989）。它起于髂骨的内侧坐骨结节，

135

附着于髂后上棘、骶髂后韧带（部分与之融合）、骶骨下横结节、骶骨下段和尾骨上段外侧缘。作为肌筋膜，它向阴部内神经和血管筋膜鞘融合的方向延伸。下行的表层纤维与股二头肌腱连接（Vleeming et al., 1989），股二头肌也是筋膜 DFL 的一部分。因此，在探讨改善腰椎屈曲或屈曲活动度不足的技术时必须将其考虑在内。因为其与骨盆底有密切联系，需要探查与它相关的筋膜 DFL。最后，在髋关节相关肌筋膜受限的因素中，如果反复发生腘绳肌紧绷必须要考虑到骶结节韧带筋膜的问题。

与后表线相关的骶结节韧带的 MMS 技术

与 SBL（竖脊肌）相关的骶结节韧带的 MMS（图 9.18~9.20）

稳定手： 患者俯卧位，腰椎中立位。治疗师站在患者的左侧定位患者右侧骶结节韧

带的中点（参照点是坐骨结节和尾骨尖）。治疗师用右手拇指向颅侧外侧方向（与韧带纤维呈 45° 角）对韧带施加轻缓稳定的压力。

松动手： 治疗师的左手探查 SBL 上的组织（竖脊肌筋膜），向颅侧滑动筋膜（图 9.20）。再一次强调，星形理念是一种有用的

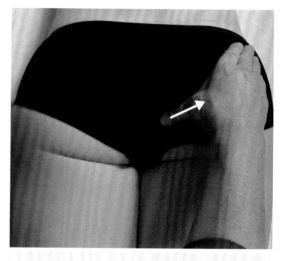

图 9.19
骶结节韧带的 MMS（拇指位置）

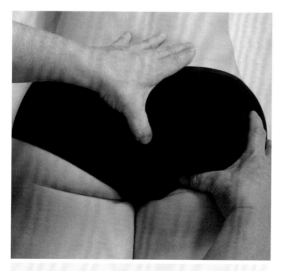

图 9.18
骶结节韧带的 MMS（参照点）

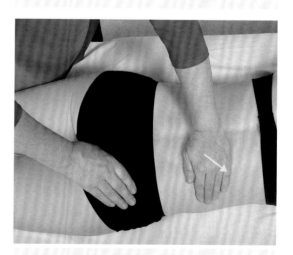

图 9.20
与 SBL（竖脊肌）相关的骶结节韧带的 MMS

方法，能确定哪些矢量位置对稳定手的拉力最大。当患者向颅侧或颅侧右侧或左侧方松动竖脊肌筋膜时，张力感觉可能最为明显。患者会感觉这种紧绷是由于治疗师对右侧骶结节韧带施加了更大的压力，而实际上，治疗师只是在阻止固定点的移动。如果没有觉察到紧绷，那么这部分的 SBL 并不紧张。如果可以感觉到紧绷（治疗师的两手之间可以感觉到快速的抵抗），就可以通过第 4 章中概述的方法来松动。

与 SBL（股二头肌）相关的骶结节韧带肌的 MMS（图 9.21）

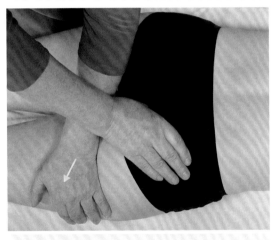

图 9.21

与 SBL（股二头肌）相关的骶结节韧带的 MMS

治疗师探查骶结节韧带下方的 SBL 组织，特别是股二头肌时，通常向尾侧移动。其余操作与上述方法一致。

与髋相关的骶结节韧带的 MMS 技术

稳定手： 除了治疗师左手固定在右侧骶结节韧带之外，其余操作与上述方法一致。

右侧骶结节韧带＋髋内旋的 MMS（图 9.22）

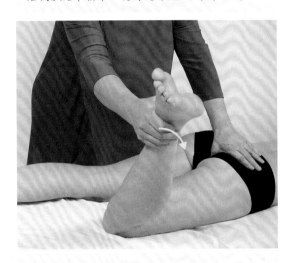

图 9.22

右侧骶结节韧带＋髋内旋的 MMS

松动手： 治疗师右手在踝关节处支撑右下肢，将髋关节生理性被动内旋，触诊骶结节韧带的手感觉到张力增加时（Maitland 运动图第一个阻力或 R1 位）立即停止。如果这条筋膜经线紧张，在髋关节达到完全内旋之前（通常在 45°左右），骶结节韧带的紧绷程度似有增加。患者会感觉是治疗师对韧带增加了压力。治疗师对髋关节反复进行被动生理性被动内旋运动，同时对韧带施加稳定的压力，每一次都能感觉到 R1（用 Maitland 中运动Ⅲ–级）。如此反复进行，直到治疗师的双手间感觉放松了，通常需要 5~8 个来回。

骶结节韧带＋髋外旋的 MMS（图 9.23）

除了治疗师探查髋关节被动生理性外旋之外，其他操作与上面的方法一致。

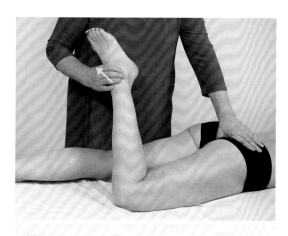

图9.23

骶结节韧带 + 髋外旋的MMS

骶结节韧带 + 髋后伸的MMS（图9.24）

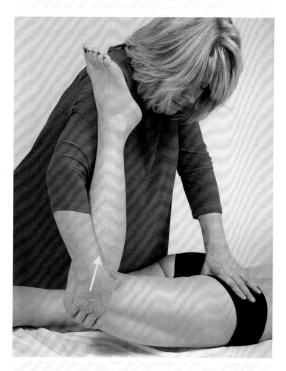

图9.24

骶结节韧带 + 髋后伸的MMS

这种方法与上面的方法相似，只是治疗

师联合的是髋生理性被动伸展。

与DFL相关的骶结节韧带的MMS（图9.25）

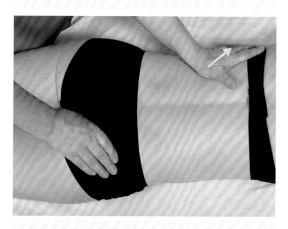

图9.25

与DFL（对侧膈肌后部）相关的骶结节韧带的MMS

稳定手： 参照上述方法，通过腰椎伸展，增加DFL的紧绷程度。

松动手： 治疗师左手探查DFL的组织，手法类似于与DFL相关的腰方肌MMS。因此，治疗师时膈肌后部（同侧和对侧），同侧膝关节屈曲及同侧踝关节背伸/外翻的探查都与骶结节韧带有关。下面举例描述与对侧膈肌后部相关的技术。

改良Butler技术治疗股神经的MMS（图9.26）

关于以下技术，在使用MMS技术时，我们将主要使用MMS的治疗理念的第3条。也就是说，将神经松动术转化为筋膜技术（关于使用MMS的治疗理念，（参见第4章）。

松动腰椎小关节治疗股神经的技术是众所周知的（Butler，1991）。一般是在腰椎伸展体位下松动同侧$L_{2\sim4}$关节突关节，同侧膝

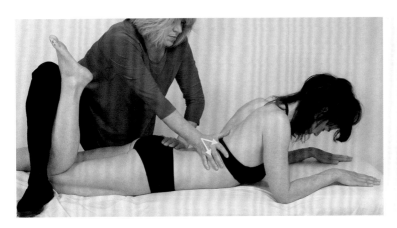

图 9.26
改良 Butler 技术治疗股神经的
MMS

关节屈曲 90°，颈椎屈曲。从更广泛的角度考虑，要包括肌筋膜组织的方法，治疗师可以用一只手固定对侧髂骨来改良这项技术（类似本章中的图 9.5）。治疗师也可以探查 $L_{2\sim4}$ 水平范围以外的节段，向上或者向下，包括胸腰筋膜和低位肋骨。治疗理念与其他 MMS 技术相同。

请注意，股神经也可能受到腹股沟韧带区域紧绷程度的影响，该技术将在第 11 章中描述。

总结

本章的技术集中于与腰椎–骨盆部相关的筋膜连接，包括有关胸腰筋膜、腰方肌筋膜、骶外侧筋膜、骶结节韧带筋膜和股神经周围筋膜技术。如果胸腰椎、腰椎和骨盆存在持续性疼痛，这些筋膜组织通常有问题，可使用 MMS 技术进行治疗。下一章将重点介绍骨盆底相关技术。

第10章 | 骨盆底

为什么要在此讨论盆底？难道这不属于一个独立的物理治疗领域吗？

盆底与泌尿、产科、妇科、生殖、结直肠和胃肠道等专业相关。盆底与维持姿势、呼吸、脊柱稳定性、大小便控制、上肢运动和淋巴液平衡功能密不可分（Hodges et al., 2007；Clifton-Smith & Rowley, 2011）。

盆底物理治疗师在这方面有非常丰富的知识，然而，如果不把身体作为整体来考虑，也不会取得满意的治疗效果。ISM方法（Lee & Lee, 2011a）能够确定功能障碍是源于盆底，还是胸椎、颅骨或者足部等身体其他部位。

处理盆底、骨盆和髋关节反复出现的症状可以选择另一种方法，就是将盆底肌群视为筋膜线的组成部分，尤其是前深线（DFL）。因为DFL与盆底肌的反复紧张有关，所以，通过评估和治疗紧绷的DFL可以取得很好的效果。

此外，需要考虑的因素是腹壁筋膜与盆底及腰椎筋膜相延续（Stecco C., et al., 2005）（图10.1）。

包绕深腹部及周围组织的"双袋"筋膜结构恰好展示了每一层组织之间是如何联系的，这也是女性怀孕后会下腰痛的原因之一，尤其是剖宫产女性。由于筋膜活动受限，必然就改变了盆底的功能、运动和稳定性。由于"双袋"筋膜结构将两个部位联系在一起，第8章描述的腹壁筋膜技术可能有助于解决盆底问题。

本章将介绍评估和治疗盆底肌（阴道外）与DFL之间筋膜连接的MMS技术。虽然没有提及阴道内技术，盆底治疗师也可以使用阴道内技术用来达到相似的治疗目的。

本章将介绍以下技术：

- 与DFL相关的闭孔内肌（obturator internus, OI）
- 与DFL相关的坐骨尾骨肌
- 与DFL相关的闭孔外肌（obturator externus, OE）
- 骶前筋膜

这些技术的适应证包括：

- 专业盆底治疗师治疗效果欠佳的盆底疼痛
- 盆底损伤（运动导致、产后）
- 腹部和（或）盆腔手术史（剖宫产手术、腹股沟疝修补术等）
- 持续性髋关节和（或）腹股沟疼痛及活动受限
- 臀部和骶部持续性疼痛
- 髋部加压顺从测试提示盆底矢量有问题（请参阅第11章对该测试的描述，因为它与髋部有关）

MMS技术的治疗理念

在本章中，我们主要运用MMS的治疗理念的第1条（参见第4章），那就是选定一个反复发生功能障碍的关节或肌筋膜触发点，探查与之相关的筋膜线。治疗师固定反复发生障碍的关节或肌筋膜触发点，评估与之相关的筋膜线张力，寻找两手之间早期出现的张力。

根据组织的反应，可以采用以下方法：

- 振荡技术（Ⅲ−级、Ⅲ级、Ⅲ＋级）
- 持续加压
- 谐波手法（Dr Laurie Hartman）

因为这个区域很敏感，所以，建议第一次治疗一定采用顺从技术，用持续加压而不用振荡的方法。有关MMS的治疗理念的详细内容，请参阅第4章。

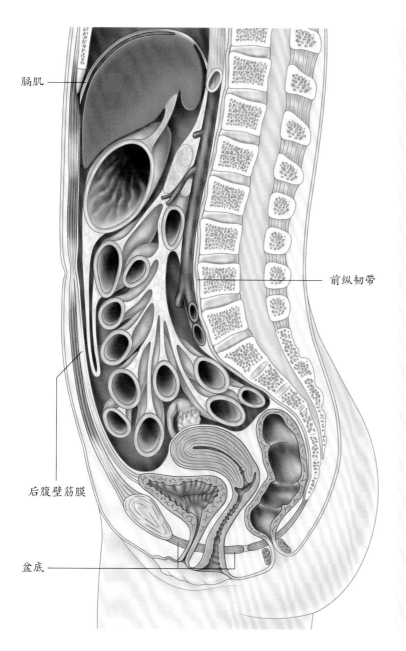

膈肌

前纵韧带

后腹壁筋膜

盆底

图10.1

DFL——盆底筋膜与前纵
韧带（anterior longitudinal
ligament，ALL）、骶前筋膜
和后腹壁筋膜相连，包绕内
脏筋膜和膈肌

盆底和髋外旋肌的MMS治疗：DFL

较小的髋外旋肌（梨状肌、闭孔内肌、
闭孔外肌、上下孖肌、股方肌）对骶髂关
节、髋部和盆底保持最佳功能具有重要意义
（图10.2）。

闭孔内肌是一块扇形肌，部分起于覆盖

闭孔的闭孔膜内表面，它的肌腱止于股骨大
转子的近端。

然而，很少有人知道左右两侧闭孔内肌
的筋膜通过盆底互相连接，这个通过盆底的
功能链连接了两侧大转子。所以，从筋膜的
角度来看，为了充分探查右闭孔内肌的筋

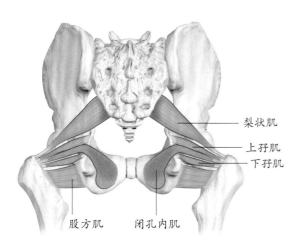

图10.2

髋外旋肌——连接盆底和髋部

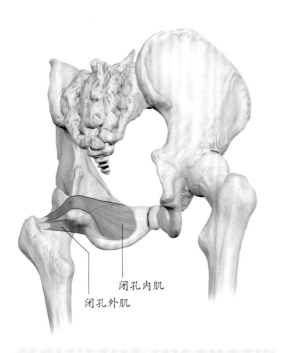

图10.3

闭孔内肌：左侧闭孔内肌通过盆底的筋膜带与右侧闭孔内肌相连。这种连接会影响髋关节的位置和功能

膜，应该评估其与左右两侧髋部运动的关系，以及沿DFL链向上直到膈肌和更高部位的关系（图10.3）。

右侧闭孔内肌筋膜的MMS：与骨盆相关（DFL）

右侧闭孔内肌筋膜的MMS：与同侧骶骨底相关（图10.4~10.7）

稳定手： 患者俯卧，腰椎中立位，治疗师立于患者右侧，施行右侧闭孔内肌治疗技术。用左手手指缓慢而轻柔地触摸坐骨结节内侧的肌肉，并向颅侧和外侧滑动。

松动手： 治疗师用右手使用单向的力P/A向，探查右侧骶骨底区域。如果这条筋膜线很紧张，治疗师稳定手下方会感到张力增加，感觉闭孔内肌似乎要向内侧推出。当治疗师阻止闭孔内肌活动时，患者会感觉治疗师在右侧闭孔内肌上施加了更大的压力。如果没有感觉到张力，那么这部分DFL并不紧张（注意是腰椎中立位）。如果感觉到紧绷（治疗师的两手之间感觉到即刻的阻力），那么，就可以按照第4章所述的方法进行松动。

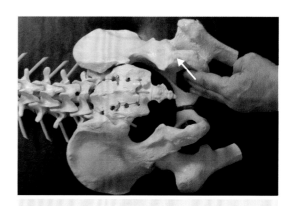

图10.4

固定右侧闭孔内肌筋膜的MMS——骨骼模型

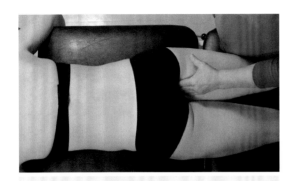

图10.5

固定右侧闭孔内肌筋膜的MMS——人体模特

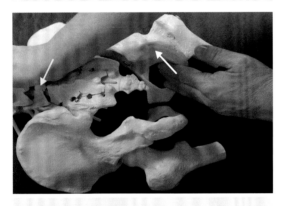

图10.6

与同侧骶骨底相关的右侧闭孔内肌筋膜的MMS——骨骼模型

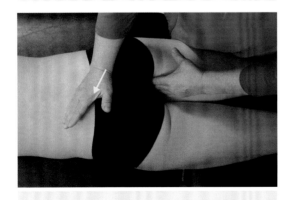

图10.7

与同侧骶骨底相关的右侧闭孔内肌筋膜的MMS——人体模特

强化手法: 所有关于盆底的操作技术都可以在腰椎伸展姿势下重复原技术来进行加强。在本操作中,患者肘部支撑,双手托下颌,用这个姿势来减少腰伸肌的过度激活。

右侧闭孔内肌筋膜MMS:与同侧髂骨相关(DFL)(图10.8,图10.9)

除了治疗师沿着髂嵴P/A向加压探查同侧(右侧)髂骨外,其余操作均与上述方法相似。这里会用到星形理念来确定在稳定手

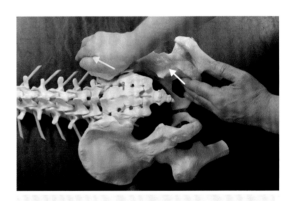

图10.8

与同侧髂骨相关的右侧闭孔内肌筋膜的MMS——骨骼模型

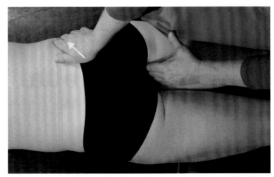

图10.9

与同侧髂骨相关的右侧闭孔内肌筋膜的MMS——人体模特

下方哪个矢量的牵拉力最大。当髂骨被轻轻地向前推时会感觉到张力最大，这种感觉就像髂骨在向前或前外旋转。

右侧闭孔内肌筋膜MMS：与对侧髂骨相关的（DFL）（图10.10）

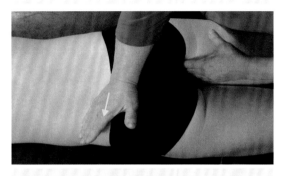

图10.10

右侧闭孔内肌筋膜MMS：与对侧髂骨相关

除了治疗师沿着髂嵴用P/A向施压探查对侧（左侧）髂骨外，其余操作均与上述方法相似。这里会用到星形理念来确定在稳定手下方哪个矢量的牵拉力最大。通常当髂骨被轻轻地向前推时会感觉到张力最大，这种感觉就像髂骨在向前或前外方旋转。

右侧闭孔内肌筋膜MMS：与同侧膈肌后部相关（DFL）（图10.11）

除了治疗师用右手探查同侧（右膈肌后部外），以及反向颅侧和外侧轻柔地滑动膈肌后部外，其余操作均与上述方法相似。这里会用到星形理念来确定在稳定手下方哪个矢量的牵拉力最大。当向颅侧或向颅侧偏右或偏左轻轻推膈肌时稳定手下可能会感觉到张力最大。当治疗师只是阻止闭孔内肌固定点移动时，患者可能感觉治疗师在右侧闭孔内肌上施加了更大的推力。如果没有

感觉到张力，那么，在腰椎中立位这部分DFL并不紧张。不过，可以保持腰椎伸展位（前文已有描述）进一步探查，如果感觉到张力（治疗师的两手之间感觉到即刻的阻力），那么就可以按照第4章所述的方法进行松动：在膈肌最受限的方向重复进行P/A向松动时，治疗师要对闭孔内肌保持压力以阻止它移动。

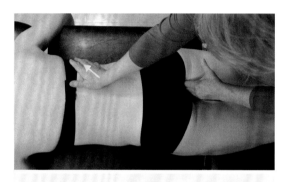

图10.11

右侧闭孔内肌筋膜MMS：与同侧膈肌后部相关（DFL）

右侧闭孔内肌筋膜MMS：与对侧膈肌后部相关（DFL）（图10.12）

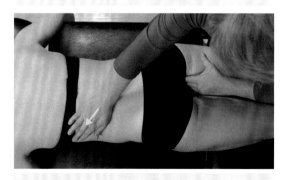

图10.12

右侧闭孔内肌筋膜MMS：与对侧膈肌后部相关（DFL）

除了治疗师用右手探查对侧（左侧）下胸部外，其余操作均与上述技术相似。

右侧闭孔内肌筋膜 MMS：与膈肌中心腱相关
（DFL）（图 10.13）

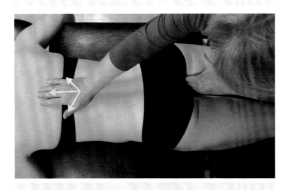

图 10.13

与膈肌中心腱相关的右侧闭孔内肌筋膜 MMS
（DFL）

治疗师除了探查胸腰连结正中部位，其余操作均与上述方法相似。膈肌中心腱附着于 L_1~L_3 的椎体，但食管开口在 T_{10} 处，主动脉开口在 T_{12} 处，因此，应该探查 T_{10}~L_3 的区域。治疗师以棘突下方为着力点，轻轻地向颅侧滑动胸腰筋膜。同样会用到星形理念来确定哪个矢量对稳定手下方的牵拉力最大。当胸腰筋膜组织被轻轻地向颅侧或颅侧偏右或偏左方向滑动时，稳定手可能会感觉到张力最大。当治疗师仅是阻止固定点移动时，患者可能感觉治疗师在右侧闭孔内肌上施加了很大的压力。

右侧闭孔内肌筋膜 MMS：与同侧大转子相关
（图 10.14，图 10.15）

除了治疗师右手使用 P/A 向的力探查同侧（右侧）大转子区域外，其余操作均与上述方法相似。如果 DFL 的这一部分紧绷，当治疗师仅是阻止固定点移动时，而患者感觉治疗师在右侧闭孔内肌上施加了很大的压

力。如果没有感觉到张力，那么，在腰椎中立位这部分 DFL 并不紧张。不过，可以在腰椎伸展位进行进一步探查（前文已有描述）。如果感觉到张力（治疗师的两手之间感觉到即刻的阻力），那么，就可以按照第 4 章所述的方法进行松动。

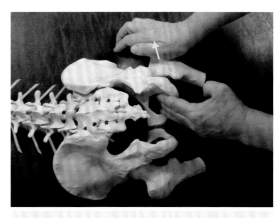

图 10.14

与同侧大转子相关的右侧闭孔内肌筋膜 MMS——
骨骼模型

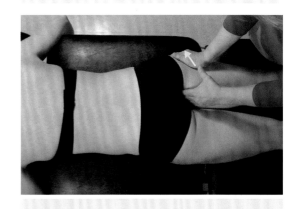

图 10.15

与同侧大转子相关的右侧闭孔内肌筋膜 MMS——
人体模特

右侧闭孔内肌筋膜 MMS：与对侧大转子相关
（图 10.16，图 10.17）

由于两个大转子之间有筋膜带相连，左侧髋部的张力可能会影响右侧闭孔内肌筋膜。治疗师除了探查对侧大转子区域外，其余操作均与上述方法相似。

右侧闭孔内肌筋膜 MMS：与髋关节生理范围内被动运动相关（同侧或对侧）（图 10.18，图 10.19）

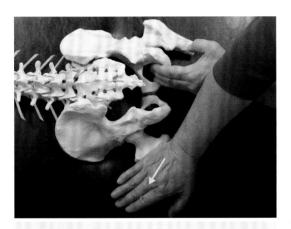

图 10.16

与对侧大转子相关的右侧闭孔内肌筋膜 MMS——骨骼模型

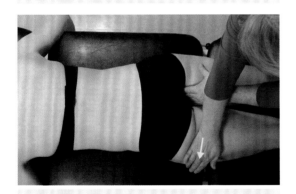

图 10.17

与对侧大转子相关的右侧闭孔内肌筋膜 MMS——人体模特

右侧闭孔内肌筋膜 MMS：与髋关节相关

治疗师除了在生理范围内被动活动髋关节并施加压力以探查这部分 DFL 外，其余操作

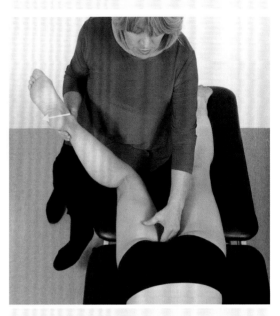

图 10.18

右侧闭孔内肌筋膜 MMS：与髋关节被动内旋相关（同侧）

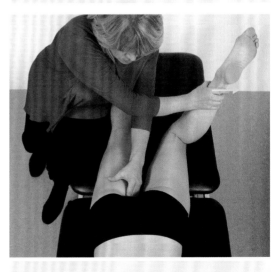

图 10.19

右侧闭孔内肌筋膜 MMS：与髋关节被动内旋相关（对侧）

均与上述方法类似。可以在同侧或对侧髋部进
行操作。下面的例子描述了与同侧和对侧髋关
节内旋相关的右侧闭孔内肌 MMS。此外，髋
关节生理活动范围内的被动伸展和外展也有
助于探查 DFL 的筋膜。在右髋关节内旋的例子
中，治疗师右手在踝关节处支撑下肢，使髋关
节被动内旋，当位于闭孔内肌的手感觉到张
力即刻增加时（即出现第一个阻力或 Maitland
运动图示的 R1）停止。如果这条筋膜线紧张，
在髋关节完全被动内旋之前（通常在 45°左
右）治疗师的手会被右侧闭孔内肌拱起。患者
会认为治疗师在右侧闭孔内肌上增大了压力。
治疗师在闭孔内肌上保持稳定的压力，同时重
复髋关节被动内旋运动，每次都要到 R1 的程
度（Maitland 生理性被动运动Ⅲ-级）。重复进
行这一过程，直到治疗师的两手间感到放松，
通常需要 5~8 个来回。

右侧坐骨尾骨肌筋膜 MMS

　　坐骨尾骨肌是盆底的一块肌肉，位于肛
提肌后、骶棘韧带前。由肌肉和肌腱组成三
角形平面，起自坐骨棘和骶棘韧带，附着于
尾骨和骶骨下缘。
　　与提肛肌共同形成盆膈（图 10.20）。
　　它辅助肛提肌和梨状肌共同闭合骨盆背
侧出口。"夹臀的患者"（这些患者过度使用
髋外旋肌来保持骨盆或髋的稳定），坐骨尾
骨肌张力经常过高（Lee & Lee，2011b）。如
果肌肉的局部治疗效果不好，治疗师应该松
动与这块肌肉相关的 DFL 筋膜。

右侧坐骨尾骨肌筋膜 MMS：与髋关节和 DFL 相
关（图 10.21，图 10.22）

稳定手：患者俯卧，腰椎中立位。治疗

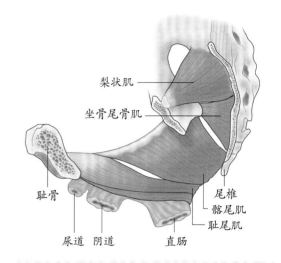

图 10.20
盆底肌侧面图，包括坐骨尾骨肌

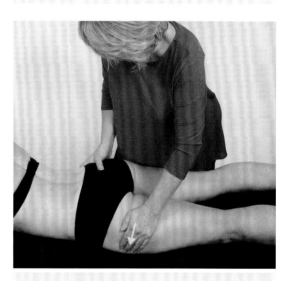

图 10.21
右侧坐骨尾骨肌筋膜 MMS：与对侧大转子相关

师立于患者右侧，用右手的手指或拇指实施
右侧坐骨尾骨肌手法治疗。治疗师固定骶骨
下缘和尾骨区域的肌肉起始部 P/A 向用力。
　　松动手：治疗师探查与闭孔内肌筋膜相
关技术中所描述的 DFL 类似区域。下面的例

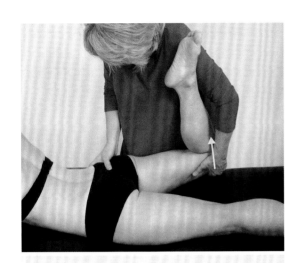

图10.22

右侧坐骨尾骨肌筋膜MMS：与同侧髋部伸展相关

子描述了与对侧大转子及同侧髋关节伸展相关的MMS技术。实事上，对髋关节生理范围内不同程度及方向被动运动都可以进行探查。同样，也可以在腰椎伸展位下重复进行来进一步加强这些技术。

右侧闭孔外肌筋膜MMS（图10.23，图10.24）

闭孔外肌是一块扁平的三角形肌，覆盖在骨盆前壁的外表面。它起自闭孔外膜、耻骨及坐骨缘，附着于大转子内表面的转子间窝。可以在短收肌和耻骨肌之间进行触诊。由于这是一个非常敏感的区域，应该缓慢而轻柔地触诊这块肌肉。

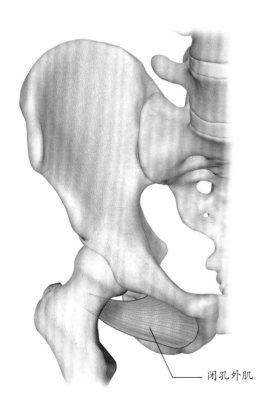

图10.23

闭孔外肌：覆盖骨盆壁前侧并附着于髂骨后侧

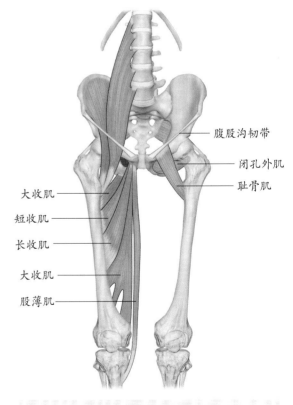

图10.24

闭孔外肌与耻骨肌及内收肌群的关系

右侧闭孔外肌筋膜MMS：拇指位置（图10.25）

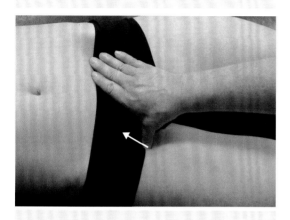

图10.25

右侧闭孔外肌筋膜MMS：拇指位置

右闭孔外肌筋膜MMS：与髋内收肌相关（DFL）
（图10.26）

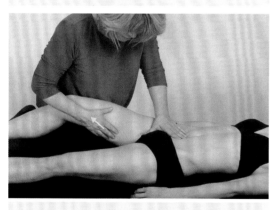

图10.26

右侧闭孔外肌筋膜MMS：与髋内收肌相关
（DFL）

稳定手： 患者仰卧位，由治疗师的大腿支撑同侧髋关节屈曲约45°。治疗师立于患者右侧实施右侧闭孔外肌手法操作。治疗师用左手拇指固定闭孔外肌，在短收肌和耻骨肌之间轻轻滑动。

松动手： 治疗师用右手探查右髋内收肌，一般是向尾侧探查，使用星形理念。可以从髋部到膝内侧探查内收肌筋膜。如果这部分DFL有紧绷，当治疗师仅是阻止固定点移动时，患者就感觉好像治疗师在右侧闭孔外肌施加了很大的压力。如果没有感觉到张力，那么，这部分DFL没有紧绷。如果感觉到张力（治疗师的两手之间感觉到即刻的阻力），那么，就可以按照第4章所述的方法进行松动。建议使用顺从方法。

右侧闭孔外肌筋膜MMS：与踝关节背伸/外翻相关（DFL）（图10.27）

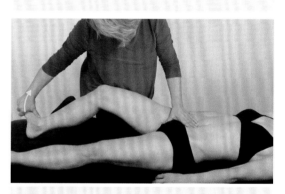

图10.27

右侧闭孔外肌筋膜MMS：与踝关节背伸/外翻相关（DFL）

除了治疗师在生理范围内被动背伸/外翻踝关节来增加DFL筋膜的张力外，其余操作均与上述方法相似。

右侧闭孔外肌筋膜MMS：与同侧膈肌前部相关（DFL）（图10.28）

除了治疗师探查同侧膈肌前部（使用星形理念）外，其余操作均与上述方法相似。适当的组织触压深度对于触及DFL筋膜很重要。

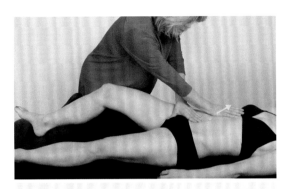

图10.28

右侧闭孔外肌筋膜MMS：与同侧膈肌前部相关
（DFL）

右侧闭孔外肌筋膜MMS：与对侧膈肌前部相关
（DFL）（图10.29）

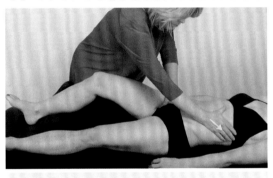

图10.29

右侧闭孔外肌筋膜MMS：与对侧膈肌前部相关
（DFL）

除了治疗师探查对侧膈肌前部（使用星形理念）外，其余操作均与上述方法相似。适当的组织触压深度对于触及DFL筋膜很重要。

右侧闭孔外肌筋膜MMS：与心包筋膜相关
（DFL）（图10.30）

治疗师除了探查心包筋膜（使用星形理念），其余操作均与上述方法相似。适当的

组织触压深度对于触及DFL筋膜很重要。

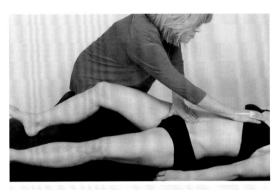

图10.30

右侧闭孔外肌筋膜MMS：与心包筋膜相关（DFL）

骶前筋膜MMS

骶前筋膜受神经支配，它可能是骶骨区疼痛的来源。如果患者主诉骶部疼痛，而治疗师在骶骨后部的触诊结果为阴性，那么问题很可能来源于骶前筋膜。

松动骶前筋膜的技术是第7章中用于枕骨与骶骨之间平衡的技术改良而来的。骶前筋膜可以在患者侧卧、髋0°伸展、屈膝90°位间接触及。由于骶前筋膜是DFL的一部分，髋关节伸展和膝关节屈曲会增加DFL筋膜的张力，所以，这项技术能够松动骶前筋膜。

治疗师面对患者的背部。一只手成弧形托着患者枕部，手掌尽可能地靠近枕骨底部；另一只手成弧形托骶骨，手掌尽可能靠近骶骨底部（图10.31）。治疗师的手渐渐进入组织，在治疗过程中感受肌筋膜组织的放松。然后，治疗师的两手小心而稳定地做分离动作，直至两手之间感到相连。这项技术最好使用持续的压力。"顺从"疗法的基础是给筋膜组织负荷（建立张力线上第一个阻力），然后观察身体对张力的反应。当身体

在多个方向进行微调整时，治疗师可能会感到两手之间的张力增加。这种感觉类似于扭转的皮筋在自动松开。治疗师紧跟这个松解过程并阻止骶骨（或枕骨）回到原位，这种紧张感会逐渐增加，然后突然放松，时间常在 1 分钟内。这种放松伴随着一种流动感，通常是治疗性脉冲。除了固定骶骨底部（S_1），治疗师还可以固定在 S_2、S_3 或 S_4。

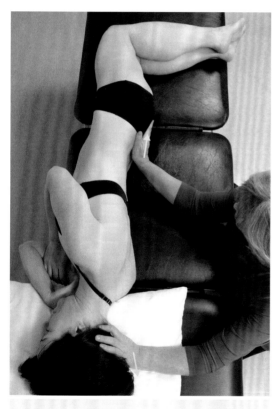

图 10.31

骶前筋膜 MMS

案例报告 10.1　Katherine 的病史*

盆底内侧肌和 DFL

　　Katherine 是一名 22 岁的实习教师，

主诉左侧骶骨外侧疼痛，以及会阴部和尾骨疼痛史 3 年。下半身左侧症状出现前 1 年由于乘船意外导致颈部轻微扭伤，无其他外伤史。曾经因磨牙而导致的头痛，在增加颞下颌关节肌按摩和夜间矫形器使用后症状已经改善。她的下半身左侧症状是在爬过一个大雪堤后开始出现的。她曾被诊断为梨状肌综合征，并看过其他物理治疗师的门诊，进行过骶髂关节和腰椎手法治疗，腰椎和梨状肌干针治疗，还接受过稳定性训练，但症状几乎没有改善。腰椎、骨盆 MRI 检查结果显示未见异常。她曾咨询过许多妇科医生，都对她的疼痛给出解释。她还就诊过一位专门从事盆底功能障碍的物理治疗师，经过训练后症状减轻了大概 30%。后来这位盆底治疗师的治疗达到了一个平台期，她将 Katherine 介绍到我这里进行肌筋膜评估。Katherine 的症状在行走半小时以上以及上下楼梯、做弓步和下蹲时加重，这都让她无法进行体育运动（她曾是田径运动员），她担心在新的工作场所需要爬楼梯。此外，性生活也会引起疼痛。

　　初步评估结果如下：

- 骨盆位置检查显示骨盆右旋伴右倾
- 股骨头位置检查显示左股骨头相对于髋骨前移
- 胸腔位置检查显示第 9 肋胸廓环左移（胸椎相对右旋）
- 腰椎主动关节活动范围正常，仅在伸展活动末端时出现疼痛
- 腰椎被动运动和椎间附属运动测试正常
- 骶髂关节活动范围也在正常范围内，但 A/P 向的附属滑动有"黏

着的"终末感觉

- 腰椎不稳定性测试（A/P向剪切、旋转稳定性）阴性
- 被动动态不稳定性测试与半蹲测试：
  - 左侧骶髂关节显示"未锁定"[相对于髂骨骶骨左侧底反章动（类似仰头活动）]
  - 左髋向前滑动增加
  - 左膝和左足都无明显异常
  - 腹横肌的激活并没有改善半蹲测试结果
  - 胸廓环移位的矫正并没有同时矫正骶髂关节"未锁定"
  - 髋关节位置矫正改善了一部分骶髂关节"未锁定"（难以进行髋关节位置的完全矫正）
- 左髋关节活动范围测试如下
- 屈曲内收至1/3范围时腹股沟前部疼痛
  - 屈曲90°位下内旋达25°，在活动范围末端出现骶部疼痛
  - 屈曲90°位下外旋达45°
  - FABER测试至1/2位时，产生骶骨、阴部和尾骨疼痛
  - 伸展10°
- 髋关节A/P向"加压顺从"测试显示负荷刚开始是来自骨盆底的肌筋膜矢量，紧接着是来自左侧髂肌和腹部的牵拉矢量（见第11章）
- 筋膜评估：DFL受限尤其是与以下几方面有关
  - 与左右骶骨底、左右髂骨、两侧膈肌后部、左侧胫骨后肌（背伸/外翻）相关的左侧闭孔内肌；初始在腰椎中立位，后来在腰椎伸展位

  - 在左侧骶骨底伴左侧A/P向尾侧；踝关节背伸/外翻位（参见第7章）
  - 在左侧髋内旋、髋伸展和髋内收的骶骨左外侧

我最初认为她的左髋关节的问题引起了骶尾部疼痛，而与DFL相关的肌筋膜矢量使得股骨头在深蹲动作中偏离中心。

- 进一步的筋膜评估显示DFL的其他部位也受到了影响（随后得到了治疗）
  - 右髋关节内旋的左骶结节韧带（腰椎中立位，后为伸展位）
  - DFL的左髂肌（参见第9章）
  - 侧卧位DFL的左腰方肌（参见第9章）
  - 腰椎伸展位与髋关节伸展、内收位的左腰方肌（参见第9章）
  - 与内收肌、腰肌、心包和胫骨后肌相关的左闭孔外肌（背伸和外翻）。在随后的治疗中，也使用了髋关节Faber动作作为与闭孔外肌相关的生理范围内被动运动
  - 骶前筋膜
  - 与DFL（心包、膈肌、胫骨后肌的背屈/外翻）相关的颞肌（R>L）（参见第6章）
  - 与膀胱、膈肌前部、心包、内收肌和胫骨后肌（背伸/外翻）相关的盆底内部（左侧耻骨尾骨肌）。在随后的治疗中，也使用髋关节Faber动作作为与耻骨坐骨肌相关的生理范围内被动运动。

随着筋膜受限得到松解，随后在各种姿势下进行稳定性训练以提高腰骨盆-髋关节的控制。（之前她曾和不同的医生尝试过稳定性训练，但是很难完成，

并且没有效果）。注意，这不是"立竿见影"的案例，由于她的筋膜功能障碍存在于多层中，"剥离"这些层需要很多时间。治疗1年后，她可以顺利进行工作，爬楼梯，还可以做排球教练，还可以打篮球，也恢复了无痛的性生活。她感谢我"给了她第二次生命"。正是这样的一些案例在我们工作不顺利的时候给了我们继续自己职业的动力。

*为了保护患者的隐私，名字已更改。

总结

本章的技术重点在于腰骨盆区域的肌筋膜连接，特别是与DFL、髋关节及坐骨尾骨肌相关的闭孔内肌、与DFL和骶前筋膜相关的闭孔外肌。在持续性胸腰连结、腰椎、骨盆底和髋关节疼痛的病例中，这些组织经常出现问题，应该使用MMS技术进行探查。盆底治疗师也可以使用阴道内技术来达到类似的效果。

下一章将集中讨论下肢的治疗技术。

当治疗下肢存在问题的患者时，手法治疗师要评估和治疗下肢的关节（髋关节、胫股关节、髌股关节、近远端胫腓关节及踝足关节）。此外，还会评估和治疗下半身肌肉，以恢复肌张力增高或紧绷与肌力减弱之间的平衡。也会评估和治疗下半身神经的可动性。然而，如果不考虑筋膜系统，仅松动关节和神经、拉伸和增强单个肌肉力量，只能获得部分治疗效果。

本章将重点介绍髋、大腿、膝、小腿和踝/足之间的肌筋膜连接。

包括：

· 与SFL和DFL相关的股四头肌筋膜
· 与筋膜体侧线相关的髂胫束（见第9章）
· 股二头肌筋膜及其在胫骨外旋中的作用
· 腹股沟韧带周围筋膜及其在盆腔出口综合征中的作用
· 与DFL相关的内收肌筋膜
· 膝和近端胫腓关节周围筋膜（与SFL和DFL有关）
· 与足相关的小腿筋膜（内侧和外侧）
· 足底筋膜和拇长屈肌（FHL）
· 与槌状趾相关的小腿前筋膜（SFL）
· 将下肢关节松动术转化为筋膜技术的理念
· 足踝部感知放松技术

本章MMS的适应证

· 尽管采用了以下治疗方法，仍反复出现下肢疼痛：
　－髋关节、膝关节、髌骨、胫腓关节、足踝关节松动术或手法治疗
　－手法或干针技术下肢肌肉触发点
　－下半身稳定性和肌力训练
· 当寻找膝关节非关节源性屈曲受限的原

因时，应考虑股四头肌筋膜
· 同样，小腿筋膜过紧是影响踝关节活动范围，尤其是踝关节背伸受限的常见原因
· 槌状趾的全面评估应该不仅包括评估足部和趾关节，还包括小腿前筋膜和跖筋膜

姿势分析

股骨头与髂骨的相对位置（图11.1）

股骨头处于髋臼的中央是髋关节结构正常所需的必备条件，这要求所有肌力矢量处于平衡状态。治疗师用右手触诊位于髂前上棘和耻骨联合之间、腹股沟韧带稍下方的股骨头，来评估其位置。治疗师的右拇指置于大转子的后缘，左手从前后方包绕着同侧髂骨，然后将触诊股骨右手的位置与左手进行对比。"夹臀（butt gripping）"者站立时髋深层外旋肌（包括梨状肌、闭孔肌、孖肌和股方肌）通常过度激活，这种方式会把大转子拉向后方，使得股骨头被动前移（Lee & Lee，2011）。可以使用局部肌肉放松技术（手法或干针）来治疗这些肌肉，但如果张力仍较高，最好考虑一下与这些肌肉相关的筋膜线，特别注意DFL是否紧张。

中立位站立时，距骨头应位于胫腓骨远端的中间位置，可以通过触诊距骨穹顶的内外侧来确定距骨的位置。前足既不应该过度旋后也不能过度旋前，小腿不应该内旋或外旋（Lee & Lee，2011）。

· 如果筋膜前深线受限，会使足部跟骨内翻、前足旋后。
· 此外，体侧线受限会使跟骨外翻、距骨跖屈内收，并使中足过度旋前（图11.2）。

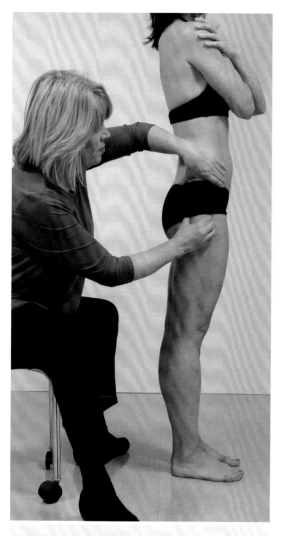

图11.1

髋关节相对于髂骨的相对位置

足的位置（图11.2）

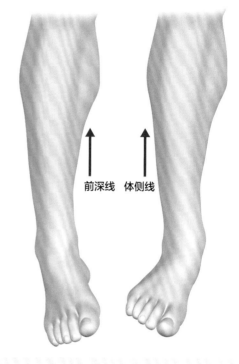

图11.2

前深线（DFL）和体侧线（LL）对足部的影响

功能测试

下蹲测试

半蹲位髋部评估（图11.3）

任何一侧受限都会影响足部承重区域，并可能成为身体其他部位功能障碍的"驱动因素"（原发或继发）（ISM技术）。

- 筋膜线的失衡也可能会影响膝关节，使其处于外翻或内翻位。
- 股二头肌及其筋膜的过度受限通常是导致胫骨过度外旋的原因之一（"鸭足"）。

如果主观检查发现患者蹲坐困难，那么就要进行这个功能测试。治疗师一手触诊髂骨，另一手触诊股骨头（参见"姿势分析"）。患者采用半蹲姿势，治疗师评估是否有负荷传输失效（FLT）。如果患者能很好地转移负荷，髋起始于中心位，在整个下蹲测试过程中都保持中立位。FLT的常见模式，通常表现为髋关节起始于偏前位，测试过程

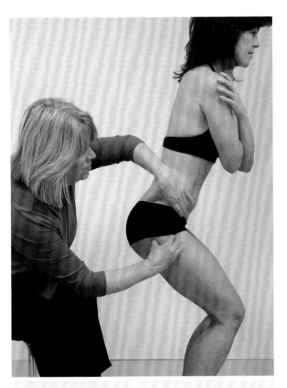

图11.3
半蹲位髋部评估

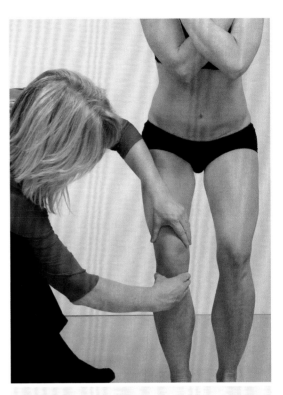

图11.4
半蹲位膝关节评估

中或者更向前移或者伴有内旋（Lee & Lee，2011）。这可能是由于臀中肌后部纤维的无力所致该肌可抑制髋过度内旋，但这一"无力"可能由于现存肌筋膜功能异常导致肌肉功能的抑制。在使用适当的MMS治疗后，再一次进行功能测试和徒手肌力评定，治疗师就会辨别臀中肌是否确实无力。

半蹲位膝关节评估（图11.4）

治疗师也可以用这个测试来评估膝关节，一只手置于股骨远端，另一只手触诊胫骨近端。正常情况下，当膝关节完全伸展时，胫骨相对于股骨轻微外旋。如果运动模式良好，随着膝关节的屈曲，我们期望在下蹲的起始，看到胫骨的轻微内旋，因为膝关节首先需要解开"旋锁机制"产生的胫骨外旋。在之后的下蹲测试过程中，胫骨应该相对于股骨保持中立位。如果有FLT，远端手将表现出相对于股骨的扭转，通常为胫骨外旋。治疗师必须清楚，这种扭转的原因可能不在膝关节本身，可能由于足、髋、骨盆或胸部（Lee & Lee，2011）等其他原因。不管是什么原因，再次评估依然可以选择半蹲测试。

半蹲位足部评估（距骨和第一跖列）（图11.5，图11.6）

也可通过下蹲测试来评估足部是否有FLT，距小腿（踝）关节背伸的正常生物力

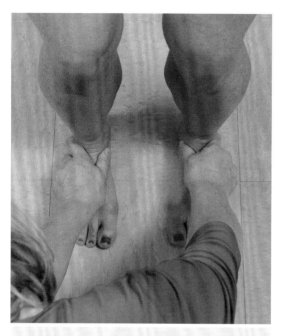

图11.5
半蹲位足部评估（距骨）

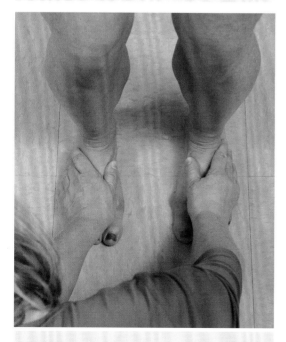

图11.6
半蹲位足部评估（舟骨）

学需要距骨相对于远端胫腓关节的A/P向滑动以及附属滚动运动（Maitland A/P向倾斜）。然而，肌筋膜组织的SBL过度紧张会导致背伸受限。如果距小腿关节背伸受限（无论是由于关节的原因还是筋膜的原因），半蹲姿势常见的代偿动作表现为距骨的跖屈和内收，而不是保持远端胫腓关节的正下方。做该测试时，患者站立位，治疗师触诊其距骨穹顶的两侧，并在患者做半蹲时评估其运动。理想情况下，在整个运动过程中距骨应保持居中。治疗师还可评估中足第一跖列（舟骨、内侧楔骨、第一跖骨底）旋前的功能。负重背伸时的正常生物力学需要第一跖列的旋前。常见的FLT表现为中足保持旋后位，下蹲过程中不能旋前。当然，这种功能障碍的原因之一，可能是关节僵硬，但小腿前肌筋膜（特别是胫骨前肌）和SFL筋膜的紧绷可牵拉第一跖列关节，阻止其相对后足旋前。

单腿站立试验

如果主观检查显示患者站立、行走或跑步有困难，就需要对其进行单腿站立功能测试。髋、膝和足部的评估方法与下蹲测试相似，不同的是该项运动评估需患者将体重转移到一侧腿上，并将另一条腿抬离地面。对负重侧进行FLT评估（Lee & Lee，2011）。下面是髋关节的测试案例。

单腿站立髋部评估（图11.7）

如果需加强负荷，可对负重腿同时进行单腿站立及半蹲功能测试（未附图）。

功能性动态稳定性测试的临床推理

在MMS治疗前后可以使用这些姿势性及功能性测试。例如，如果主观检查发现患

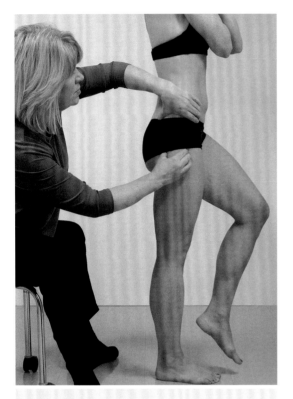

图11.7
单腿站立髋部评估

采用测试和再测试策略，以便直接评估所做的假设和治疗效果。

髋部负荷与顺从测试（图11.8，图11.9）

如果髋部功能测试时存在FLT（特别是如果应用系统整合模式发现它是"驱动因素"），那么接下来需要进行负荷与顺从（load and listen）测试。这个测试源于Gail Wexler为Barral研究所开发的"顺从"课程。顺从技巧分为主动和被动两项，负荷与顺从

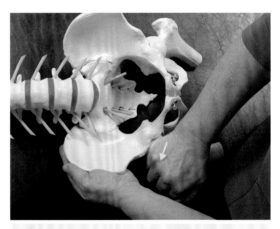

图11.8
右髋部负荷与顺从测试（骨骼模型）

者坐位存在问题，同时患者主诉骶髂关节区域疼痛，则建议使用半蹲测试来评估骶髂关节，以及胸椎、髋部、膝关节和足踝部（有时包括颈部，甚至头部）的动态稳定性（ISM模型）。如果骶髂关节处有FLT，应对全身性（通常是胸椎和下半身）的不良姿势进行矫正，以明确哪些因素对骨盆的动态稳定性影响最大。如果髋关节的矫正改善了骶髂关节的稳定策略（部分或全部），则表明髋关节是导致骶髂关节功能障碍的原因或原因之一。如果足部矫正对骶髂关节稳定策略影响最大，则可能是足部导致了骶髂关节功能障碍。正确的治疗策略是治疗驱动因素或联合驱动因素，并重新评估治疗对骨盆动态稳定性的影响。以这种特有的方式，治疗师

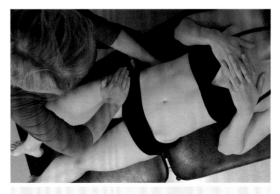

图11.9
右髋部负荷与顺从测试（人体模特）

测试包含了顺从技术的两个方面。我发现，为帮助检查关节的肌筋膜初始矢量负荷与顺从测试非常有用。

　　这里描述的测试，以常见的将髋部固定在前面为例。患者仰卧位，治疗师的大腿支撑其腿部使其处于存在 FLT 的位置（通常髋屈曲约 30° 位）。对髋关节应该进行轻柔的分离和后向滑动。在这个测试中，当评估关节的附属运动时，不仅要注意附属运动的阻力，尤其要关注附属滑动的释放过程。

· 当治疗师将股骨头向后滑动时，正常髋部的股骨头会浮动回来，就像泡沫板被推下水后又浮回水面一样（Diane Lee，个人交流）。

· 如果负荷与顺从测试提示关节受限，治疗师会感到附属滑动终末可能有一种较硬的囊性感觉。在附属滑动的释放过程，随着关节重新回归中立位，会出现一个小幅度运动。

· 如果负荷与顺从测试暗示肌筋膜受限，治疗师可能会发现髋关节向后滑动有一定程度的受限（测试的加压方位），但终末感觉不会像关节受限那么僵硬。更重要的是，在滑动的释放过程中（测试的服从时段），治疗师会感觉到一个"牵拉"关节的矢量，将股骨头向回拉过中心位置。肌筋膜受限可能是神经肌肉矢量（由于神经活动过强使得肌张力增加）、内脏矢量、肌肉和筋膜矢量的综合影响。肌筋膜矢量通常比关节矢量运动幅度更大。

　　当使用任何类型的放松技术时，此测试可在治疗"前后"使用，尤其适用于 MMS 治疗前后。该测试可以指引治疗师发现哪个肌筋膜矢量对关节的影响最大，从而对该肌筋膜矢量进行探查。放松既可以针对受累肌肉的局部，也可以沿着肌筋膜线进行（根据解剖列车肌筋膜经线）。

　　以下是一些可指导治疗师确定哪些神经肌肉矢量会影响髋关节的案例（D. Lee，腰椎、骨盆、髋关节 ISM 课程讲义）：

· 将股骨头拉向外旋及向后移位，提示梨状肌、股方肌和孖肌等髋关节外旋肌群受累（参见第 10 章骶骨 MMS 技术）

· 将股骨头拉向内侧伴外旋，提示组成骨盆底的闭孔肌（闭孔外肌和闭孔内肌）受累（见第 10 章 MMS 技术）

· 将股骨头过度向内拉近耻骨支而不伴旋转，提示内收肌（短收肌、长收肌、耻骨肌）受累（见本章所述的 MMS 技术）

· 将股骨头过度拉向内而不伴旋转，感觉越过腹股沟韧带，提示髂肌和腰肌受累（见第 8 章 MMS 技术）

· 将股骨头拉向前倾，提示股直肌受累（见本章所述的 MMS 技术）

　　所有这些神经肌肉矢量异常均可通过一系列降低肌张力过高的技术来治疗，例如收缩-放松技术、摆位放松术、感知放松、干针等。然而，如果这些治疗的效果难以维持，治疗师就应该评估相关肌肉的筋膜线是否有问题。

　　髋周围的许多肌肉与筋膜 DFL 关系密切。如果 DFL 缩短，可能会导致骨盆髋区域的功能障碍。第 10 章描述了与盆底相关的 DFL 的 MMS，第 8 章描述了与髂肌相关的 DFL 的 MMS。治疗后，最好重新进行髋关节的姿势测试、功能测试以及负荷与顺从测试。

内脏矢量　　股骨头过度向内牵拉，不伴旋转，感觉像是越过腹股沟韧带，也可能意味着内脏筋膜可动性的问题。包括以下：

· 右侧的升结肠、盲肠或阑尾

- 左侧的乙状结肠或降结肠
- 中间的膀胱或子宫

此时适合用内脏操作术。Jean-Pierre Barral是一位法国物理治疗师和整骨医师，为内脏损伤的评估和治疗开发了一套全面的课程。读者可通过Barral研究所了解更多信息（www.barralinstitute.com）。使用与MMS相同的理念，通过松动与筋膜DFL相关的组织可进一步加强内脏技术的效果。

MMS的治疗理念

在本章中，我们将主要使用第4章中提到的MMS的治疗理念的第1条；即选择一个反复发生功能障碍的关节或肌筋膜触发点，探查与之相关的筋膜线。治疗师手固定在反复发生功能障碍的关节或肌筋膜触发点，评估与固定点相关的紧绷筋膜线，寻找两手之间早期出现的张力。

根据组织的反应，可以使用以下方法：
- 振荡技术（Ⅲ-级、Ⅲ级、Ⅲ+级）
- 持续加压
- 谐波手法（Dr Laurie Hartman）

有关MMS治疗的理念，请参阅第4章。

腹股沟韧带周围筋膜及其在股骨盆腔出口综合征中的作用

腹股沟韧带是位于骨盆前方的一束致密的规则纤维结缔组织，很少受到治疗师重视。特别是在主诉长期慢性腹股沟和（或）大腿疼痛的患者中应该考虑到腹股沟韧带。股骨头长期处于偏前位可能使腹股沟韧带受到慢性刺激。在这种情况下，需要彻底评估髋关节，包括可能的肌筋膜矢量。如果有腹股沟韧带筋膜增厚，那可能引起从中穿行的股神经、股动脉和静脉损伤（股骨骨盆出口综合征）。

与腹直肌相关的右侧腹股沟韧带筋膜（SFL）的MMS（图11.10）

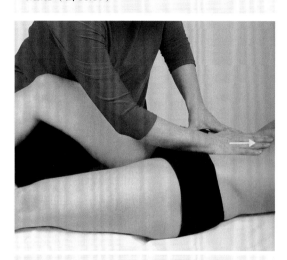

图11.10

与腹直肌相关的右侧腹股沟韧带筋膜（SFL）的MMS

稳定手：患者仰卧位，右侧腿微屈，借助治疗师的大腿支撑。治疗师左手采用A/P向压力探查整个腹股沟韧带区域，从耻骨联合的起始部到髂前上棘，包括触诊韧带的上、下缘。下面以治疗师固定韧带稍上方的组织为例。

松动手：治疗师用右手触摸筋膜SFL，特别是腹直肌（同侧和对侧），向上一直到它在第5至第7肋软骨和胸骨剑突的附着点。治疗师在腹直肌上寻找固定右侧腹股沟韧带的手感受到即刻张力的角度和位置。如果这条筋膜线张力增加，腹股沟韧带有向颅侧牵拉的趋势。治疗师对腹股沟韧带保持尾侧的压力，并轻轻地阻止它移动。患者感觉到韧带的压力增加。如果感到张力（治疗师两手之间感到即刻出现的阻力），就可以按照第4章所述的方法进行松动。（治疗师在最受限的方向重复对腹直肌筋膜向上滑动，同时对腹股沟韧带保持稳定的压力,每次都要达到R1的程度。重复进行这一过程,直到治疗师的两手感到筋膜的放松,通常需要5~8个来回。)然后,治疗师可以朝向胸骨前筋膜方向继续向上触诊SFL。

与股四头肌相关的右侧腹股沟韧带筋膜(SFL)的MMS(图11.11)

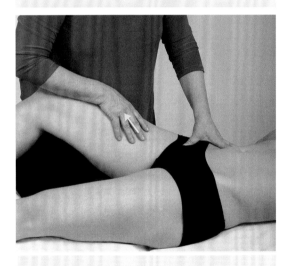

图11.11
与股四头肌相关的右侧腹股沟韧带筋膜(SFL)的MMS

稳定手: 除了治疗师触诊韧带稍下方外,其余技术同上。如果触诊韧带下方的SFL,应当向颅侧滑动。

松动手: 治疗师触诊同侧股四头肌筋膜直到膝关节,除此之外技术同上。

与内收肌相关的右侧腹股沟韧带筋膜(DFL)的MMS(图11.12)

稳定手: 技术同上。

松动手: 治疗师触诊同侧内收肌筋膜一直到膝关节,除此之外技术同上。

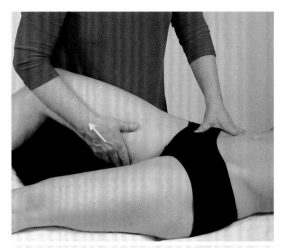

图11.12
与内收肌相关的右侧腹股沟韧带筋膜(DFL)的MMS

与股神经相关的右侧腹股沟韧带筋膜的MMS(图11.13)

腹股沟韧带与股神经形成一个交界区,手法治疗技术常常会忽略此区域。如果治疗师考虑到患者有盆腔出口综合征的症状,就可以使用这个方法。

稳定手: 技术同上。

松动手: 除了治疗师触诊从腹股沟韧带下方穿出并分布到大腿前方和内侧的股神经筋膜外,其余技术同上。

注意,还可以通过髋部运动(髋关节屈曲和伸展、外展和内收、旋转和FABER试验的复合运动)来探查腹股沟韧带。如果腹股沟韧带和髋关节之间筋膜受限,在髋关节达到完全关节活动范围之前治疗师置于腹股沟韧带的手会感到张力的增加。该受限通常出现在关节活动初始范围。例如,治疗师支撑患者的腿使髋关节屈曲90°,当患者开始缓慢地伸展髋关节时,治疗师会感觉到腹股沟韧带张力的增加。下面这个案例是个很好的例证。

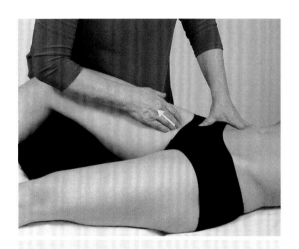

图11.13
与股神经相关的右侧腹股沟韧带筋膜的MMS

病例报告11.1　Noémie的病史*

　　Noémie是一名45岁的马戏演员，主诉右前腹部和右骶髂关节疼痛，尤其在右腿站立时更明显，症状是逐渐出现的，无外伤史。她之前曾接受过一位整骨医师的治疗，该医师针对其骨盆、骶骨和内脏系统的活动能力治疗后，她的情况略有改善。目前她正在接受另一位治疗师的治疗，该治疗师使用腰椎松动术、针对腰骶肌的高张力使用干针疗法，通过稳定性训练来改善右侧单腿站立测试结果。该治疗师发现，通过训练下胸部深层多裂肌对单腿站立和半蹲测试有很好的改善效果。她推荐患者来找我，看看是否存在影响骶髂关节稳定性的肌筋膜矢量。我的评估结果如下。

- 骨盆左横断面旋转（transverse plane rotation，TPR）和左骨盆内扭转（intrapelvic torsion，IPT）。
- 右股骨头相对于髂骨向前移位。

- 右侧OSL测试显示右侧骶髂关节及右侧髋关节FLT。激活胸腰椎稳定肌群部分改善了骶髂关节的稳定性，但髋关节的动态稳定性无改善。
- 右髋的负荷与顺从测试显示右侧髂肌区域肌筋膜受限。这个受限释放后（使用第8章的技术），再次进行负荷与顺从测试显示了右侧腹股沟韧带区域的肌筋膜受限。
- 与右耻骨联合、膈肌右前部和右股四头肌相关的右髂肌筋膜受限，伴或不伴踝关节背伸/外翻（见第8章MMS技术）。
- 与右侧腹直肌、膈肌右前部、右第8胸廓环相关，以及与髋部被动伸展、外展、内收相关的右侧腹股沟韧带筋膜紧绷，最后还与FABER（屈曲/外展/外旋）有关（见上文的MMS技术）。

　　对髂韧带和腹股沟韧带采用肌筋膜系统松动术治疗。治疗后，骨盆和髋部的姿势测试均为阴性，即使没有主动激活胸腰段多裂肌，在OSL测试中骨盆和髋部也没有出现FLT。在接下来的几周里，她说在马戏团里做右侧OSL的动作都容易了，骶髂关节疼痛也大大减轻了。

　　*为保护患者的隐私，姓名已更改。

与SFL和DFL相关的股四头肌筋膜

　　股四头肌筋膜可能是膝关节屈曲受限的原因，特别是在有创伤史及手术史的情况下。

右侧股四头肌内外侧"摇摆"（wiggle/waggle）的MMS（图11.14）

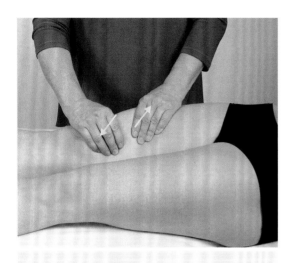

图 11.14

右侧股四头肌内外侧"摇摆"的 MMS

这一技术的命名很形象（尽管它听起来相当不专业！），就像治疗师在股骨上晃动股四头肌筋膜。这种方法可以在内外方向进行，也可以在顺时针或逆时针方向进行。

稳定手：患者取仰卧位，腿伸直（如果膝关节屈曲受限，也可以在不同的屈膝角度上触诊股四头肌筋膜）。治疗师用双手抓住股四头肌，轻轻地向前拉。可以触诊股四头肌筋膜的中间、内侧或外侧，还要触诊大腿的近端和远端。

松动手：采用蚓状抓握法保持股四头肌

筋膜与股骨分离，治疗师内外方向松动组织，双手之间形成互相剪切的作用力。治疗师寻找两手之间的张力，患者通常伴有一些疼痛。如果没有感到张力，那么这部分的股四头肌筋膜就不受限。如果感觉到张力（治疗师的两手间开始感到阻力），那么，就可以按照第4章所述的方法进行松动。

右侧股四头肌顺时针和逆时针方向"摇摆"的 MMS（图 11.15）

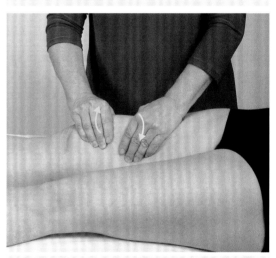

图 11.15

右侧股四头肌顺时针和逆时针方向"摇摆"的 MMS

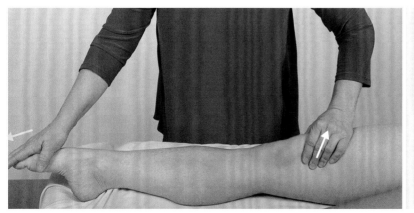

图 11.16

右侧股四头肌 + SFL（足跖屈）的 MMS

稳定手：技术同上。

松动手：除了治疗师两手以顺时针和逆时针的手法探查股四头肌筋膜外，其余技术同上。与SFL和（或）DFL相关的股四头肌筋膜也需要进行探查。

右侧股四头肌＋SFL（足跖屈）的MMS（图11.16）

稳定手：治疗师用左手固定大腿的股四头肌（内侧、外侧或中间），采用蚓状抓握法抓握股四头肌筋膜使它与股骨分离。在近端和远端分别触诊这组肌肉。

松动手：治疗师用右手被动跖屈患者的踝关节和足趾。置于股四头肌的手一旦感觉到张力增加，就要停止活动（到最初的阻力或Maitland运动图的R1）。如果没有感觉到张力，那么说明与SFL相关的股四头肌筋膜就不紧张。如果这条筋膜线张力增加，在足踝部达到完全跖屈之前，股四头肌似乎会拉向尾侧及后侧。治疗师向颅侧和向前保持牵拉股四头肌，阻止它移动。患者感觉像是治疗师"更用力地拉"股四头肌，而实际上，治疗师仅仅是在阻止股四头肌移动。如果感觉到紧绷（治疗师的两手之间感觉到即刻出现的阻力），那么就可以按照第4章所述的方

法进行松动。治疗师重复进行足踝关节被动跖屈，并稳定牵拉股四头肌，每次都要达到R1（Maitland生理性被动运动Ⅲ－级）。重复进行这个动作，直到治疗师的两手之间感到放松为止，通常需要5~8个来回。

右侧股四头肌＋DFL（踝关节背伸/外翻）的MMS（图11.17）

稳定手：技术同上。

松动手：最后，可以通过生理范围内被动背伸和外翻踝关节进一步探查股四头肌筋膜，这种手法增加了胫骨后肌，即DFL末端的张力。治疗方法与上述技术相似。

与DFL相关的右内收肌群的MMS（图11.18）

内收肌群反复出现受限可能是由于骨盆不稳定导致相关肌肉过度使用，也可能是由于内收肌筋膜线紧张，通常是DFL的紧张。

稳定手：患者取仰卧位，治疗师固定大腿内收肌群，触诊肌群的近端和远端。

松动手：治疗师探查筋膜DFL组织，寻找稳定手和松动手之间开始出现的阻力。这个体位下可以探查DFL的髂肌、髂骨、膈肌前部、心包（见第8章）和胫骨后肌（如图

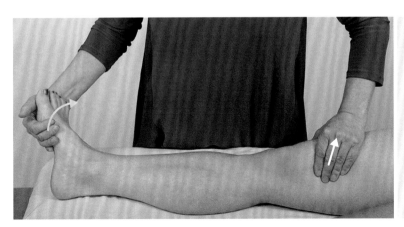

图11.17
右侧股四头肌＋DFL（踝关节背伸/外翻）的MMS

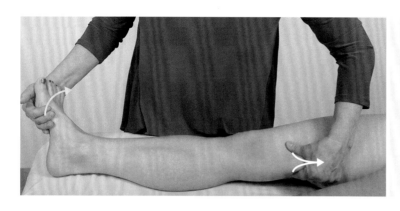

图 11.18

与 DFL（踝关节背伸／外翻）相关的右内收肌群的 MMS

11.18 所示，与 DFL 相关的股四头肌筋膜技术相似）。

胫股关节、髌股关节和近端胫腓关节周围筋膜（与 SFL 和 DFL 相关）

DFL 其他部位的问题在下一部分概述。

与 DFL 相关的右鹅足腱的 MMS（图 11.19）

鹅足区异常通常被诊断为 "滑囊炎"，虽然在某些情况下是正确的，但该区域也是容易出现筋膜受限的部位，由于内收肌群构成 DFL 的一部分，因此与 DFL 的筋膜相关。

稳定手： 患者取仰卧位，治疗师固定膝内侧鹅足腱远端，对整个鹅足腱进行探查。如果探查 DFL 的远端，固定手通常向颅侧方向用力。

松动手： 治疗师用右手对患者踝关节进行生理范围内的被动背伸／外翻运动。放于鹅足腱区域的手一旦感觉到张力增加（开始遇到阻力或 Maitland 运动图的 R1）就要停止活动。如果没有感觉到张力，那么说明与 DFL 相关的鹅足腱筋膜不紧张。如果这条筋膜紧张，在踝关节背伸／外翻达到最大活动范围之前鹅足腱筋膜会被拉向尾侧，治疗师保持鹅足腱向颅侧及前侧的力，阻止它移动。患者以为治疗师对鹅足腱施加了 "更大的压力"，而实际上，治疗师只是在防止固定点移动。如果感觉到张力（治疗师的两手之间开始感到阻力），那么，就可以按照第 4 章所述的方法进行松动。治疗师重复进行踝关节生理范围内被动背伸／

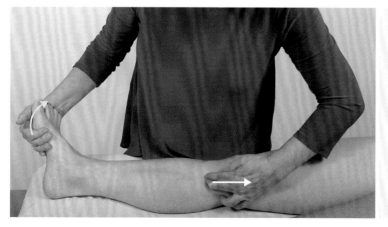

图 11.19

与 DFL 相关的右鹅足腱的 MMS

外翻运动，并对鹅足腱保持稳定牵拉，每次都要达到R1（Maitland被动生理性运动Ⅲ-级）。重复进行这个动作，直到治疗师的两手之间感到放松为止，通常需要5~8个来回。

与DFL相关的右髌股关节的MMS（图11.20）

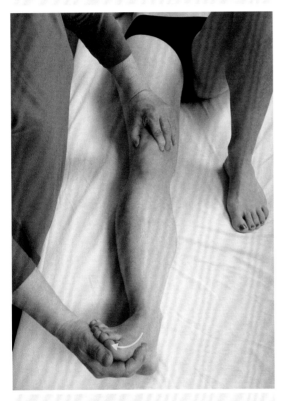

图11.20
与DFL相关的右髌股关节的MMS

如果髌股关节发生功能障碍，髌骨相对于股骨的滑动常受限。治疗师一旦达到了治疗平台期，就应该探查与这个关节有关的肌筋膜线。

稳定手：治疗师用左手探查髌股关节的滑动（分离、向上、向内、向外滑动，顺时针和逆时针旋转，向内和向外倾斜），固定

于活动度最差的方向。

松动手：治疗师右手对患者踝关节进行生理范围内的被动背伸/外翻运动。治疗师固定髌骨的手一旦感到紧张，就要停止活动。如果这条筋膜线张力增加，只要进行踝关节生理性背伸/外翻，治疗师的稳定手就会感到张力迅速增加。例如，如果治疗师正在进行髌骨关节的牵拉，一旦进行踝关节背伸/外翻，由于这条筋膜线受限，就会感觉到髌骨被压向股骨，松动这条筋膜线的技术和上述相似。

与DFL相关的右胫骨粗隆的MMS（图11.21）

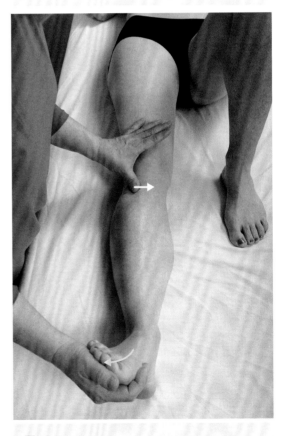

图11.21
与DFL相关的右胫骨粗隆的MMS

除了治疗师固定胫骨粗隆的外侧将其向内侧滑动外，其余技术同上。这项技术在慢性Osgood-Schlatter病（胫骨结节骨骺炎）患者中特别有效。

与DFL相关的右近端胫腓关节的MMS（图11.22）

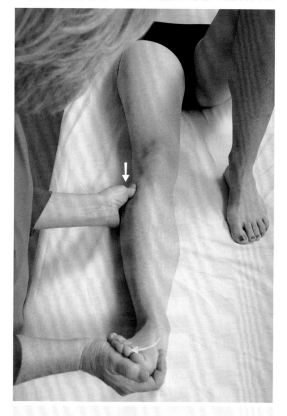

图11.22

与DFL相关的右近端胫腓关节的纵向MMS

除了治疗师固定近端胫腓关节的后部，使其向前、向上滑动外，其余手法同上。这项技术特别适用于复发性或持续性外侧膝部肌筋膜源性疼痛的患者。

与DFL相关的右侧腘肌的MMS（图11.23）

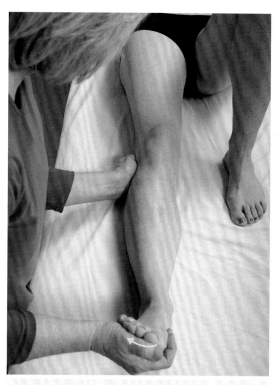

图11.23

与DFL相关的右侧腘肌的MMS

除了治疗师固定在膝关节后部的腘肌区域并对这一区域进行整体探查外，其余手法同上。这项技术在复发性或持续性膝后疼痛或Baker囊肿（腘窝囊肿）的患者中特别适用。

与足部相关的小腿筋膜（内侧和外侧）

紧绷的小腿筋膜可能会影响踝关节的活动范围，尤其是踝背伸。下面的技术对于主诉长期小腿紧绷和（或）下楼梯困难的患者很有用。

小腿内旋下右小腿外侧的MMS（图11.24）

稳定手：患者俯卧位，屈膝90°。治疗

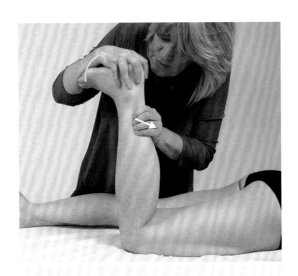

图11.24

小腿内旋下右小腿外侧的MMS

师立于患腿的对侧，用手A/P向施压固定腿外侧肌筋膜，通常在腿的下半部分探查紧绷区域。

松动手：治疗师的右手和前臂支撑患者足跟和足内侧，使小腿生理范围内被动内旋。稳定手一旦感到张力增加（开始出现阻力或Maitland运动图的R1）就要停止活动。如果这条筋膜线紧绷，小腿外侧筋膜有向前移动的趋势，患者以为治疗师在增加腿内侧的压力。治疗师通过操作足跟和前足使小腿重复被动内旋，同时稳定手保持稳定的压力，每次都要达到R1（Maitland生理性被动运动Ⅲ–级）。重复进行这个动作，直到治疗师的两手之间感到放松为止，通常需要5~8个来回。

足背伸下右小腿外侧的MMS（图11.25）

除了治疗师的稳定手在小腿外侧筋膜向颅侧用力且松动手进行踝关节被动背伸外，其余技术同上。

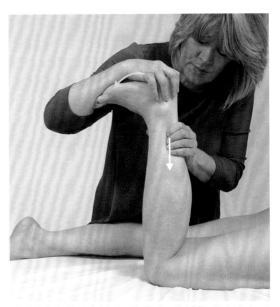

图11.25

足背伸下右小腿外侧的MMS

小腿外旋下右小腿内侧的MMS（图11.26）

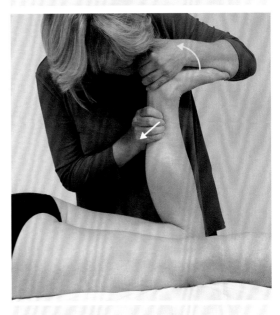

图11.26

小腿外旋下右小腿内侧的MMS

稳定手： 患者俯卧位，屈膝90°。治疗师立于患腿的同侧，右手A/P向施压，固定腿内侧肌肉，通常在腿的下半部分探查紧绷区域。

松动手： 治疗师的左手和前臂支撑患者足跟和足内侧，使小腿生理范围内被动外旋，治疗师稳定手一旦感到张力增加（开始出现阻力或Maitland运动图的R1）就要停止活动。如果这条筋膜线有紧绷，胫骨后肌筋膜和趾屈肌筋膜会有向前移动的趋势，患者以为治疗师在增加腿内侧的压力。治疗师通过控制足跟和前足使小腿重复生理范围内的被动外旋，同时稳定手保持稳定的压力，每次都要达到R1（Maitland生理性被动运动Ⅲ－级）。重复进行这个动作，直到治疗师的两手之间感到放松为止，通常需要5~8个来回。

踝背伸位小腿内侧的 MMS（图 11.27）

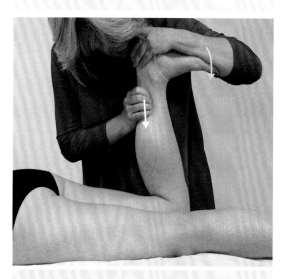

图 11.27

踝背伸位小腿内侧的 MMS

除了治疗师稳定手固定小腿内侧筋膜并向颅侧用力，松动手生理范围内被动背伸踝关节外，其余技术同上。

足底筋膜和蹈长屈肌

足底筋膜疼痛一直是治疗师的克星，因为大家都知道该部位的治疗效果通常不佳。事实上，筋膜炎这个术语可能并不贴切，因为这种疾病实际上是一种退行性过程，伴或不伴炎症改变，可能包括成纤维细胞增生（Young，2016）。研究发现，筋膜病的病因为病理性刺激。筋膜病和肌腱病一样，被定义为一种慢性退行性病变，组织学特点表现为成纤维细胞肥大、炎症细胞缺失、胶原蛋白紊乱、血管增生畸形及无血管区（Khan et al.，1999；2002）。这些变化表明，它是一种非炎症状态和血管功能失调，这可以通过超声观察到（Chen et al.，2013）。随着受损筋膜血管的减少和营养血流量的减少，细胞很难合成用于修复和重建的细胞外基质。至于功能危险因素，背伸活动的减少已被证明是一个重要的危险因素。同样，腘绳肌、腓肠肌、比目鱼肌和跟腱的紧绷被认为是足底筋膜炎的危险因素（Bolivar et al.，2013）。有意思的是，所有这些结构都是筋膜SBL的组成部分。此外，腓肠肌、比目鱼肌和足内在肌的力量减退也被认为是足底筋膜炎的危险因素。

针对足底筋膜疼痛的治疗方法有很多种。就镇痛而言，一部分人对热疗反应好，但更多的人对冷疗有很好的反馈，尤其在急性期更是如此。有时，在炎症部位精准注射氢化可的松会有帮助，但如果没有"筋膜炎"，这种方法将无效。弄清楚足踝部正确的关节力学很重要，所以，针对关节可动性和肌力失衡组织的手法治疗是至关重要的。睡前或醒后将足底在球上轻而慢地滚动可以减轻疼痛、刺激血液循环。从筋膜的角度来看，特别是在慢性病例或直接治疗足底筋膜没有效果的情况时，治疗师必须考虑到SBL的因素。足底筋膜炎通常是跟腱复合体、腘绳肌，甚至是远处的枕下肌群受限的结果。下面的技术对慢性足底筋膜疼痛的患者可能会有用（Myers，2015）。

伴或不伴膝屈曲的前足内收下右足底筋膜的MMS（图11.28）

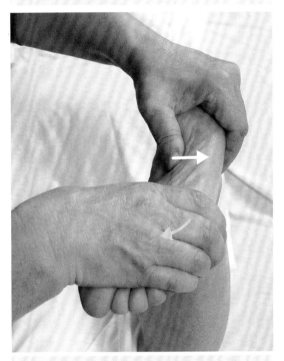

图11.28

伴或不伴膝屈曲的前足内收下右足底筋膜的MMS

稳定手： 患者俯卧位，屈膝90°。治疗师立于患腿对侧，治疗师用手固定足底筋膜，由内向外用力，从跟骨结节至跖骨头探查紧张区域。还应以类似的方式探查足底外侧带。

松动手： 治疗师的右手使患者前足被动内收，治疗师稳定手一旦感到张力增加（开始出现阻力或Maitland运动图的R1）就要停止活动。治疗的整个过程中，必须使踝关节保持背伸0°及旋前和旋后之间的中立位，如果这条筋膜线存在紧张，固定足底筋膜的

拇指有向内侧移动的趋势，患者感到治疗师好像在对足底筋膜增加压力。治疗师稳定手保持稳定压力的同时重复前足生理范围内的被动内收动作，每次都要达到R1（Maitland生理性被动运动Ⅲ-级）。重复进行这个动作，直到治疗师的两手之间感到放松为止，通常需要5~8个来回。

加强手法： 一旦整个足底筋膜的张力得到放松，可以用被动屈膝来进一步加强效果。虽然这样做似乎与放松SBL相反，但临床上非常实用。也许足底筋膜和𧿹长屈肌筋膜的一部分参与了筋膜的DFL，这样就可以解释屈膝为什么会增加张力。

足底𧿹长屈肌的MMS（图11.29）

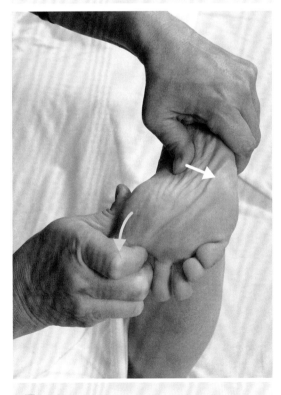

图11.29

足底𧿹长屈肌的MMS

由于踇长屈肌（FHL）很小，与该肌及其肌腱相关的损伤常被忽视。足底筋膜疼痛经常是 FHL 及其筋膜的活动性降低所致。该肌肉的治疗技术与上面方法相似，只是治疗师固定足底踇长屈肌腱的多个部位，钩住踇趾周围的松动手，对第一跖趾关节进行生理范围内的被动背伸。一定要保持踝背伸，前足处于旋前、旋后及外展、内收的中立位。

与远端胫腓关节相关的踇长屈肌的 MMS

踇长屈肌及其筋膜的紧绷也是将远端胫腓关节中胫骨相对于腓骨向前推的因素，从而引起胫骨外旋。治疗师可以改进上述技术，让足部处于同样的位置用同样的方法活动踇趾，只是患者是在端坐位，而不是俯卧位。治疗师固定手在内侧胫骨上施加 A/P 向的压力（没有附图）。

与槌状趾相关的小腿前筋膜

槌状趾的完整评估不仅包括足趾关节，还要评估趾伸肌、小腿前筋膜及跖筋膜的柔韧性。除了选择合适的鞋来适应槌状趾，由于背侧肌及其筋膜的张力异常，跖趾关节必须处于背伸状态。因此，患者还主诉足底跖骨底部疼痛。

与槌状趾相关的小腿前侧的 MMS（图 11.30）

稳定手： 患者取仰卧位，治疗师固定胫骨前肌、踇长伸肌和（或）趾长伸肌筋膜区域，A/P 向颅向施力固定肌筋膜组织。
松动手： 治疗师尾侧手进行足趾生理范围内的被动屈曲运动，稳定手一旦感到张力增加（开始出现阻力或 Maitland 运动图

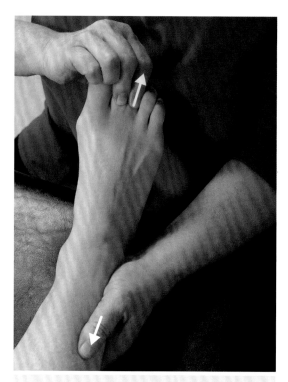

图 11.30
与槌状趾相关的右小腿前侧的 MMS

的 R1）就要停止活动。如果这条筋膜线紧张，固定小腿前筋膜的拇指有向尾侧移动的趋势，患者感到好像治疗师在增加小腿前侧的压力。反复进行足趾的生理范围内的被动屈曲（单个或整体），每次都要达到 R1（Maitland 生理范围内被动运动 III－级）。重复进行这个动作，直到治疗师的两手之间感到放松为止，通常需要 5~8 个来回。请注意，第二和第三跖骨区域通常问题最严重。

加强手法： 上述技术可以在踝关节充分跖屈位进行加强。

与槌状趾相关的背侧跖骨间筋膜的 MMS
（图 11.31）

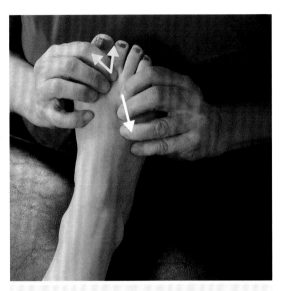

图11.31

与槌状趾相关的背侧跖骨间筋膜的MMS

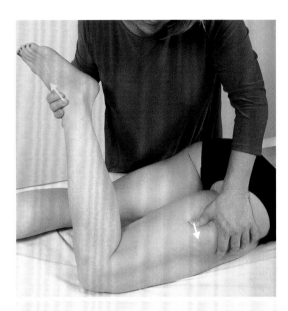

图11.32

髋关节外旋下右侧股二头肌筋膜的MMS

上述技术改进之后，可以用来探查和放松背侧跖骨间筋膜。稳定手（图11.31为治疗师的左手）触及跖骨间筋膜，A/P向滑动，向颅侧及对角线方向以固定组织。松动手重复以上同样的技术。同样，第二和第三跖骨区域通常问题最严重。

股二头肌筋膜

股二头肌筋膜反复出现紧绷可能是由于骨盆稳定性差导致该肌肉过度使用；也可能是由腘绳肌所在肌筋膜经线紧张引起，通常是SBL紧张引起。

髋关节外旋下右侧股二头肌筋膜的MMS（图11.32）

稳定手： 患者俯卧，腰椎中立位。治疗师站在患者的左侧，A/P向施力稳定股二头肌筋膜，从该肌大转子下方的近端附着点到膝关节外侧的远端附着点探查紧绷区域。

松动手： 治疗师的右手在踝关节处支撑下肢，使髋关节在生理范围内被动外旋，触摸股二头肌筋膜的手一旦感到张力增加（开始出现阻力或Maitland运动图的R1）就要停止活动。如果这条筋膜线紧张，在髋关节达到充分外旋之前（通常45°~50°）腘绳肌外侧束会有向内移动的趋势。患者感觉好像治疗师对大腿外侧增加了压力。治疗师反复进行髋关节生理范围内的被动外旋动作，同时稳定手保持稳定的压力，每次都要达到R1（Maitland生理范围内的被动运动Ⅲ－级）。反复进行这个动作，直到治疗师的两手间感到放松为止，通常需要5~8个来回。

注意，也可以将生理范围内被动屈曲和伸展膝关节用作探查动作，在同样的位置采用这项技术（没有附图）。

与胫骨扭转（鸭足）相关的股二头肌和股外侧肌的MMS（图11.33）

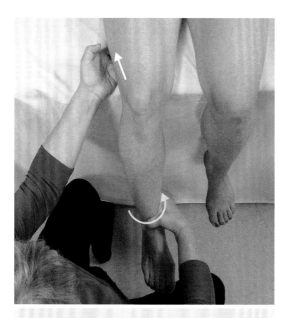

图 11.33

与胫骨扭转（鸭足）相关的右侧股二头肌的 MMS

大腿外侧筋膜是引起胫骨过度外旋的肌筋膜矢量之一，特别是股二头肌、股外侧肌和髂胫束后侧（Aguilar，2015）。Aguilar 举例了一个家庭训练方案，坐位下利用球来固定受损筋膜。该方法也可作为临床应用的技术手段。

稳定手：患者取坐位，重心转移到患腿，治疗师探查大腿外侧远端部分，用外侧/颅侧向牵拉组织的力稳定筋膜。治疗师可以向膝关节的方向探查这些组织。

松动手：当治疗师在生理范围内被动伸展患者膝关节时，要保持胫骨内旋，治疗师触摸股二头肌筋膜的手一旦感到张力增加（开始出现阻力或 Maitland 运动图的 R1）就要停止活动。如果这条筋膜线紧张，在膝部达到充分伸展之前，腘绳肌外侧束有向内侧、尾侧移动的趋势。患者以为治疗师对小腿前侧增加了压力。治疗师稳定手保持稳定压力的同时，反复进行膝关节生理范围内的被动伸展，每次都要达到 R1（Maitland 生理

范围内的被动运动 Ⅲ - 级）。反复进行这个动作，直到治疗师的两手之间感到放松为止，通常需要 5~8 个来回。

关节松动术转换成 MMS

使用 MMS 的治疗理念的第 2 条（参见第 4 章）是可以将每一种关节松动术转换成筋膜技术。当治疗师使用关节松动术和（或）手法操作治疗达到平台期时，这种方法特别有用。下面是用于下半身的例子。

长坐位躯干屈曲 +/- 颈椎屈曲的距骨 A/P 向的 MMS（图 11.34）

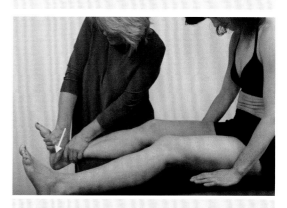

图 11.34

长坐位躯干屈曲 +/- 颈椎屈曲右侧距骨 A/P 向的 MMS

患者先仰卧位，治疗师 A/P 向滑动距踝关节，后与患者长坐位躯干屈曲下（腰椎、胸椎、颈椎屈曲，腿伸直）距骨的 A/P 向滑动进行比较。这种长坐位躯干屈曲的姿势不仅增加了背部神经结构的张力，也增加了 SBL 筋膜的张力。重复进行距骨 A/P 向滑动，直到治疗师不再感觉到与仰卧时所进行的滑动有差异（通常在 1 分钟内）。测试或再测试方案包括直腿抬高试验、踝关节背伸或 Slump 试验。当神经组织受到刺激时，或认

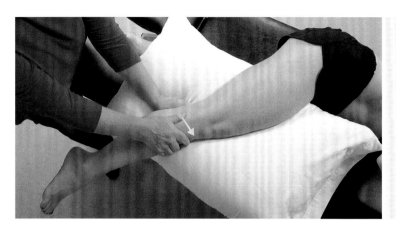

图 11.35

右侧直腿抬高 / 踝跖屈下近端胫腓关节 P/A 向的 MMS

为身体处于应激状态时，必须谨慎进行。

右侧直腿抬高 / 踝跖屈下近端胫腓关节 P/A 向的 MMS（图 11.35）

近端胫腓关节是腓浅神经发生可动性问题的常见部位。最常用来测试该神经可动性的临床试验方法是直腿抬高试验联合踝跖屈内翻。这项技术的适应证是主诉膝关节后外侧区域紧张，经过局部治疗没有好转或腓浅神经可动性下降的患者。

患者仰卧、屈髋屈膝位，治疗师在腓骨近端 P/A 向滑动，并与患者侧卧位、患腿向上直腿拉高伴足跖屈时的滑动进行比较。反复进行近端胫腓关节的 P/A 向滑动，直到治疗师不再感到与仰卧位屈腿姿势的滑动有区别（治疗过程通常在 1 分钟内）。测试和再测试方案包括联合踝跖屈 / 内翻的直腿抬高试验，和（或）踝跖屈内翻位的 Slump 试验。当神经组织受到刺激时，或认为身体处于激惹状态时，必须小心谨慎进行。

长坐位躯干屈曲位近端胫腓关节 A/P 向的 MMS（图 11.36）

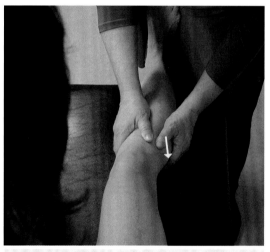

图 11.36

长坐位躯干屈曲位右侧近端胫腓关节 A/P 向的 MMS

这个技术与上述技术相似，不同之处在于卧位屈膝姿势进行 A/P 向滑动，并和长坐位躯干屈曲的滑动进行比较。

足踝部感知放松技术（图 11.37~11.39）

这是 MMS 的治疗理念第 3 条（参见第 4 章），在第 4 章中已经描述。足踝部常见的功能障碍模式如图 11.37 所示（患者 1）。指导患者双足尽可能平行站立。注意左足：

· 相对于胫骨距骨跖屈内收
· 相对于距骨足舟骨外旋（明显旋后）
· 相对于足舟骨内侧楔骨外旋
· 相对于内侧楔骨第一跖骨底部明显外旋

注意，右足也是有问题的，但在这种情况下，第一跖列极度旋后，以至于前足无法

相对于后足内收，患者站立时胫骨外旋。

应该对整个足、踝的关节活动范围进行全面评估，并进行适当的治疗。然而，在许多情况下，仅使用关节松动术或手法治疗很容易达到平台期，我们必须考虑这是筋膜因素所造成的。这种情况下，用感知放松（release with awarness，RWA）技术特别有用。

RWA是由Diane Lee和L. J.Lee开发的生物反馈技术（Lee & Lee，2011），患者是治疗过程中的主动参与者。要求患者将他们的注意力放到被触摸的肌肉上，并借助多种意象提示来促进肌肉的放松。治疗师根据手部的反馈指导"放松"，同时引导患者的参与。我发现，这项技术在临床上非常有用。让患者主动参与放松过程似乎能产生更持久的效果，能非常好地从一次治疗延续到下一次治疗。

图11.38和11.39分别展示了患者2右踝关节在用RWA治疗前和治疗一次后即刻的比较。请注意，患者2的左足也需要治疗！

当使用这种方法时，处理整个足则很重

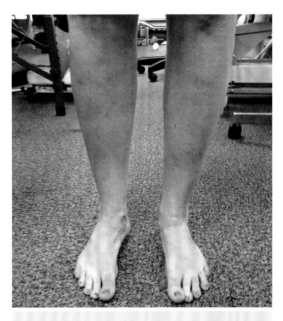

图11.37
患者1站立位足的姿势

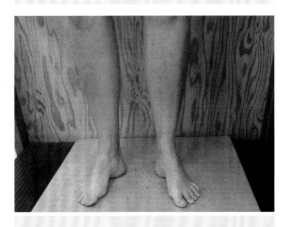

图11.38
患者2RWA治疗前的右足

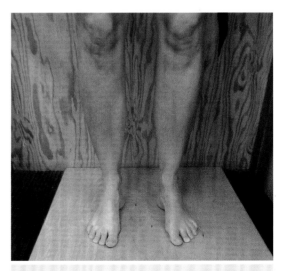

图11.39
患者2RWA治疗后的右足

要。因此，为了达到最佳效果，必须在同一治疗中使用所有以下技术。

右侧距骨A/P向滑动＋小腿内侧筋膜的RWA（图11.40）

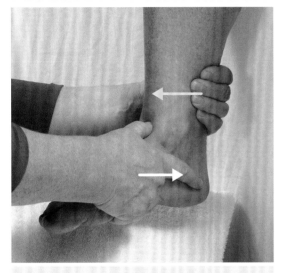

图11.40

右侧距骨A/P向滑动＋小腿内侧筋膜的RWA

为了达到踝关节完全背伸，距小腿关节中的距骨需要向后滑动以及由A/P向的摆动或倾斜。关节松动术或关节手法治疗对关节向后滑动通常有很好的效果，但如果用这些方法达到平台期，可以使用以下技术。从筋膜的角度来看，腓肠肌内侧通常有一个神经肌肉矢量阻止距骨向后摆动，从而导致踝关节不能充分背伸。

稳定手：治疗师用一只手对距骨进行A/P向的附属摆动，并保持在感觉该动作遇到阻力的位置。

探查手：与此同时，治疗师触摸并检查与距骨A/P向摆动受限关系最紧密的腓肠肌区域；也就是，在这个区域对腓肠肌内侧施加一个轻微的压力和颅侧牵拉可立即影响距骨的附属运动，给治疗师一种距骨被向前推的感觉。当治疗师对腓肠肌进行手法干预时，会指示患者："放松肌肉""放开它""看看你是否能让我的手指深入肌肉"。同时，治疗师移动关节或肌肉，以缩短肌肉起止点的距离，降低肌梭的张力。然后，治疗师给予手法和口头暗示，等待患者及其身体的放松。一旦获得最大程度的放松（通常在10~15秒内）则可轻柔地充分拉伸肌肉。治疗师观察肌肉的反应，避免过度激活重现。通过踝部持续运动，促进距骨A/P向的充分摆动。与此同时，治疗师向颅侧促进肌筋膜的放松，帮助已经失去延伸能力的结缔组织纤维的放松。一旦这个组织放松，治疗师可以寻找和探查可能会限制这一附属运动的小腿其他区域。（通常不止一个区域。）

右侧第一趾列旋前和胫骨前肌的RWA（图11.41）

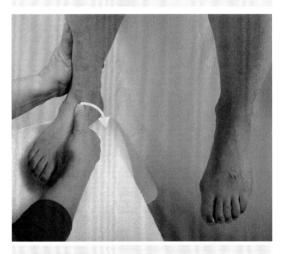

图11.41

右侧第一趾列旋前和胫骨前肌的RWA

稳定手：在这项技术中，治疗师对足舟骨进行P/A向滑动的附属运动，使其相对于距骨内旋，同时踝关节处于背伸跖屈的中立位。

探查手： 与此同时，治疗师触诊并检查与受限舟骨最密切相连的胫骨前肌区域；也就是，在这个区域，对胫骨前肌施加一个轻微的力并向颅侧外侧牵拉，就会对距舟关节的附属运动产生即刻的影响，给治疗师一种舟骨被拉向背侧并外旋的感觉。当治疗师对胫骨前肌进行手法干预时，会提示患者"放松肌肉"。治疗师缩短该肌起止点之间的距离，等待几秒钟，让患者及其身体变得放松，然后充分拉伸肌肉，同时，放在舟骨上的手施加持续的压力（按前所述技术）使其内旋或旋前。一旦该部位组织放松了，治疗师就可以寻找和探查可能会使这个附属运动受限的小腿外侧其他区域。

进阶： 这项技术可通过将踝关节置于充分背伸位并重复进行该操作技术。

这项技术也被用来放松第一跖列其他部分（与距骨相关的内侧楔骨，及与内侧楔骨相关的第一跖骨底部），如果它们受限则可用来治疗。

右侧跖骨间筋膜＋距骨A/P向滑动的RWA（图11.42）

最后，同样重要的是，治疗师保持患者踝关节充分背伸，第一跖列位于中立位（没有旋后），对足底组织进行探查。治疗师使用尾侧/远端滑动手法来探查跖骨间区域或

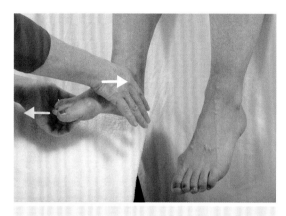

图11.42

右侧跖骨间筋膜＋距骨A/P向滑动的RWA

附着于第一跖骨底部的腓骨长肌。足下方的手为固定手。治疗师将虎口置于距骨穹顶使踝关节充分背伸的同时应用类似从内部放松的理念。

足踝部RWA技术（如前所述）有助于恢复足踝部最佳的生物力学机制，如果身体其他部位的问题来自足部，这个技术或许也可以提高膝、髋、骶髂关节、胸部和颈部的动态稳定性。

总结

本章的技术重点是与髋、大腿、膝关节、小腿和足踝相关的肌筋膜连接。还讨论了将下肢关节松动术转化为肌筋膜技术的相关理念。RWA可用于全身，但对足踝部的神经肌肉和筋膜矢量的放松尤其有用。下一章将重点讲解肩带治疗技术。

第12章 | 肩带

当治疗肩带存在问题的患者时，手法治疗师要对患者的胸锁（sternoclavicular，SC）关节、肩锁（acromioclavicular，AC）关节和盂肱（glenohumeral，GH）关节进行评估和治疗。此外，针对肌肉张力过高和（或）紧绷与肌肉无力之间的失衡问题，还要对上半身的肌肉进行评估和治疗。但是，如果不考虑肌筋膜系统，关节松动、单一肌肉的牵伸及强化只能部分获益。

本章将重点讨论锁骨、胸骨、胸骨柄、颈椎、肩胛骨和盂肱关节之间的肌筋膜连接。这些内容包括：

1. 与胸锁筋膜相关
- 胸骨柄
- 脊柱颈段前侧、斜角肌和胸锁乳突肌
- 枕骨和颞骨的乳突
- 颈胸段和（或）中胸段区域
- 肩胛骨
- 同侧或对侧胸廓环
2. 与锁骨筋膜相关
- 盂肱关节
- 三角肌、胸大肌
- 同侧胸锁关节
- 脊柱颈段前侧
- 枕骨和颞骨的乳突
- 上肢神经组织

本章MMS的适应证

尽管采用以下治疗方法仍反复出现肩带、颈部疼痛及功能障碍的情况：
- SC关节、AC关节和GH关节的松动术或手法治疗
- 通过手法或干针疗法放松肩带肌群的触发点
- 上半身的稳定性及力量强化训练

肩带的位置检查

本章节重点关注如下。

GH关节与肩胛骨的位置（图12.1）

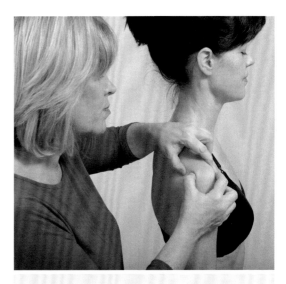

图12.1

GH关节与肩胛骨的位置

从侧面检查，治疗师可以评估肱骨头与肩峰的相对位置。如检查右肩，治疗师左手示指置于肩峰的前部、拇指置于肩峰的后部以触诊肩峰外侧的前后方。右手示指触诊肱骨头前部，拇指置于肱骨头的后部。按照惯例，人们认为肱骨头的1/3应位于肩峰前部，但这种判断的可靠性未必准确。因此，治疗师还要评估肱骨头是否位于肩峰下（Waston，2013；Konieczka et al.，2017）。

肩胛骨相对于胸椎的位置（图12.2）

从患者的背部检查，治疗师可以评估肩

179

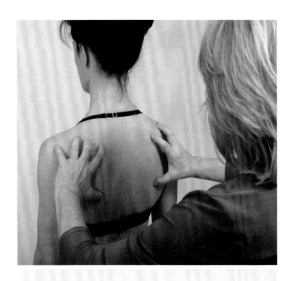

图12.2

肩胛骨相对于胸椎的位置

胛骨的静态姿势是否存在上提或下降、过度上旋或下旋、内旋或外旋。还应该注意双侧肩胛骨的对称性、肩外旋肌群的肌肥大或肌萎缩、翼状肩胛（表明前锯肌无力）和肩胛骨下角的突出（表明胸小肌紧张）（Green et al., 2013；Watson, 2013）。

锁骨的位置：肩带内扭转下的触诊

肩带包括SC关节、锁骨、胸骨柄和肩胛骨。理想情况下，患者坐位或站位时，双侧锁骨均处于前旋与后旋之间的中立位，并且锁骨与胸骨柄之间应存有空隙感。由于肩带内扭转（intral-shoulder girdle torsion，ISGT）可导致颅骨、肩胛骨、颈和（或）胸椎功能障碍，所以认为这是不良姿势（Lee, 2018）。

讨论：ISGT时，简要回顾SC关节生物力学可提供重要的信息。由于SC关节拥有一个纤维软骨盘，所以，该关节存在内侧关节（胸骨柄和关节盘之间）和外侧关节（关节盘和锁骨内侧端之间）

SC关节的生物力学如下。

· 当肩胛骨上提时，正常情况下会出现外侧关节的下滑，内侧关节的向前旋。
· 当肩胛骨同时上提和前伸时，锁骨应向前旋。
· 双侧锁骨向前旋时应同时伴颈椎的前屈。
· 颈椎向右旋转时，右锁骨向后旋，左锁骨向前旋，第一胸廓环向右旋转并侧屈（胸骨柄参与了向右旋和侧屈），右侧颞骨向后旋转，左侧颞骨向前旋转，颈椎向右旋转并侧屈。颈椎向左旋转时则相反。在任一情况下，锁骨均不应向内侧（向右或向左）过度平移，否则，提示存在水平压力因素（Lee, 2018）。

治疗师立于患者身后，以便进行与该扭转有关的位置测试（图12.3）。治疗师将示指和中指置于患者锁骨的上方和下方，以便评估它们的空间位置关系。

图12.3中模特显示肩带向左内扭转。如果是向左的ISGT，则出现左锁骨向后旋、右锁骨向前旋，同时伴右侧SC关节内侧压力的增加。如果肩带向左内扭转，右SC关节

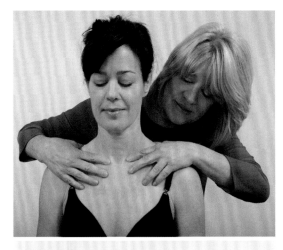

图12.3

锁骨位置——ISGT触诊

内侧受压，则右SC关节的下滑活动变得相对受限。关节功能障碍可导致关节内侧受压，但更多是因为肌筋膜矢量的力引起该关节受压。例如，斜方肌上束、斜角肌或锁骨下肌可引起SC关节内侧的压力过度。如果肩带不能解除该姿势，尤其当认为ISGT是主要功能障碍的原因时，则可能不仅影响颈椎右旋的活动度，还会影响胸部、肩胛骨和肩部的活动。

功能测试：坐姿抬臂试验

坐姿抬臂（sitting arm lift，SAL）试验类似于主动直腿抬高试验，但用于身体上半身。如果肩前屈90°过程中两侧需要的力量不同则需进行该试验。在矫正身体其他的前提下，对患者自感抬手较为费力的上肢进行再次测试。例如，当右侧的SAL试验阳性时，治疗师需矫正身体特定显著的不良姿势，以评估这些不良姿势对SAL的影响。需要矫正的常见包括颈椎、胸椎（包括胸廓环）、肩胛骨、GH关节及锁骨与SC关节的空间位置（ISGT的矫正）（Lee，2003）。

如果ISGT的矫正对SAL试验产生极其明确的影响，为了判断可能影响SC关节可动性的矢量则需进行负荷与顺从试验。（值得注意的是，经常不只存在一个矢量。）

胸锁关节的负荷与顺从测试

当患者仰卧位时可进行SC关节的附属运动。如果存在关节活动受限，附属运动的终末感则是硬而坚韧。但是，若存在肌筋膜受限，治疗师则会感到附属运动存在的阻力，但终末感较为软柔、较有弹性。此时，治疗师应让患者坐位或站立位并尝试纠正ISGT。当存在向左侧的ISGT时，治疗师应经锁骨来减轻右侧SC关节的压力，然后用双手同时温和缓慢地向下旋转双侧锁骨。在

该例子中，治疗师将引导右锁骨向后旋，左锁骨向前旋，同时继续创造两锁骨间的空隙。在该矫正过程中，治疗师会感到一定的阻力，如果治疗师关注该测试的放松部分，顺着（被动地）锁骨及SC关节上的牵拉矢量，则会收集到更多有价值的信息。该例中，尤其要关注影响右胸锁关节的矢量。这些矢量可长可短，可拉向颅侧或尾侧；其所处位置可较为表浅，也可较深。

也可同时存在神经肌肉矢量（神经冲动增加引起肌张力增高）、内脏矢量、肌肉和筋膜矢量的影响。治疗师关注最初感到牵拉力的位置，可能位于左锁骨或右锁骨，然后判断牵拉的方向。一旦首个矢量得以放松，治疗师可通过再次进行负荷与顺从测试寻找下一个矢量。重复进行，直至该测试放松时不再感到有更多的张力。此时，ISGT位置测试结果应为阴性。

矢量可能来源于各方面，现将最常见的矢量概括如下。

- 右侧SC关节被向内侧及尾侧拉向胸骨柄或胸骨（这可能是由于胸骨柄连接处的关节受限或深层心包筋膜的牵拉）。
- 右侧SC关节被拉向脊柱颈段右前方（钩椎关节、斜角肌或胸锁乳突肌）。
- 右侧SC关节被向上拉高，朝向右枕骨或右侧颞骨的乳突。
- 右侧SC关节被向后拉向颈胸段和（或）中胸椎区域（这意味着前后胸之间的筋膜平面存在张力）。
- 右侧SC关节可能被拉向右侧第1肋（锁骨下）。
- 左侧或右侧SC关节均可能被拉向胸部的某一胸廓环（同侧或对侧）。
- 右侧SC关节可能被拉向耻骨联合（筋膜SFL）。

所有这些神经肌肉矢量的异常都可以选

用收缩－放松技术、摆位放松技术、感知放松技术、干针疗法等缓解肌张力的技术加以治疗。然而，如果这些方法的治疗效果很难维持，则需进一步评估相关肌肉的筋膜线是否有问题。

治疗后，推荐重新对锁骨进行位置检查、功能测试及负荷与顺从测试。

MMS的治疗理念

在本章，当采用MMS技术时，将主要使用第1条治疗理念（参见第4章）；也就是选择反复发生功能障碍的关节或肌筋膜触发点，探查与之相关的筋膜线。治疗师用手固定反复发生功能障碍的关节部位，通过感受双手间早期出现的张力来评估与固定点相关的紧绷筋膜线。

根据组织的反应，可以采用如下方法：
· 振荡方法（Ⅲ－级、Ⅲ级、Ⅲ＋级）
· 持续加压
· 谐波手法（Dr Laurie Hartman）

本章中，感知放松技术同样起到较好的治疗效果（MMS的治疗理念的第3条）。

关于MMS治疗理念的细节请参照本书第4章。

胸锁关节筋膜

推荐使用下述技术探查和治疗与胸锁关节相关的肌筋膜功能障碍。通过负荷与顺从测试则可以确定采用何种技术来纠正ISGT（如上所述）。

与同侧斜角肌相关的右侧胸锁关节的MMS（图12.4）

稳定手： 患者取坐位或仰卧位。治疗师将左拇指固定于右胸锁关节（外侧和尾侧减压滑动）。

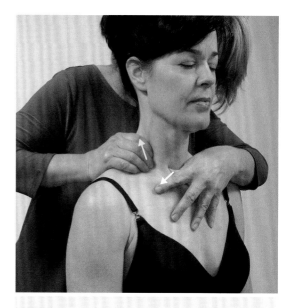

图12.4

与同侧斜角肌相关的右侧胸锁关节的MMS

松动手： 治疗师用右手指探查右斜角肌区域，在脊柱颈段前侧和斜角肌向颅外侧方向轻轻地滑动。通过该技术可以探查脊柱颈段。如果该筋膜线紧张，治疗师的稳定手则会感到即刻增加的张力，仿佛右SC关节被拉向内侧和头部方向。患者感觉到治疗师增加了对SC关节的压力。如果没有感受到任何张力，则表明与该区域相关的筋膜SFL不紧张。如果能感受到这种张力（治疗师双手间感到快速出现的阻力），则可通过第4章概括的方法进行松动；当治疗师在受限最明显方向对斜角肌反复进行A/P向松动时，对右侧SC关节应维持向尾侧和外侧的压力。或者，治疗师可能希望使用感知放松技术。

与同侧枕骨相关的右胸锁关节的MMS（图12.5）

稳定手： 按照上面的技术操作。
松动手： 治疗师在枕骨的右侧P/A向对

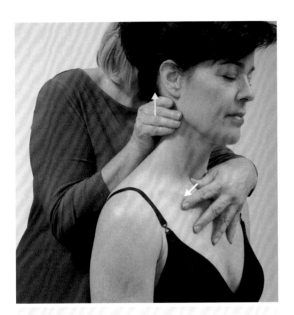

图12.5

与同侧枕骨相关的右胸锁关节的 MMS

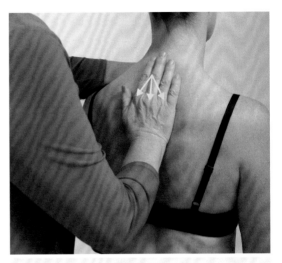

图12.6

与颈胸区域相关的右侧胸锁关节的 MMS

与中胸部区域相关的右侧胸锁关节的 MMS（图12.7）

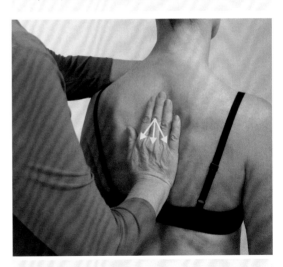

图12.7

与中胸部区域相关的右侧胸锁关节的 MMS

枕骨右侧进行探查，该技术可在枕骨上触及的区域范围约2cm²。放松的理念与上述技术类似。"让你的脖子长一点"类似的提示有助于该筋膜经线的放松。

与颈胸区域相关的右侧胸锁关节的 MMS（图12.6）

稳定手： 按照上述技术操作。
松动手： 治疗师从后侧探查颈胸区域，使用星形理念来寻找和放松双手间的张力。或是朝尾侧，或朝向尾侧偏右（或偏左），或伴顺时针（或逆时针）旋转时松动颈胸区域，张力可能最明显。患者认为治疗师好像在用力挤压右侧 SC 关节。事实上，只是治疗师在防止右侧锁骨向内侧端的移动。如果未感受到任何张力，则锁骨与颈胸区域间的筋膜不紧张。如果能感受到张力（治疗师双手间可感到快速出现的阻力），则可通过第4章

概括的方法进行松动。

稳定手： 按照上面的技术操作。
松动手： 治疗师从后侧探查中胸部区域，其余同上。该技术作用于 SC 关节与中胸部区

域之间的前后筋膜，也包括心包筋膜。

与同侧肩胛骨相关的右侧胸锁关节的 MMS（图 12.8）

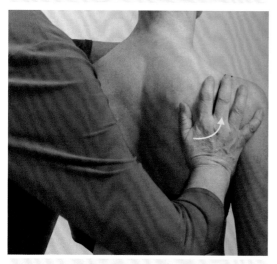

图 12.8
与同侧肩胛骨相关的右侧胸锁关节的 MMS

稳定手： 按照上述技术操作。

松动手： 治疗师探查右侧肩胛骨的所有方向（上提、下降、前伸、后缩、上旋和下旋），寻找在肩胛骨移动中 SC 关节上的稳定手感受即刻增高的张力，其余技术同上。放松的理念与上述技术相似。

与胸骨柄相关的右侧胸锁关节的 MMS（图 12.9）

稳定手： 患者取仰卧位，治疗师将右拇指固定于右胸锁关节，向外侧进行减压滑动，以使得右侧锁骨向后旋。

松动手： 治疗师用左手掌探查胸骨柄区域，将胸骨柄向左侧及尾侧轻轻滑动。与所有的 MMS 技术一样，用星形理念判断稳定手所感受最大拉力的矢量。患者胸骨柄在被推

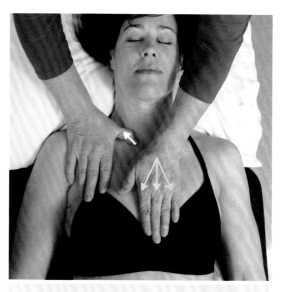

图 12.9
与胸骨柄相关的右侧胸锁关节的 MMS

向尾侧、左侧，或顺时针或逆时针旋转时，可能觉察到最高张力。患者以为治疗师在用力挤压其右侧 SC 关节，事实上，治疗师仅仅阻止右侧锁骨内侧端的移动。如果不能感受到任何张力，则该区域筋膜不紧张。如果能感受到张力（治疗师双手间可感到快速出现的阻力），则可用第 4 章概括的方法进行松动。

筋膜扭转及其对血管神经系统的影响（胸廓入口）

在上半身，颈静脉流入锁骨下静脉，而后汇入头臂静脉，双侧头臂静脉汇集成为位于第 2 胸廓环后的上腔静脉。静脉引流障碍可继发于颅功能障碍，或胸小肌、前锯肌、锁骨和上胸廓环（1~4 环）之间的张力增加，也可以是由于这些区域相关筋膜的扭转。

除了影响血管系统，筋膜扭转同样可影响神经系统，尤其会影响到胸廓入口区域的神经，即膈神经、迷走神经和交感神经干。

膈神经的激惹会导致膈肌的过度激活，进而影响其功能。迷走神经功能较多，特别是对心脏（改善心率变异性）、支气管和胃肠道的副交感控制。因此，筋膜扭转对这些系统可能产生广泛的影响（Lee，2018）。

如果筋膜影响到胸锁关节与上胸廓环，可采用下面的治疗技术。

与同侧胸廓环相关的右侧胸锁关节的 MMS（图 12.10）

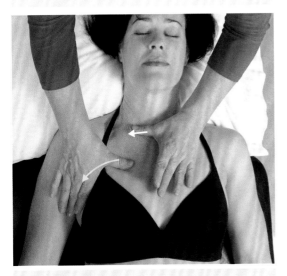

图 12.10
与同侧胸廓环相关的右侧胸锁关节的 MMS

稳定手： 按照上述技术操作。

松动手： 治疗师探查同侧胸廓环，随胸廓环的松动，稳定手感知即刻增高的张力，其余技术同上。例如，如果第 2 胸廓环右移并左旋，右侧第 2 胸廓环相对于其上或下胸廓环则处于前位。在该例中，如果右侧胸锁关节与第 2 胸廓环之间筋膜存在问题，当治疗师试图向后移动右侧第 2 胸廓环，同时将整个胸部移向右侧，来消除胸廓环的旋转，则固定于右侧胸锁关节的稳定手则会即刻感

到张力的增加。放松的理念与上述技术相似。

与对侧胸廓环相关的右侧胸锁关节的 MMS（图 12.11）

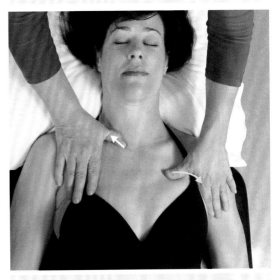

图 12.11
与对侧胸廓环相关的右侧胸锁关节的 MMS

治疗师除了探查对侧胸廓环外，其余技术与上述相似。该例中，矫正手法则是将胸廓环向后移动，同时将整个胸部移向左侧，以评估该操作对右胸锁关节的影响。

锁骨筋膜的 MMS

锁骨上附着许多肌肉，包括斜方肌上束、胸锁乳突肌、三角肌、胸大肌、锁骨下肌和胸骨舌骨肌，这些肌肉可影响锁骨的可动性，进而影响其生物力学。锁骨也是一些筋膜连接的枢纽（图 12.12）。锁胸筋膜是深至胸大肌的、厚的双侧结缔组织结构，延伸至锁骨上部、肋软骨关节内侧及喙突的上外侧。

锁胸筋膜汇聚于腋窝，可起到保护腋窝处神经血管结构的作用。该筋膜层在锁骨下

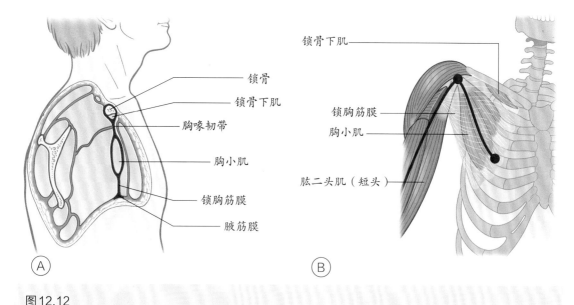

图12.12

锁胸筋膜与臂前深线的关系（经Elsevier许可，引自Thomas Myers, *Anatomy Trains*：*Myofascial Meridians for Manual and Movement Therapists,* 3rd Edition）

肌的下缘重聚，形成一个界限清楚、增厚的肋喙韧带，横跨喙突与第一肋软骨关节。筋膜继续向下，直到胸小肌上缘分叉并包裹该肌。筋膜变厚形成腋窝悬韧带。在这里，腋窝悬韧带附着在形成腋窝底部的腋窝筋膜，有一个可供两个结构出入上肢带深层的开口。

1. 头静脉沿手臂汇入腋静脉。
2. 锁骨下淋巴结淋巴管通过裂孔汇入腋窝顶端淋巴结（KenHub, 2017；Volker, 2017）

因此，锁胸筋膜区域的筋膜扭转就可能影响经过此区域的血管及淋巴系统功能。锁骨上间隙（锁骨上方）容纳锁骨上神经和颈外静脉，且与颈深筋膜相联系。

与锁骨筋膜相关的许多MMS技术已得到应用。这些技术的适应证包括：

· 肩带及肩部持续性疼痛和（或）紧绷
· 颈椎持续性疼痛和（或）紧绷
· 胸部持续性疼痛和（或）紧绷

· 促进锁骨骨折后最佳对位

右锁骨+盂肱关节牵引的MMS（图12.13，图12.14）

稳定手： 患者取仰卧位，治疗师用右手轻轻夹握并固定在锁骨的后外侧缘，引导锁骨稳定于旋前位。

松动手： 治疗师用左手覆盖右侧肱骨头的前后部，对关节轻轻施加向外下方向（通过肱骨头的轴心）的牵引力。与之前一样，治疗师感知双手间即刻出现的张力，这提示筋膜紧绷。患者感觉好像是治疗师用力牵拉其右侧锁骨。事实上，治疗师仅是阻止锁骨的移动。如果未感觉到张力，则说明该部分筋膜不紧绷。如果能感受到张力（治疗师双手间即刻感到阻力），则可用第4章概括的方法进行松动。该技术也可用于GH关节的附属运动。

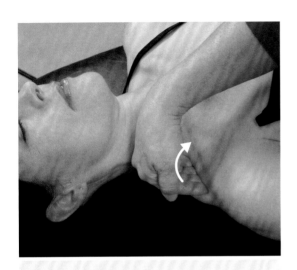

图12.13

锁骨向前的 MMS 位置

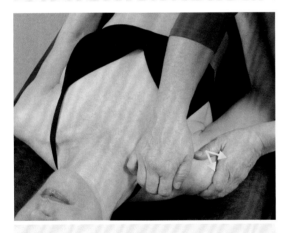

图12.14

右锁骨 + 盂肱关节牵引的 MMS

锁骨 + 三角肌的 MMS（图 12.15）

稳定手： 按照上述技术操作。

松动手： 治疗师探查三角肌，向尾侧及外侧滑动三角肌的前束，其余技术同上。从近端向远端、朝向三角肌止点来探查三角肌前束，该区域含有大量的筋膜。

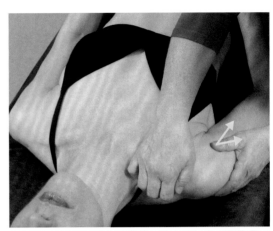

图12.15

锁骨 + 三角肌的 MMS

锁骨 + 胸大肌的 MMS（图 12.16）

稳定手： 技术同上。需注意的是，稳定手也可采用星形理念进行探查，具体操作方法取决于松动手的方向。在这种情况下，需要向内侧探查胸大肌的筋膜组织，稳定手需同时向外侧滑动。

松动手： 治疗师探查胸大肌，向内侧和

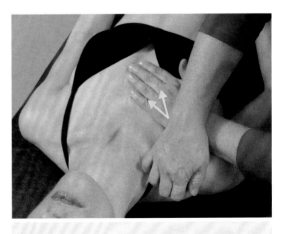

图12.16

锁骨 + 胸大肌的 MMS

尾侧方向滑动组织，远离锁骨，如前所述，使用星形理念找出最紧张的筋膜线，其余技术同上。

锁骨＋同侧胸锁关节的MMS（图12.17）

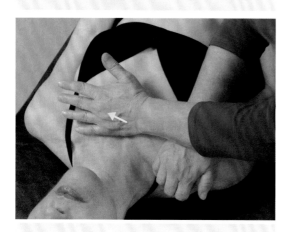

图12.17

锁骨＋同侧胸锁关节的MMS

稳定手： 按照上述技术操作。

松动手： 治疗师探查同侧胸锁关节，向内侧滑动，远离固定于锁骨外侧的稳定手，其余技术同上。这项技术，除了松动锁骨下筋膜，还可用于治疗锁骨本身的筋膜。如果把骨组织认为是非常致密的筋膜，那么骨折后，一旦骨折愈合，也可对其进行松动以刺激达到锁骨的最佳对位。（参见病例报告12.1，Michael 的病史）

锁骨＋颈椎A/P向的MMS（图12.18）

稳定手： 按照上述技术操作。

松动手： 治疗师探查锁骨上组织，这里指的是脊柱颈段前的组织，包括斜角肌与钩椎关节，其余技术同上。治疗师向颅侧进行A/P向滑动，可以采用该方法探查几个颈段

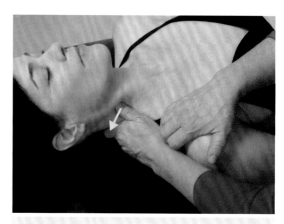

图12.18

锁骨＋颈椎A/P向的MMS

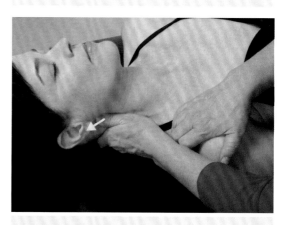

图12.19

锁骨 +C_1 A/P 向的 MMS

水平。临床上，中颈段，尤其是 C_4 水平经常采用该技术。如果未感觉到张力，则该部分筋膜不紧张。如果能感受到张力（治疗师双手间即刻感到阻力），则可用第4章概括的方法进行松动。

锁骨 +C_1 A/P 向的 MMS（图 12.19）

稳定手： 按照上述技术操作。

松动手： 同上述技术；图 12.19 演示了

C_1 的 A/P 向松动技术。如果对上颈段关节进行了松动和（或）手法操作以治疗颅颈区仍长期紧绷，则探查附着相应颈椎水平的筋膜是有价值的，该例中是 C_1 的前部。

锁骨＋乳突 A/P 向的 MMS（图 12.20）

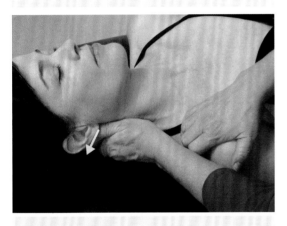

图 12.20
锁骨＋乳突 A/P 向的 MMS

稳定手： 按照上述技术操作。
松动手： 治疗师采用 A/P 向滑动的方法探查颞骨的乳突，其余技术同上。许多肌肉附着在乳突上，如胸锁乳突肌、二腹肌后腹和头夹肌。由于胸锁乳突肌及其筋膜的紧张可导致颞骨的后旋或内旋，它们对反复发生的颅功能障碍尤其有意义。

锁骨＋枕部屈曲的 MMS（图 12.21）

稳定手： 按照上述技术操作。
松动手： 治疗师探查枕骨，使其屈曲，其余技术同上。颅颈区域（Cr/V）反复发生紧张，尤其是存在颅颈区屈曲受限倾向时，则是采用该筋膜技术的指征。

右锁骨＋盂肱关节外展的 MMS（图 12.22）

需要注意的是，此处以盂肱关节外展的演示为例，盂肱关节的所有被动运动均可采用该技术。

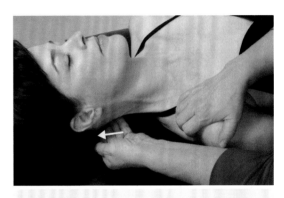

图 12.21
锁骨＋枕部屈曲的 MMS

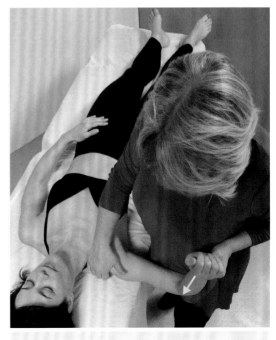

图 12.22
右锁骨＋盂肱关节外展的 MMS

稳定手： 按照上面的技术操作。

松动手： 治疗师的左手支撑患者的上臂，使盂肱关节生理范围内被动运动至外展位，触诊锁骨的稳定手一旦感知张力增高立刻停止（开始出现阻力或Maitland运动图解的R1）。如果该筋膜线紧绷，则盂肱关节在达到充分外展之前锁骨筋膜张力即应增加（通常外展90°~100°）。治疗师反复进行肩关节生理范围内被动外展运动时，总是要感知到R1（Maitland生理范围内被动运动Ⅲ−级），反复进行上述操作直至治疗师双手间感到放松，通常需重复5~8个来回。

右锁骨＋盂肱关节固定的MMS（图12.23）

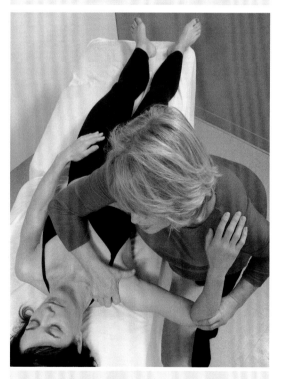

图12.23
右锁骨＋盂肱关节固定的MMS

稳定手： 按照上述技术操作。

松动手： 盂肱固定位（在肩关节外展、与地面平行伸展及轻度内旋位松动关节周围组织的Maitland技术）治疗师进行探查，其余技术同上。

右锁骨＋盂肱关节右上象限（GH quadrant）的MMS（图12.24）

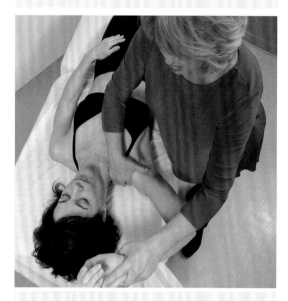

图12.24
右锁骨＋盂肱关节右上象限的MMS

稳定手： 按照上述技术操作。

松动手： 盂肱关节右上象限（在肩关节前屈、外展、内旋或外旋位松动关节周围组织的Maitland技术）治疗师进行探查，其余技术同上。

右锁骨＋上肢神经张力测试1（ULNT1）的MMS（图12.25）

稳定手： 按照上述技术操作。

松动手： 治疗师进行右上象限上肢神经张力测试（upper limb neural tension test，

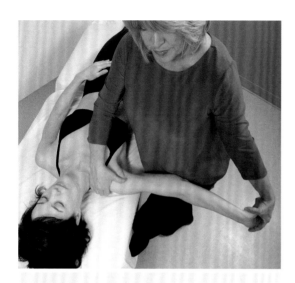

图12.25

右锁骨+ULNT1的MMS

ULNT1），其余技术同上。该技术也可以测试其他神经可动性。应用这项技术时，治疗师必须将ULNT1进行自身对比，并且在固定锁骨的情况下进行再次评估。传统上来说，该神经特定交界处（typical interfaces）位于中颈段或腕部屈肌支持带部位。由于锁骨与锁胸筋膜、锁骨上筋膜密切相关，当探查可能影响上肢神经张力的交界处时必须考虑到锁骨。在此测试中，治疗师将使用该测试的组成部分，立即增加固定锁骨手的张力。一旦组成部分得以放松（类似于上述技术所用的生理范围内被动运动的理念），则可对ULNT1下一个组成部分进行探查和治疗，直至锁骨固定和不固定条件下的测试都有相同的可动性。

病例报告12.1 Michael的病史

由于涉及我25岁的儿子，这个案例让我比较有触动。在儿子14岁时，他滑滑板时摔倒，并导致左侧锁骨的严重骨折，锁骨碎成三部分，中间部分垂直成角。医生认为骨折可以自愈，最初只用吊带固定并回家休养。但是我咨询过位于澳大利亚墨尔本的肩关节专家Lyn Watson，他说如果在澳大利亚这种骨折需要手术治疗。不用说，我设法保证与Michael一起进行了他的后续治疗。我对儿子肩带的远期预后存在一些担心，包括骨折愈合后可能存在短缩进而永远影响上半身的功能。不幸的是，我无法说服骨科主治医师进行手术，他向我保证，治疗过程一直在进行，我应该顺其自然。知道骨组织本质上是密度大的筋膜后，我着手进行锁骨筋膜的重塑，最初是通过顺从的方法，而后随着康复的进展，采用更有针对性的MMS技术。锁骨筋膜在一些方向是紧张的张力，尤其是与筋膜SFL（锁骨与胸肌和腹直肌的相互关系）和前功能线（左锁骨和右髂骨）相关的部分。也要改变锁骨内筋膜的结构，以尽可能在最长的位置促使愈合。这项工作之后是进行肩胛骨上旋肌的强化训练，最初每周一次。然后，随着骨骼（和筋膜）的结构发生了改变，接下来的一年定期进行强化训练。在Michael的整个青春成长期，随着机体对新训练项目的适应，这些年来他都能感受到需要更多的筋膜放松及定期训练。现在，他的功能全部恢复，并且非常感谢他的母亲是拥有MMS技能的物理治疗师！

总结

本章技术着重于与肩带相关的肌筋膜连接组织，包括与胸锁关节及锁骨本身相关的组织。肩带、颈、胸部或头部存在持续疼痛（取决于影响这些区域的矢量）患者的这些组织经常是有问题的。下一章将重点介绍上肢的相关技术。

治疗患者的上肢问题时，手法治疗师会评估和治疗各个相关关节（盂肱关节、肱尺关节、近远端桡尺关节，以及腕、指关节）。此外，针对肌张力亢进、紧张和无力之间的失衡，评估和治疗上半身的肌肉。还要评估和治疗上肢神经可动性。然而，如果没有考虑到筋膜系统，仅松动关节、神经或拉伸和强化个别肌肉只能获得部分效果。

本章将描述以下筋膜功能障碍的临床表现：

- 三角肌筋膜
- 与SFL和DFL有关的冈上肌筋膜
- 肱二头肌长头筋膜
- 肱肌筋膜
- 前臂筋膜
- 屈肌支持带筋膜
- 与掌腱膜挛缩（Dupuytrens挛缩）有关的筋膜
- 与桡骨茎突狭窄性腱鞘炎（妈妈手）有关的筋膜
- 与桡骨远端有关的筋膜（Colles骨折后）

本章MMS技术的适应证

- 经过以下治疗后仍反复发作的上肢疼痛：
- 肩、肘、前臂、腕和手关节的关节松动术或手法治疗
- 对上肢肌肉触发点进行手法治疗或干针治疗
- 上半身的稳定和强化训练

臂前表线

臂前表线（superfical front arm line，SFAL）包括以下结构：胸大肌、背阔肌、臂内侧肌间隔、上肢屈肌群、腕管。（这条筋膜线的详细描述和图解请参见第2章）。

临床意义

- 这条筋膜线延伸到正中神经分布区以及更广泛的区域。治疗正中神经可动性问题时，可以检查与屈肌支持带、颈椎前方相关的胸大肌、背阔肌部位。（参见肩关节外展时屈肌支持带的MMS技术）
- 肩袖肌被视为臂后深线的一部分，但由于冈上肌的附着部位靠前，所以它在临床上被视为SFAL的组成部分。肩袖肌也经常受到躯干SFL和DFL张力的影响。这种张力使得肱骨头相对于肩峰前移或使肱骨头整体前移。参见与对侧肩关节（SFL）、心包膜和膈肌（DFL）相关的冈上肌
- 掌腱膜挛缩不仅涉及手的指屈肌腱，与筋膜SFAL也有大量的筋膜连接，也会导致此项功能障碍。请参阅与肱二头肌长头（SFAL）相关的掌腱膜MMS技术和与对侧肩关节（SFAL和SFL）相关的掌腱膜MMS技术

臂前深线

臂前深线（DFAL）包括以下结构：胸小肌、锁胸筋膜、肱二头肌、桡骨骨膜和鱼际肌（有关该筋膜线的详细描述和图解请参见第2章）。

临床意义

- 增加腕关节伸展和尺偏有助于松解与胸小肌紧张相关的筋膜线，胸小肌会导致肩胛骨前倾从而影响肩带功能。这条筋膜线的紧绷也可以使头部持续前伸。（参见与SFAL相关的胸小肌MMS）
- 松动锁骨周围的筋膜对改善肩部活动和

促进轴向伸展姿势效果明显。（请参见第12章锁骨筋膜MMS技术）

- 如果将骨膜看作是"致密筋膜"，那么（锁骨骨折适当愈合后），为了将锁骨短缩对上半身带来的不良影响降至最小，松动锁胸筋膜（请参见第12章）对锁骨骨折是有益的

- 肱二头肌长头附着点通常受躯干SFL和DFL张力的影响。这些张力可以牵拉肱骨头相对于肩峰前移并使得肱骨头位置整体前移［参见对侧腹直肌（SFL）相关的肱二头肌长头MMS］。DFAL的张力有助于在站立位时使肘关节屈曲，这样可以减轻盂肱关节头的压力。肱二头肌伸展（肘关节伸展、旋前）时增加腕关节屈曲也是一项筋膜治疗手法。（参见肘伸展、前臂旋前、腕屈曲时肱二头肌长头的MMS）

- 如果我们认为这条筋膜线包括肱二头肌、胸锁筋膜和胸小肌，那么，治疗桡骨茎突狭窄性腱鞘炎时不能局限于拇指握拳尺偏位时对支持带横向摩擦。［参见与肩关节（DFAL）相关的握拳尺偏位的MMS］

臂后表线

臂后表线（superficial back arm line，SBAL）包括以下结构：斜方肌（斜方肌上束、斜方肌中束、斜方肌下束）、三角肌、肱肌、臂外侧肌间隔和腕指伸肌。（该筋膜线的详细描述和图解请参见第2章）。

临床意义

- 这条筋膜线延伸到桡神经分布区以及更广泛的区域。治疗桡神经可动性问题时，可以检查与桡骨头及颈椎前方相关的斜方肌、三角肌、颈胸区。（参见肘伸展和旋前、腕屈曲时桡骨头P/A向的MMS）

- 三角肌、肱肌、腕伸肌群通过SBAL存在筋膜连接。寻找肩部非关节性受限的原因时应该考虑三角肌筋膜。（参阅盂肱关节内旋时三角肌前束的MMS和盂肱关节外旋时三角肌后束的MMS）

- 肘外侧区的持续性疼痛和紧张可能与筋膜SBAL紧张有关。松动该筋膜线往往对顽固性肱骨外上髁炎有效。（参见肘伸展、旋前时肱肌外侧的MMS）

- 如果将骨膜视作"致密筋膜"，那么（适当愈合后），松解与SBAL相关的桡骨远端筋膜有助于桡骨远端骨折后腕关节获得最大的活动度。（请参见与SBAL相关的桡骨远端骨折的MMS）

臂后深线

臂后深线（deep back arm line，DBAL）包括以下结构：头外侧直肌、菱形肌、肩胛提肌、肩袖肌群、肱三头肌、尺骨骨膜及小鱼际肌。（该筋膜线的详细描述和图解请参见第2章）。

临床意义

这条筋膜线延伸到尺神经分布区以及更广泛的区域。治疗尺神经可动性问题时，可以考虑探查与腕尺管（Guyon管）和颈椎前部相关的肩袖、肩胛提肌区域。

上半身姿势分析

- 肱骨头与肩峰的相对位置
- 肩胛骨与胸廓的相对位置
- 锁骨的位置

由于这些内容与上肢相关，请参阅第12章姿势分析的详细信息。

肩关节负荷与顺从测试

负荷与顺从测试对于检测影响关节位置，进而影响关节功能的肌筋膜矢量非常有用。这个方法在第11章中进行了详细介绍，相似的方法也可以应用于盂肱关节。

如果患者肱骨头呈现出相对肩峰前移的状态，可以在患者仰卧位或坐位下，由治疗师进行盂肱关节A/P向滑动。如果活动受限是关节引起的，向后滑动时的终末感会硬而坚韧。然而，如果活动受限是肌筋膜引起的，治疗师感受到关节附属运动终末阻力将较为柔滑。矫正过程中当然会感觉到相应的阻力，但如果治疗师注意该测试的负荷解除部分、顺从（被动）牵拉在盂肱关节上的矢量运动，依然能够收集到有价值的信息。牵拉矢量或长或短，可能拉向颅侧、尾侧或内侧，还能够感觉到力量的深浅。

可能还会有神经肌肉矢量（由于神经冲动增加而使肌张力增加）、内脏矢量、肌肉和筋膜矢量的综合影响。治疗师应该注意感受牵拉开始的位置，然后判断拉力的方向。第一个矢量一旦被放松后，治疗师重复进行负荷与顺从测试来寻找第二个矢量，直到测试放松时感受不到更多的张力。这时，盂肱关节位置测试结果应该为阴性。

矢量可能来源于各方面，但最常见的有以下几个。

- 肱骨头向下、向前牵拉，提示涉及肱二头肌长头
- 肱骨头向上、向前、向内侧牵拉，提示涉及喙肱肌、锁骨下肌或锁骨
- 肱骨头向前内侧牵拉，提示涉及胸大肌或躯干SFL筋膜。如果感觉力量来自深层，那么可能存在内脏筋膜受累，例如肺和心包膜

所有这些神经肌肉矢量都可以通过一系列缓解肌肉紧张的技术来治疗，如收缩-放松技术、摆位放松技术、感知放松技术及干针等。然而，如果这些治疗的效果难以维持，治疗师就应该评估相关肌肉的筋膜线是否有问题。

使用MMS的治疗理念

在本章中将主要使用MMS的治疗理念的第1条（参见第4章），即选择一个反复发生功能障碍的关节或肌筋膜触发点，探查与之相关的筋膜线。治疗师固定反复发生功能障碍的关节或肌筋膜触发点，评估与之相关的筋膜线张力，寻找两手之间早期发生的张力。

根据组织的反应，可以使用以下方法：
- 振荡方法（Ⅲ-级、Ⅲ级、Ⅲ+级）
- 持续加压
- 谐波手法操作（Dr Laurie Hartman）

有关MMS的治疗理念，请参见第4章。

胸小肌筋膜MMS

与DFAL有关的右侧胸小肌MMS（图13.1）

胸小肌常会处于紧张状态，干针治疗有助于恢复肌肉的正常张力；然而，肌肉周围紧绷的筋膜会使治疗低效。胸小肌解剖引至记忆中DFAL的一部分，所以，腕关节尺偏伴腕、指屈曲会增加它的张力。

患者仰卧位，治疗师用左手拇指和其他四指"捏"住胸小肌，特别是反复出现触发点的区域可以沿其长轴方向探查胸小肌的紧张。

松动手： 患者前臂旋前、肘伸展，治疗师使患者腕关节尺偏，做腕、指屈曲动作，固定胸小肌的手一旦感受到张力增高就停止

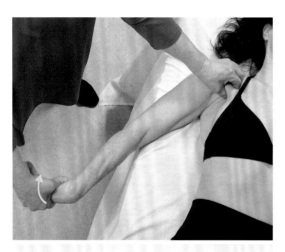

图13.1

与DFAL有关的右侧胸小肌MMS

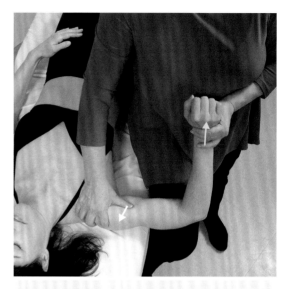

图13.2

与盂肱关节内旋相关的右侧三角肌前束的MMS

活动。如果这条筋膜线紧张，那么在腕、指完全屈曲之前，胸小肌的张力就会增加。治疗师捏住胸小肌，只是防止组织向外侧和尾侧滑动。而患者以为治疗师对肌肉增加了捏力。治疗师重复屈腕和尺偏动作，同时对胸小肌维持稳定的压力，每次都要感受到R1的出现。重复进行此操作，直到治疗师的两手之间感觉到放松，这通常需要操作5~8个来回。

三角肌筋膜MMS

与盂肱关节内旋相关的右侧三角肌前束的MMS（图13.2）

三角肌前束筋膜可能是限制盂肱关节内旋活动的一个因素。

稳定手：患者仰卧位。治疗师右手固定三角肌前束，使盂肱关节外旋。可以沿着三角肌的纵轴进行探查，直到三角肌粗隆（一个富含筋膜的区域）。

松动手：治疗师左手支撑患者腕和前臂，在生理活动范围内使盂肱关节被动内

旋，触诊三角肌的手一旦感觉到张力增加（到开始出现阻力或Maitland运动图解R1的位置）就停止动作。如果这条筋膜线紧张，在盂肱关节完全内旋之前，三角肌前束有推向治疗师拇指的趋势（通常会在内旋70°时发生）。患者以为治疗师对三角肌前束增加了压力。治疗师反复使患者肩关节被动内旋，同时对三角肌前束保持稳定的压力，每次都要达到R1（Maitland手法治疗Ⅲ–级）。反复操作直到治疗师两手之间感到放松，通常需要操作5~8个来回。

与盂肱关节外旋相关的右侧三角肌后束的MMS（图13.3）

三角肌后束可能是盂肱关节外旋受限的因素之一。这项技术有助于恢复其关节活动范围。

稳定手：患者仰卧位。治疗师右手固定患者三角肌后束使肩内旋，可以沿着三角肌

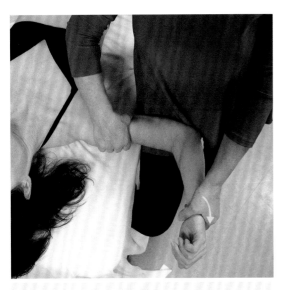

图13.3

与盂肱关节外旋相关的右侧三角肌后束的MMS

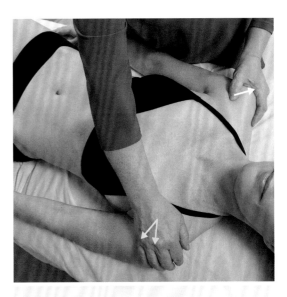

图13.4

与对侧肩相关的右冈上肌筋膜（SFL）的MMS

的纵轴进行探查，直至三角肌粗隆。

松动手： 治疗师左手支撑患者腕部和前臂，在生理范围内被动外旋盂肱关节，触诊三角肌后束的手一旦感觉到张力增加（开始出现阻力或Maitland运动图解R1的位置）就停止动作。治疗技术和上述技术相同。

与SFL和DFL相关的冈上肌筋膜MMS

与对侧肩相关的右冈上肌筋膜（SFL）的MMS（图13.4）

稳定手： 患者仰卧位。治疗师左手向颅外侧用力将冈上肌固定在右侧肱骨大结节处（附着点）。

松动手： 运用星形理念，治疗师右手在锁骨外侧和（或）盂肱关节区运用A/P向尾侧滑动的力探查左肩和肩带区域，寻找稳定冈上肌的手下方即刻出现的张力的角度。如果这条筋膜线紧张，治疗师稳定手可以感受

到张力增加，就好像冈上肌被牵拉向身体中间。患者以为治疗师对冈上肌增加了压力。如果治疗师感受到紧绷（治疗师两手间感到快速的阻力），可以参照第4章描述的方法进行松动。

与心包相关的右侧冈上肌（DFL）的MMS（图13.5）

稳定手： 方法同上。

松动手： 治疗师探查心包区域，首先缓慢探入胸骨后的组织，然后轻轻向尾侧推动，始终保持触及胸骨后筋膜线的深度。治疗师寻找冈上肌的稳定手感受到即刻出现张力的角度。在心包区域轻轻向尾侧推动时，或向尾侧偏患者左侧推动时可能会感受到最大张力；有时，会在心包组织向内侧或顺时针、逆时针方向移动时感受到张力最大。注意，始终保持组织下压深度。如果没有感受到张力增加，说明与冈上肌有关的DFL就不

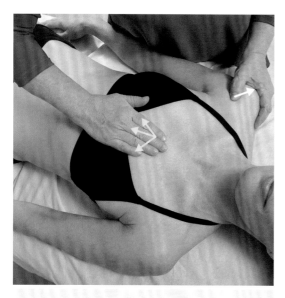

图13.5

与心包相关的右侧冈上肌（DFL）的MMS

紧张。如果能够感受到张力增加（治疗师两手间感受到快速阻力），可以参照第4章概述的方法进行松动。

与对侧膈肌相关的右侧冈上肌（DFL）的MMS（图13.6）

稳定手： 方法同上。

松动手： 治疗师用右手向尾侧/外侧滑动来探查患者膈肌左前侧，一直寻找两手之间即刻增高的张力线。这期间松动手需要下压适当的深度。如果手法操作过于浅表，只能评估腹直肌和腹斜肌周围的筋膜（这可以用于SFL的治疗）。然而，为了评估作为DFL一部分的膈肌，治疗师必须首先将手深入下位肋骨后方的组织，然后轻轻地向尾侧/外侧推动。这个手法用于同侧或对侧膈肌均可。

与对侧髂肌相关的右侧冈上肌（DFL）的MMS（图13.7）

稳定手： 方法同上。

松动手： 治疗师右手使用星形理念探查对侧髂肌，或者类似于第8章概述的髂肌位置，或者使用髂骨前后旋转运动来探查。这种方法也可用来探查同侧髂肌。

肘伸展、前臂旋前、腕屈曲位右侧肱二头肌长头（DFAL）的MMS（图13.8）

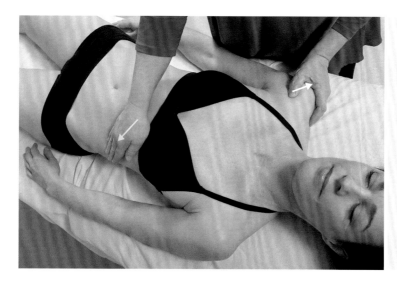

图13.6

与对侧膈肌相关的右侧冈上肌的（DFL）MMS

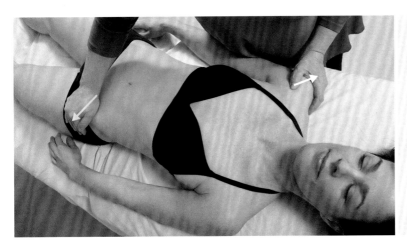

图13.7

与对侧髂肌相关的右侧冈上肌（DFL）的MMS

由于肱二头肌长头附着于盂肱关节盂上缘部和关节囊前上部，所以，它可能导致肱骨头相对于肩峰向前移位。应该探查肱二头肌长头筋膜与肘关节及躯干SFL的关系。

稳定手：患者仰卧位。治疗师左手向颅外侧方向固定结间沟内的肱二头肌长头。用这种方法可以探查大约5cm长度的区域。

松动手：治疗师用右手被动伸展患者肘

关节，并使其前臂旋前和腕屈曲，触诊肱二头肌长头的手一感受到张力的增加（开始遇到阻力或Maitland运动图解R1的位置）就停止动作。如果这条筋膜线紧张，在肘关节充分伸展、前臂旋前之前，肱二头肌长头的组织就好像要推动治疗师的拇指。患者以为治疗师给肱二头肌长头增加了压力。治疗师重复被动伸展肘关节、前臂旋前及腕屈曲的运动，同时对肱二头肌长头保持稳定的压力，每次都要感受到R1的出现（Maitland生理范围内被动运动Ⅲ–级）。反复进行上述操作，直到治疗师两手之间感到放松，通常需要操作5~8个来回。

腹直肌相关的肱二头肌长头（DFAL和躯干SFL）的MMS（图13.9）

稳定手：方法同上。

松动手：依照星形理念，治疗师右手探查患者腹直肌区域（同侧和对侧，向下直达耻骨联合），A/P向尾侧向滑动组织，寻找固定肱二头肌长头手下方快速出现的张力线。如果该筋膜线是紧张的，治疗师固定肱二头肌长头的手会感受到张力增加，就好像肱二头肌长头被拉向身体核心的尾侧和内侧。患

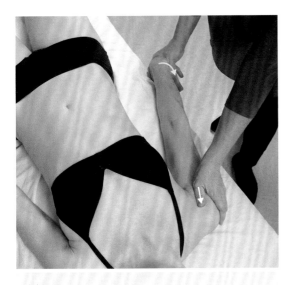

图13.8

肘伸展、前臂旋前、腕屈曲下右侧肱二头肌长头（DFAL）的MMS

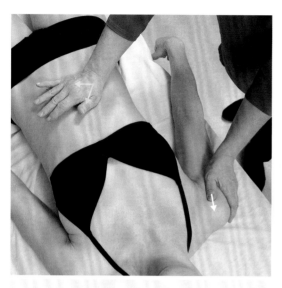

图 13.9

腹直肌相关的肱二头肌长头（DFAL和躯干SFL）的 MMS

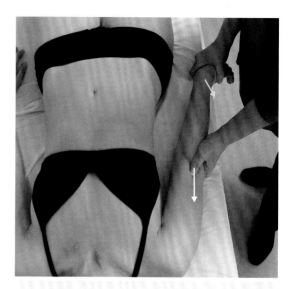

图 13.10

肘伸展、前臂旋前下右侧肱肌外侧（DFAL）的 MMS

者认为治疗师在给肱二头肌长头加压。如果治疗师感受到这种张力（治疗师两手之间感受到快速发生的阻力），可以参照第4章概述的方法进行松动。

肘伸展、前臂旋前下右侧肱肌外侧（DFAL）的 MMS（图 13.10）

肘外侧疼痛有很多原因，但常见的一个原因是肱肌外侧部的紧张。

稳定手： 患者仰卧位。治疗师左手在外上方握住，固定患者肱二头肌后方的肱肌外侧部。用这种方法可以探查大约4cm的区域。

松动手： 方法与肘伸展、前臂旋前、腕屈曲下的肱二头肌长头的MMS相同。这项技术可以从前臂旋后开始，然后中立位，最后达到充分旋前位。

肘伸展、前臂旋前、腕屈曲下P/A向右侧桡骨头的MMS（图 13.11）

肘外侧疼痛的另一个原因是桡骨头周围筋膜的紧张。它也是桡神经可动性障碍的一个常见部位。

稳定手： 患者仰卧位。给桡骨头施加P/A向的压力使其固定。

松动手： 方法与肘伸展、前臂旋前、腕屈曲下的肱二头肌长头的MMS相同。

下面的MMS可以用来探查张力和前臂（旋前、旋后）、腕和指（屈曲、伸展、桡偏和尺偏）关节活动范围的受限，尤其是受累关节的关节松动术治疗效果达到平台期的时候更为适用。前三项技术将涉及腕伸肌前部相关的MMS（图 13.12~13.14）。接下来是腕伸肌后部相关的MMS（图 13.15，图 13.16）。

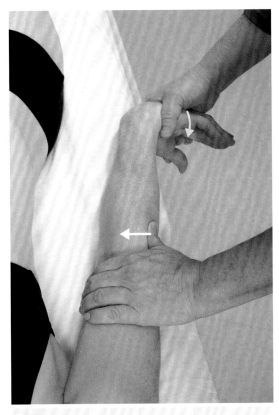

图13.11

肘伸展、前臂旋前、腕屈曲下P/A向右侧桡骨头的MMS

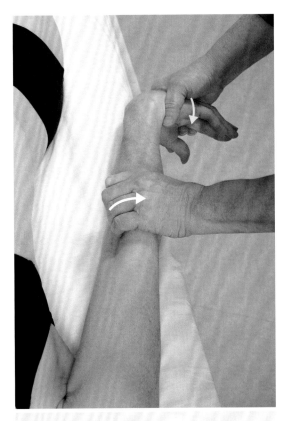

图13.12

肘伸展、前臂旋前、腕屈曲下右侧腕伸肌前部（DFAL）的MMS

肘伸展、前臂旋前、腕屈曲下右侧腕伸肌前部（DFAL）的MMS（图13.12）

稳定手： 患者仰卧位。治疗师左手探查腕伸肌群前部，用外上方滑动的力进行固定。

松动手： 方法与肘伸展、前臂旋前、腕屈曲下肱二头肌长头的MMS相同。

右侧前臂旋前下腕伸肌群前部的MMS（图13.13）

稳定手： 患者仰卧位，肘屈曲。治疗师

用左手探查患者腕伸肌群的前部，"滑动"组织使其旋后，用这种方法可以探查大概4cm的区域。

松动手： 治疗师右手握住患者腕和手的桡侧，拇指置于患者拇指和示指中间，使患者前臂在生理范围内被动旋前。当治疗师触诊患者腕伸肌群前部的手一旦感到张力增加（开始出现阻力或Maitland运动图解R1的位置）就停止动作。如果这条筋膜线紧张，在前臂旋前动作充分完成前，腕伸肌群前部就有向治疗师手指挤压的趋势。患者以为是治疗师对其腕伸肌群前部增加了压力。治疗师反复进行前臂生理范围内被动旋前并对

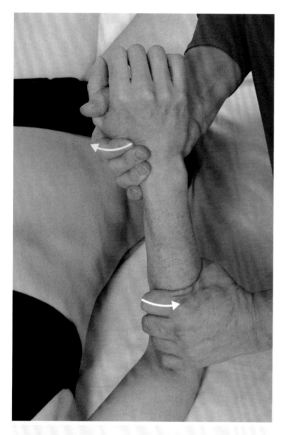

图13.13

右侧前臂旋前下腕伸肌群前部的MMS

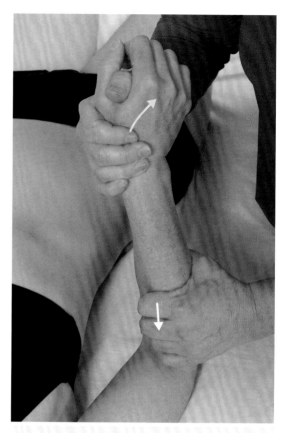

图13.14

右侧腕关节尺偏位腕伸肌群前部的MMS

腕伸肌群保持稳定的压力，每次都要感受到R1的出现（Maitland生理范围内被动运动Ⅲ–级）。反复进行这样的操作，直到治疗师两手之间感到放松，通常需要操作5~8个来回。

右侧腕关节尺偏位腕伸肌群前部的MMS（图13.14）

稳定手： 除了治疗师固定腕伸肌群前部将其向颅侧滑动，其余方法同上。

松动手： 除了使腕关节被动尺侧偏，其余方法同上。

右侧前臂旋前位腕伸肌群后部的MMS（图13.15）

稳定手： 除了治疗师用右手探查患者腕伸肌群后部并固定使组织"滑动"至旋前，其余方法同上。用这种方法可以探查到大约4cm的区域。

松动手： 除了治疗师用左手使患者前臂在生理范围内被动旋后，其余方法同上。

右侧腕关节尺偏位腕伸肌群后部的MMS（图13.16）

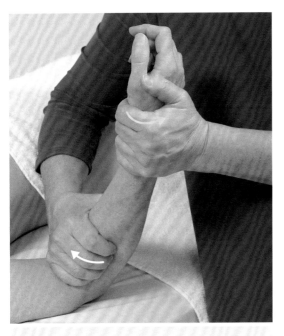

图13.15
右侧前臂旋前位腕伸肌群后部的MMS

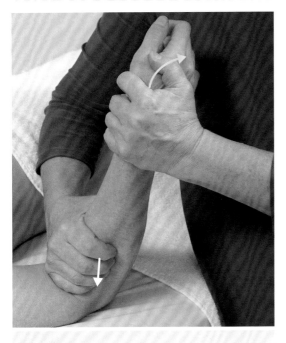

图13.16
右侧腕关节尺偏位腕伸肌群后部的MMS

稳定手： 除了治疗师固定患者腕伸肌群后部并向颅侧滑动组织，其余方法同前。

松动手： 除了使患者腕关节在生理范围内被动尺偏，其余方法同前。

右侧腕关节尺偏位前臂骨间膜的MMS（图13.17）

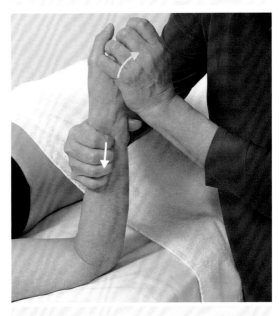

图13.17
右侧腕关节尺偏位前臂骨间膜的MMS

稳定手： 治疗师使用颅侧的力固定患者桡尺骨之间前臂背侧骨间膜。

松动手： 方法同上。

屈肌支持带

屈肌支持带是构成腕管顶部的筋膜，被认为是SFAL的一部分。它起自桡骨和尺骨远端，向远端延续附着于舟骨结节、大多角骨外侧及豌豆骨和钩骨钩突内侧。钩骨、豌豆骨、舟骨、大多角骨彼此靠近，增加了腕弓的弧度，腕管容易出现狭窄，所以，它是正中神经和尺神经可动性障碍的常见部位。

可以通过增加肩关节外展来进行正中神经和尺神经的局部松动，用这个方法可以增加这两根神经的张力。

伴或不伴肩外展下屈肌支持带（SFAL）的
MMS（图13.18）

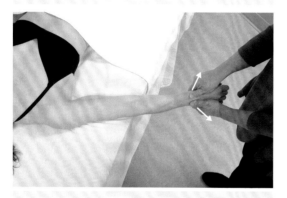

图13.18

右侧肩关节外展位屈肌支持带（SFAL）的MMS

MMS技术的方法： 治疗师用两个拇指固定桡骨和尺骨远端背侧，用中指轻轻地牵拉分离手指，以探查豌豆骨、钩骨、舟骨、大多角骨区域的筋膜。如果屈肌支持带可动性足够好，当试图轻轻拉开手指时，屈肌支持带就会有一定的"伸展"。如果屈肌支持带紧张，双手可以在内外方向或对角方向感到紧张（例如，在豌豆骨、舟骨和桡骨之间）。

治疗师可以应用MMS或持续加压进行治疗直到两手之间感受到放松。这项技术可以通过进一步增加腕和指的被动屈曲或伸展，同时保持支持带的拉伸来进行。屈肌支持带治疗技术也可以在增加正中神经和（或）尺神经张力的姿势（如肩关节外展）下进行。

掌腱膜挛缩

指屈肌与筋膜SFAL、躯干筋膜（SFL）之间有大量的筋膜联系。掌腱膜挛缩开始常

表现为手掌皮下小的硬结节，常见于第3、4、5指。采用筋膜治疗技术治疗可以减少临床症状和体征，尤其是在挛缩影响手功能之前进行干预效果更好。

固定挛缩结节掌腱膜的MMS（图13.19）

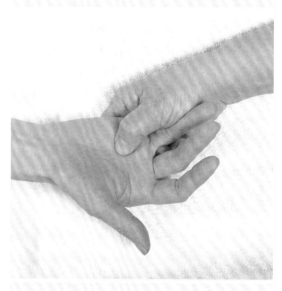

图13.19

固定挛缩结节掌腱膜的MMS

稳定手： 治疗师用拇指固定筋膜结节组织，探查腱膜本身及其两侧。固定方向取决于松动手需要探查的部位。如果探查手掌桡侧则向远端和尺侧固定。如果探查手的近端区域，则向远端方向固定（总是遵循星形理念）。

与手筋膜相关的右掌腱膜挛缩（SFAL）的MMS
（图13.20）

松动手： 治疗师左手探查手掌桡侧筋膜，可以在结节的近端或远端，也可以在生理范围内被动屈曲和伸展患者的所有手指

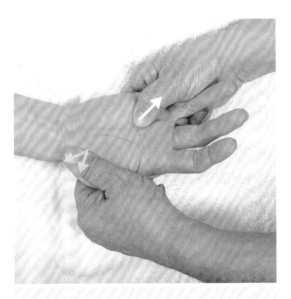

图13.20

与手筋膜相关的右掌腱膜挛缩（SFAL）的MMS

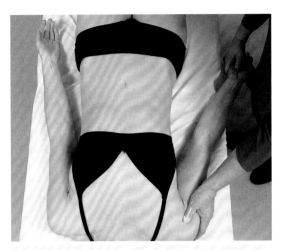

图13.21

与同侧肩和肱二头肌长头相关的右掌腱膜挛缩（DFAL）的MMS

与对侧肩相关的右掌腱膜挛缩（SFAL及躯干SFL）的MMS（图13.22）

（不限于受累手指）。如果这条筋膜线紧张，治疗师的稳定手能感受到张力增加，就好像结节处的筋膜被拉向手近端及内侧。患者以为治疗师给受累手指增加了压力。如果治疗师感觉到张力（治疗师两手之间感受到快速的阻力），就可以参照第4章概述的方法进行松动。

与肱二头肌长头相关的右掌腱膜挛缩（DFAL）的MMS（图13.21）

稳定手：方法同上。
松动手：遵循星形理念，治疗师左手A/P向滑动向颅侧以探查患者同侧盂肱关节和肱二头肌长头。如果该筋膜线紧张，治疗师的稳定手就可以感受到张力增加，就好像结节组织被牵拉向近端。患者认为是治疗师对其受累的手指增大了压力。松动这条筋膜线的理念和前面提到的理念相似。

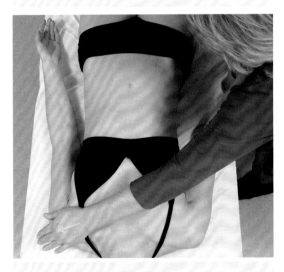

图13.22

与对侧肩相关的右掌腱膜挛缩（SFAL及躯干SFL）的MMS

稳定手：方法同上。
松动手：该手法探查SFAL和躯干SFL

之间的连接。这时，治疗师的左手探查对侧肩和肩胛骨。在此项手法中，在肩部或肩胛骨上向外侧的滑动能产生最大的张力。

与对侧膈肌相关的右掌腱膜挛缩（SFAL及躯干DFL）的MMS（图13.23）

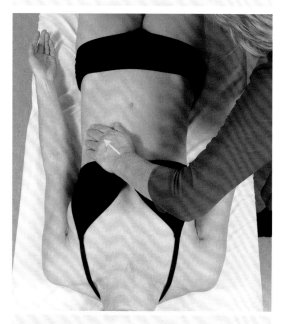

图13.23

与对侧膈肌相关的右掌腱膜挛缩（SFAL及躯干DFL）的MMS

稳定手： 方法同上。

松动手： 该手法探查SFAL和躯干DFL之间的连接，DFL是比躯干SFL更深的筋膜线。治疗师运用前面的治疗理念，用左手探查患者同侧或对侧的膈肌或髂肌。

桡骨茎突狭窄性腱鞘炎

桡骨茎突狭窄性腱鞘炎是一种很难彻底治疗的疾病，除非治疗师考虑除过度使用之外还有导致这种病理改变的其他因素。例如，肘部外展位下损伤（继发于手伸出状态

下跌倒）导致改变前臂和腕的生物力学，从而增加拇指肌肉的负荷（这种情况通常用手法治疗来恢复最佳的生物力学）。一过急性期，治疗师习惯上对拇指肌腱进行横向摩擦。这种手法通常在握拳尺偏位下进行（拇指屈曲、内收，腕尺偏），这个位置可以增加肌腱周围支持带的张力。治疗师还应探查与这些肌腱相关的筋膜，通常与DFAL相关（图13.24）。

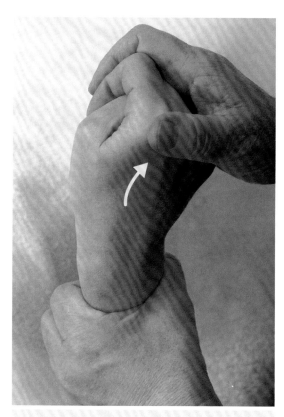

图13.24

右腕处于握拳尺偏测试位的MMS

与DFAL相关的握拳尺偏位的MMS（图13.25，图13.26）

稳定手： 治疗师将患者拇指和腕关节固

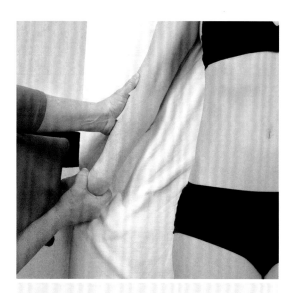

图13.25

与DFAL相关的握拳尺偏位的MMS

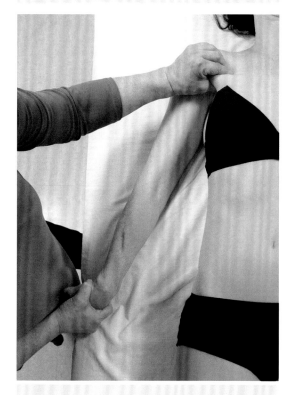

图13.26

与胸小肌相关的握拳尺偏位（DFAL）的MMS

定在握拳尺偏位置（见上文）。如果这个测试能够引起疼痛，治疗师应在疼痛出现前停止活动。

松动手： 始终依照星形理念，治疗师左手向颅侧探查DFAL筋膜（桡骨骨膜、肱二头肌、锁胸筋膜、胸小肌）。如果这条筋膜线紧张，治疗师位于腕部的手有桡偏的趋势。患者认为是治疗师对其腕关节增加了压力。治疗师使患者腕关节和拇指保持握拳尺偏位的同时，在生理范围内反复向颅侧被动滑动受累筋膜，反复重复上述操作直到治疗师两手之间感到放松，这需要重复操作5~8个来回。

科利斯骨折后MMS

如果我们认为骨组织是致密筋膜，就能理解手腕和前臂骨折后怎样使用筋膜技术来恢复最佳活动范围和功能。当然，治疗师在开始治疗前应该等骨折部位充分愈合（至少6周）。最好以温和的方式开始，首先通过顺从技术来判断身体能承受怎样的强度（见第4章）。随着时间的推移，必要时可采取更确切和更有指向性的手法。稳定手稳定骨折部位有助于增加这项治疗的安全性。

与SBAL相关的右侧科利斯骨折的MMS（图13.27，图13.28）

稳定手： 治疗师用右手大鱼际大面积抓握固定患者桡骨远端背侧面（骨折部位）。随着时间推移，可以逐渐固定桡骨远端更小、更确定的点（例如，使用拇指）。

松动手： 依照星形理念，治疗师左手向颅侧方向施力探查SBAL筋膜（腕伸肌、指伸肌、肱肌、三角肌、斜方肌）。如果这条筋膜线紧张，那么，握住桡骨远端的手似乎要向背侧和颅侧移动。患者认为是治疗师对

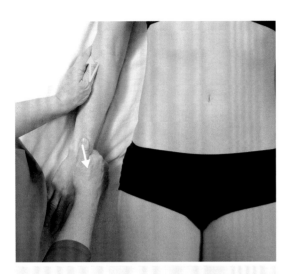

图 13.27

与前臂（SBAL）相关的右侧科利斯骨折的 MMS

其桡骨增加了压力。治疗师对桡骨保持固定，在生理范围内反复向颅侧被动滑动受累筋膜，直到治疗师两手之间感觉到放松，这通常需要操作5~8个来回。

总结

本章的技术主要关注与上半身相关的肌筋膜连接，即肩关节、肘关节、前臂、腕关

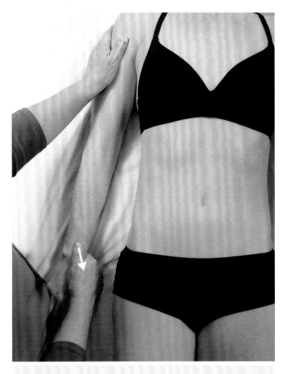

图 13.28

与三角肌（SBAL）相关的右侧科利斯骨折的 MMS

节和手。下一章将会探讨一项更积极的治疗技术，来帮助维持 MMS 的治疗效果。

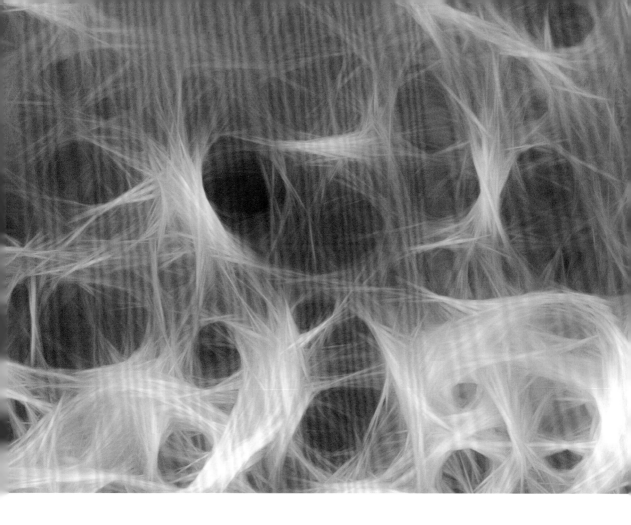

第3部分

优化治疗

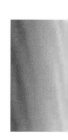

任何物理治疗的最终目的都是要使人能很好地活动，如果一个人不能很好地活动那他的其他感受也不会好。有时候，身体的某些组织问题会导致身体活动受限，如活动不便的关节或者紧绷的肌筋膜线。娴熟的治疗师运用适当的干预可以使身体更灵活地运动。然而，任何形式的手法治疗都是一种被动疗法，为了达到最佳的治疗效果，手法治疗后必须进行主动活动。辅助运动包括维持运动效果的特定拉伸训练和（或）与患者任务相关的再训练运动模式。经常被重复的一句老话"一起放电的神经元是相连的"（Hebb，1949）适用于这些情况。治疗师运用神经可塑性理论来帮助患者建立新的功能和行为的神经网络。为了实现这种神经重塑，患者的身体和大脑需要新的体验，而不只是在大屏幕前做死记硬背的练习，因为最佳的运动需要全神贯注。服用神经镇痛药，像服用加巴喷丁的患者，接受新的运动形式可能具有更大的困难，因为这些药物往往降低神经系统的敏感性。尽管如此，运动仍是治疗的首要目标。

Thomas Myers（在他的解剖列车理论中）总结了关于维持筋膜活动性的普遍看法，在治疗过程中运动起到了关键作用。

· 筋膜研究的新发现对改变人体形态、行为和情感模式都有重大意义。

· 随着对筋膜在身体健康中所起主要作用的深入理解，重新强调了治疗性运动在康复中的作用。Myers预测，在未来的医学中，尤其是运动作为一项治疗将发挥重要作用。

· 筋膜研究的新发现表明，单纯的传统运动方法可能会适得其反，更全面的运动形式，如瑜伽，可能对筋膜训练更有用。

拉伸

如果我们要寻找拉伸运动获益的证据，结果是喜忧参半，并不像一些支持者认为的那样有效。正如Thomas Myers所说：

从表面上看，静态拉伸似乎是赛前或跑前很好的热身活动，它能"拧干"组织、更新水分、分解粘连，使身体快速移动而不受伤害。是这样吗？不，不是这样的。研究已经相当一致地表明，拉伸在改善肌肉酸痛、预防运动损伤方面均无益处，并且可能降低5%~20%的肌力或运动表现（Herbert et al.，2011）。另一个反对将拉伸作为保持人体形态的论据是，我们日常生活中，并不会有太多的动作活动至关节终末端。拉伸运动，在瑜伽课、运动前准备，甚至是康复上都有广泛的运用，它涉及拉伸到关节活动终末端。但是没有证据表明，通过主动或被动拉伸到关节活动范围终末端能提高日常生活中的运动质量。最后，所有的研究都指出，训练具有很强的特定性。当你训练一个动作时，你只训练那个动作。它不会像我们想的那样轻易地或普遍地渗透到其他运动中。如果你在进行扭曲拉伸，那么你就只是在做特定的拉伸运动，它可能不会转化为日常生活中更多或更好的运动（Myers，2015）。

活动后拉伸比活动前拉伸好的理由更充分：变暖的肌肉和筋膜对长度改变的顺从性更大，所以，也许运动后拉伸可以获得更大的关节活动范围。即使那些站立位能把手放在地上的瑜伽修行者，腘绳肌某些区域也会有疼痛和紧绷。针对紧绷部位要做的重要事情就是放松和进行便于关节活动的热身运动，而我作为"身体修理工"，仔细"查遍了"这些组织，却能发现大片的正常组织里有很紧的点。

Myers还提出以下建议：

1. 利用筋膜球和泡沫轴进行自我筋膜放松，找到你感觉卡顿或致密的点，利用自身的重量进行滚动，非常缓慢地移动，并有意识地进入最严重的部位，从而允许筋膜开始发生水化作用。在关于他用泡沫轴进行自我肌筋膜放松的博客中，提到了一些使用注意事项（Myers，April 2015）。

2. 找一个好的身体治疗师、骨科医生，甚至是有经验的瑜伽老师，帮你找到你自己不知道的卡顿点（推荐咨询物理治疗师）。你要在自己知道的卡顿点进行活动，其他部位可能也会存在卡顿点，只是不一定会产生疼痛或明显受限（Myers，2015）。

其他整合疗法

有许多整合疗法可以作为各类专业人士（物理治疗师、骨科医生、按摩治疗师等）治疗方法的补充，以下列表包括一些包含运动在内的补充治疗，但并不详尽。

- 费登奎斯方法（Moishe Feldenkrais）
- 亚历山大技巧（F. M. Alexander）
- 太极
- 气功
- 普拉提（Elizabeth Larkam, *Fascia in Motion: Fascia-focused Movement for Pilate*, 2017）
- MELT法（Sue Hitzmann）
- 阻力可塑性（Bob Cooley, Dr.Christiane Northrup）
- 筋膜拉伸疗法（Ann and Chris Frederick）
- 筋膜健身（Robert Schleip and Johanna Bayer）
- 医学瑜伽（Dr. Ginger Garner）

十分推荐阅读Dr. Ginger Garner所著的《医学瑜伽》（*Medical Therapeutic Yoga*, Handspring Pubishing）这本书。Garner博士开发了基于生物力学的安全的瑜伽练习，其中包括功能性运动评估规则，并且需要运动觉察和呼吸参与。她说："健康的运动不是由你的运动量决定的，而是由能多好地控制你的运动决定的。在任何条件下凡需要采取人体运动治疗方法时，可控的灵活性是瑜伽练习的原则"。（Garner, 2016）

本章的重点是Thomas Myers描述的每条筋膜经线的拉伸和瑜伽体式。然而，需要注意的是，瑜伽是一种很棒的运动，但并不适用于所有人，做"不适合的瑜伽"可能会带来损伤。作为治疗师，就必须注意不要为了延长筋膜而照搬照抄瑜伽体式。我建议，不熟悉瑜伽的治疗师应该寻找熟悉这些体式和姿势力线的专业瑜伽治疗师，在为患者开这些体式运动处方前，先尽可能自己先练习一些课程。为了使筋膜组织更有效地做出反应，身体需要做一些准备，没做热身运动的人不会像做过热身运动的人一样有反应。参加一门循序渐进的瑜伽课和只是临时做一种体式效果是非常不一样的。

在开始介绍这些体式之前，有一个问题迫切需要回答："保持瑜伽体式的最佳时间是多久？"Myers在他的博客（September 13，2016）中回答了以下问题。

1. 建议保持体式5~10分钟，不过艾扬格建议3分钟。个人差异十分重要，没有一个时间长度是适合所有人的。对于某些人来说，生理变化需要的时间较短；对于其他人来说，体式需要维持半小时可能是有益而令人愉快的。

2. 肌肉牵张反射放松：开始拉伸肌肉时，肌牵张反射使肌肉松弛。也就是说，拉伸反射本身尽可能使肌肉收缩回到原始长度。如果维持牵伸，一段时间后反射就会消失，肌肉则会变长。同样，这个时间也因人而异，但主要取决于训练。

当身体在这个姿势保持了一段时间后，如果身体在这个姿势下放松了会有一种畅快的感觉。对于训练有素的瑜伽练习者来说，那一刻会来得快些，对于新手而言，会花更长的时间。直到身体开始放松，深筋膜才开始得到拉伸。这表明，初学者应该将体式保持更长时间，比如体会到畅快感后3分钟。

3. 在保持体式下活动。组织的塑性/黏弹性变形的能力取决于特定组织的局部水合作用，不是一个人喝了多少水，而是被拉伸的特定筋膜有多"湿"。通过非极限拉伸体位，也就是仅达到拉伸极限的75%。就体式而言，你可能一直保持着这个固定的姿势，但你可以在这个姿势下活动，而不是保持一个姿势10分钟。虽然自己练习瑜伽时保持某一静止体式可能有一些意义，但你的身体会因为你在保持体式下活动因充分水化而更加受益。

下面描述的拉伸运动和瑜伽体式是为保持每一条筋膜线的灵活性而提供的方法。针对每条筋膜线的拉伸和体式按照难易程度排列。首先介绍简单的体式，然后介绍需要高度灵活性和控制能力的高级体式。

注意事项和禁忌

如有急性关节痛这些体式是禁止做的。已知的注意事项包括：骨盆过度前倾（Craig试验阳性）和髋关节撞击综合征，尤其要关注"开胯"的人。应监测并纠正任一胸廓环的移位，尤其是涉及胸廓旋转的体式。涉及伸展的各种体式都应避免在腰椎或颈椎产生异常的剪切力。除非该体式需要脊柱完全屈曲（如在猫牛式中的猫式），在骶骨活动中都应保持骶髂关节中立位。

在所有体式中，练习者要谨记一些常见的概念，这些通常是大多数瑜伽治疗师讲授的主题，而瑜伽治疗师Melissa Kreiger很好地表达如下（Kreiger, 2018）。

- 在整个练习过程中都要运用呼吸，即吸气、呼气，将气吸到你感觉紧绷的区域以产生更大的空间。
- 保持身体的柔软和空间感。
- 避免强烈拉伸，如果拉伸运动产生疼痛就要停止，一切治疗都应该让患者感到安全和舒适。
- 不是要降低，而是要增加身体的长度和空间。

后表线（SBL）拉伸

仰卧位腘绳肌拉伸（图14.1）

脊柱中立位，双手在膝后轻轻合拢；主动伸展膝关节，保持足部中立位。脊柱伸展，膝关节不必完全伸直。可以在对侧腿伸直或不伸直的情况下完成拉伸。如果对侧腿屈曲，拉伸更容易完成；如果对侧腿伸直，则拉伸较难完成。

仰卧位腘绳肌拉伸伴踝关节背伸（图14.2）

增加踝关节背伸可增加筋膜SBL的张力。上述的拉伸可以联合踝关节的主动背伸，可以背伸—放松—背伸—放松的方式（开和关的方式）或维持一段时间的方式来完成。

仰卧位腘绳肌拉伸伴踝关节跖屈/内翻（图14.3）

这个体位进一步增加了筋膜螺旋线的张力，因为它涉及外侧肌筋膜结构，也能松动腓浅神经。与上述方法一样，踝关节主动跖屈和内翻可以开和关的方式（特别是当神经可动性有问题时）或以持续一段时间的方式

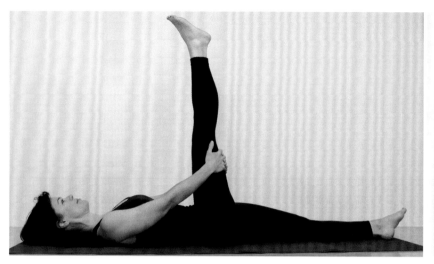

图14.1

仰卧位腘绳肌拉伸

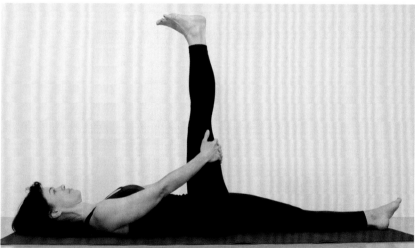

图14.2

仰卧位腘绳肌拉伸伴
踝关节背伸

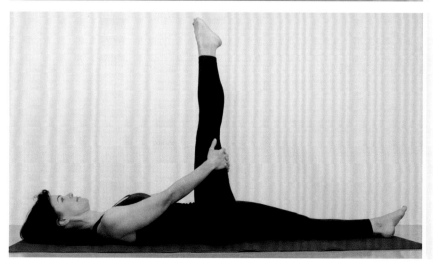

图14.3

仰卧位腘绳肌拉伸伴
踝关节跖屈 / 内翻

来完成。

仰卧位腘绳肌拉伸伴下肢外展或内收（瑜伽带辅助）。

1. 脊柱中立位，两侧髂前上棘高度一致，右腿外展位（图14.4）。这个体式可以拉伸筋膜内侧线、螺旋线（内收肌群）和前深线。

2. 如上所述，但是指导右腿内收，这也拉伸了体侧线和螺旋线（图14.5）。这样的改变，也可以增加髋关节的外旋。

后表线瑜伽体式

猫牛式的猫式（图14.6）

这个体式重点涉及后表线中的躯干、头部和颈部，也会影响后螺旋线和臂后线。体式从四点跪位开始，双手在肩膀下方平放，膝关节在骨盆正下方。从尾骨开始，骨盆后倾，脊柱逐渐向上运动进入屈曲状态，直到颈椎屈曲。一般伴随呼气过程。这个动作特

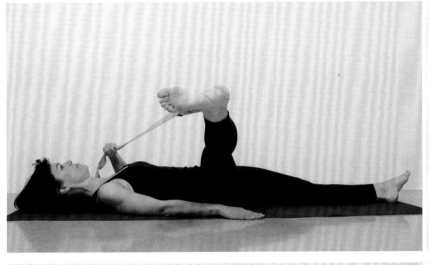

图14.4
仰卧位腘绳肌拉伸伴外展

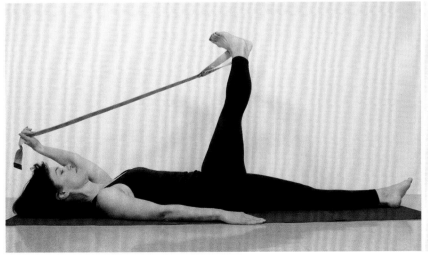

图14.5
仰卧位腘绳肌拉伸伴内收

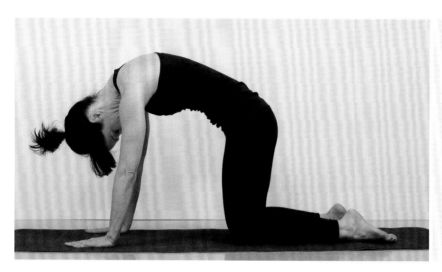

图14.6

SBL瑜伽体式——猫牛式的猫式

别针对腰骶筋膜，所以，这个体式可以通过增加轻微的髋部屈曲来加强。

婴儿式（图14.7）

这个体式也会涉及后表线的躯干、头部、颈部以及后功能线。它需要髋部和膝关节具备最佳力学，避免在这两个部位产生疼痛。体式从如上所述的四点跪位开始，也可以从双膝分开开始。然后身体向后坐，使髋关艺和膝关节完全屈曲，同时手臂在垫上向前伸（处于肩前屈和外展的中间位置）。前额可以放在垫上。呼吸指向背部和（或）肩部。做这个体式时如果足跟分开并有意地与坐骨结节之间留有一定的空间，特别是当腰椎处于前凸位时，有助于保持盆底肌的活动性（包括闭孔内肌）。这个体式对维持筋膜DFL盆底部分的活动性非常有好处。

侧向婴儿式（图14.8）

这是婴儿式的一种变式，可以拉伸胸腰筋膜和背阔肌（特别是当手臂处于"拇指指向天花板"的位置时，也就是前臂旋后）。这个体式会影响筋膜的后功能线，如果该筋膜线过紧，当患者试图做包含肩关

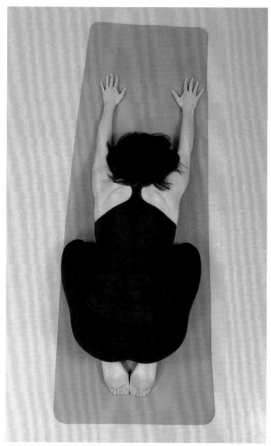

图14.7

SBL瑜伽体式——婴儿式

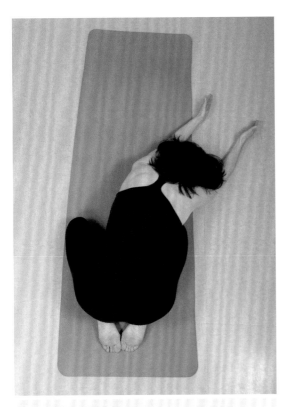

图14.8
SBL 瑜伽体式——侧向婴儿式

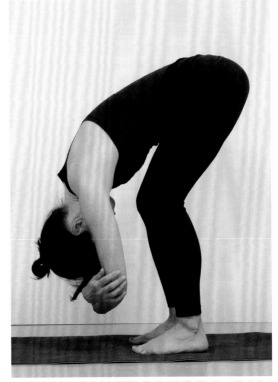

14.9
SBL 瑜伽体式——站立体前屈

节屈曲的动作时，骶髂区域会被拉紧。这个体式还可以有效拉伸筋膜 DFL 的腰方肌、腰肌和髂腰肌。

站立体前屈（图14.9）

这个体式是站立位进行的，身体在髋部前屈，腹部靠在大腿上。膝关节微微弯曲，双手托起肘部。手臂下垂，躯干放松。臀部尽量向天花板方向提升，颈部和头部保持放松，将气吸向紧张区域。可以通过肩关节屈曲和伸展、外展和内收的微细摆动（"摇晃婴儿"）来丰富体式。站立体前屈的体式可以拉伸筋膜 SBL，也可用于增加胸廓环之间的长度和空间。

臀部鸽子式（图14.10）

由于这个体式具有不对称性，对于拉伸臀肌以及很多肌筋膜线都很有效果。如果要拉伸右侧，则右腿弯曲，将右足跟摆放在靠近腹股沟的位置，左腿处于髋关节向身后伸展位。练习者躯干向前尽量接近地板，肘部可以弯曲或伸直。可以通过增加骨盆向右或向左的微小运动以及改变右膝弯曲度来调整拉伸动作。这个动作也可以伴随脊柱伸展来完成，这强调了筋膜 DFL 的拉伸。这个体式也可以在另一侧重复进行。

坐式趾屈肌拉伸（图14.11）

这是霹雳体式的变体，足趾背伸代替跖

217

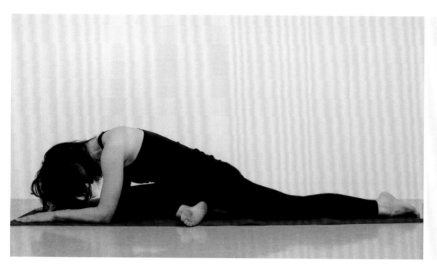

图14.10

SBL瑜伽体式——
臀部鸽子式

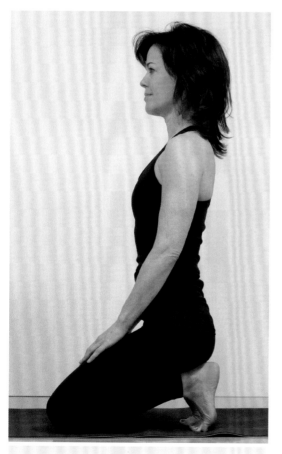

图14.11

SBL瑜伽体式——坐式趾屈肌拉伸

屈。这个体式从四点跪位开始。足趾充分背伸，注意足部其余部分保持中立位；也就是说，重量均匀分布在第一和第五跖骨。骨盆向后移向足跟，直到足底感觉到拉伸。跪位的加深会增加拉伸效果。这对筋膜SBL及DFL的足部拉伸有非常好的效果。

下犬式（图14.12）

这个体式是拉伸整个SBL的高级体式。需要充分的肩关节屈曲和良好的髋关节屈曲。脊柱应保持正常的曲度和中立位，尤其是下腰椎和上胸椎曲度，在这个姿势她们倾向于过度弯曲。头应该完全下垂，颈伸肌没有主动收缩。如果保持脊柱曲度不变，足跟是否能达到地板，膝关节是否能完全伸直，取决于筋膜SBL的延展性。急性坐骨神经炎患者应该避免做此体式。

犬式（图14.13）

这个体式是下犬式的一个变化，重点在于SBL筋膜的下部。这个体式经常作为下犬式的"热身"。从下犬式开始，一侧膝关节屈曲，另一侧膝关节保持伸直。这个体式需要两侧腿缓慢交替运动，关注踝背伸、足跟

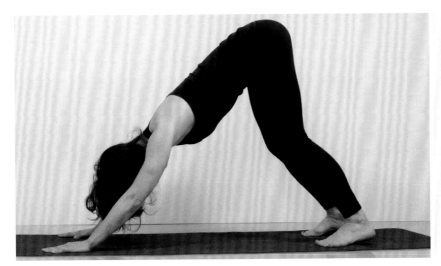

图14.12
SBL瑜伽体式——
下犬式

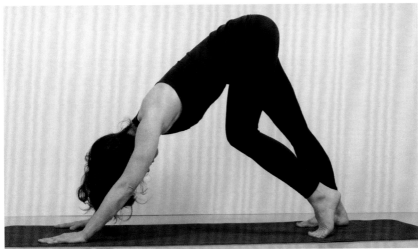

图14.13
SBL瑜伽体式——
犬式

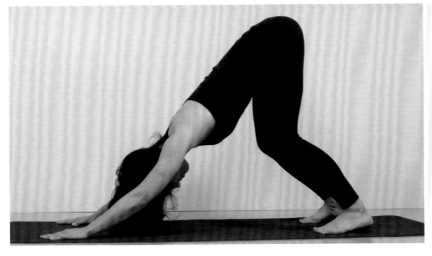

图14.14
SBL瑜伽体式——
下犬式比目鱼肌拉伸

朝向地板的动作。

下犬式比目鱼肌拉伸（图14.14）

这个体式也是下犬式的变化。主要区别在于有意识地屈曲膝关节以拉伸比目鱼肌及其筋膜。

前深线（DFL）拉伸

俯卧位伸展呼吸练习（图14.15）

将这个练习作为一个"开始"练习，经常会推荐给DFL筋膜活动性降低的患者。它很简单，可以作为早上醒后和（或）晚上睡前练习。患者俯卧，腰椎伸展，肘部撑于肩关节下面，双手托住下巴。患者做深而长的呼吸，重点是呼气（短吸气，长而缓慢的呼气）。呼气时脐部尽量下沉至地板。建议保持该体式和呼吸大约2分钟。这个练习可能会在呼气时产生腰痛，只要疼痛在运动后几分钟内消失，都是可以接受的。即使在那些下腰椎活动过度的患者中，这种练习也可以在不会刺激下腰椎的情况下作为恢复上腰椎和胸腰椎伸展功能的安

全方法。

卧位伸展呼吸练习进阶（图14.16）

在上述练习基础上增加双膝屈曲、踝背伸和外翻来进阶练习深度，可以在呼气时进行，也可以在2分钟的练习中持续保持。

上半身DFL拉伸（图14.17，图14.18）

无论是SFL还是DFL，这个练习对筋膜前线的上半部分来说都是一个很好的拉伸运动。患者双手交叉放在胸骨与胸骨柄的交界区，用手向后下方施加压力来稳定这个区域。患者的舌头顶住上腭，好像在说字母"N"。颈椎缓慢向后伸展，小心地进行节段性运动，而不是在颈椎中部出现向前剪切力。患者应感到颈部和咽喉前方有拉伸感。保持拉伸10~20秒，鼓励正常呼吸。这种练习的一种变化是用双手稳定一侧的上胸部/锁骨下区域，颈椎伸展并向左或向右侧屈（图14.18所示为筋膜右侧DFL的练习）。

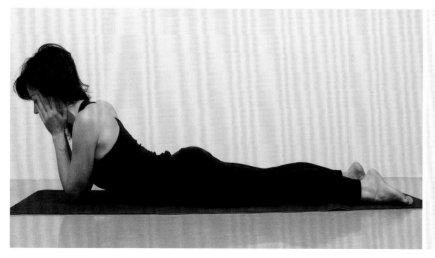

图14.15

俯卧位伸展呼吸练习

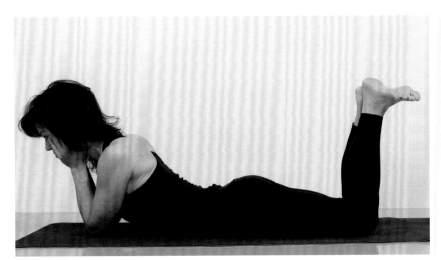

图 14.16

DFL 卧位伸展呼吸练
习进阶

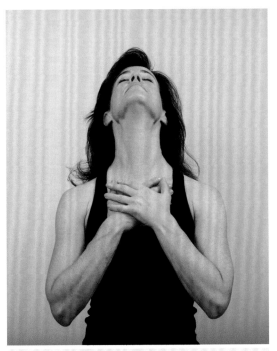

图 14.17

上半身 DFL 拉伸练习

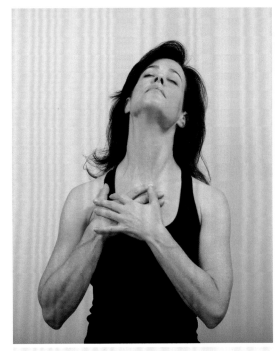

图 14.18

右侧 DFL 拉伸

前深线（DFL）瑜伽体式

猫牛式的牛式（图 14.19）

这种体式对筋膜的 SFL、前功能线、臂

前线和 DFL 产生肌筋膜张力。体式从四点
跪姿开始，手掌支撑，与肩同宽，膝位于骨
盆下方。脊柱从尾骨开始伸展，产生骨盆前
倾，并沿着动力链逐渐向上移动，最后到颈

椎的伸展。一般在吸气时进行。椎管狭窄症和腰椎滑脱的患者应注意，避免在这个体式下出现躯干或四肢的疼痛。

眼镜蛇式（图14.20）

这个体式从俯卧位开始，双手和前臂直接放于肩关节下方。保持颈椎中立位，手臂用来支撑胸腰椎的伸展。在这个体式中，腹横肌收缩以动态稳定躯干。避免骨盆上抬离开地板。

人面狮身式（图14.21）

这种体式被认为是眼镜蛇式的一种变化，是以俯卧姿势进行的，前臂支撑身体。这个体式特别有助于拉伸中胸部的筋膜。这个体式通过肩关节屈曲的等长收缩，使躯干远离前臂。在这个位置上，可以利用呼吸进一步舒展中胸部区域。

上犬式（图14.22）

这是着重脊柱伸展的高级体式。它会

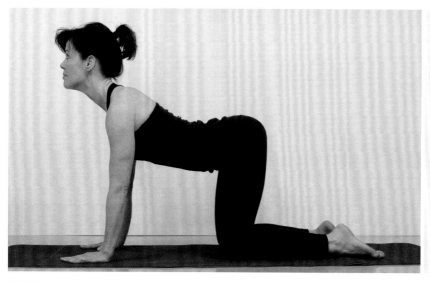

图14.19

DFL瑜伽体式——猫牛式的牛式

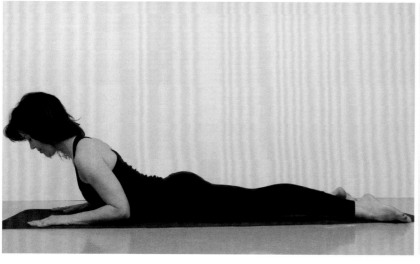

图14.20

DFL瑜伽体式——眼镜蛇式

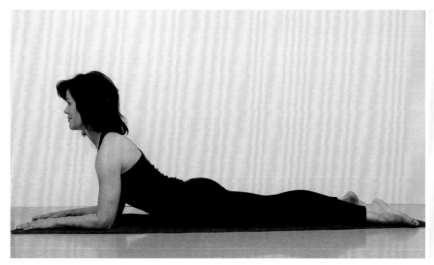

图14.21

DFL瑜伽体式——

人面狮身式

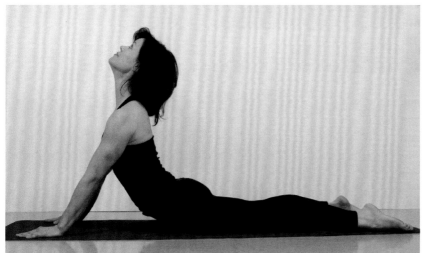

图14.22

DFL瑜伽体式——

上犬式

涉及筋膜SFL、DFL以及前功能线、臂前线。初学者可能会发现，先进行胸部伸展再进行腰部伸展练习会更容易。初学者也可能使骨盆和下肢接触地板，像眼镜蛇式一样。高级练习者在此姿势下可以使膝关节离开地板。

颈椎可以保持中立位，但是保持舌头顶住上腭，同时增加颈部伸展，会进一步加强筋膜DFL的拉伸。

弓箭步（图14.23）

这个体式是瑜伽拜日式的基础动作。它可以拉伸直腿侧的筋膜SFL和DFL以及弯曲腿侧的SBL。可以将手放在地板上或瑜伽砖上，也可以肩前屈、挺胸，如图14.23所示。前侧腿膝关节保持在足踝正上方，前足中立位，髌骨与第二跖骨对齐。如果需要更多的拉伸，那么练习者可将后侧腿向后伸得更远。注意保持骨盆水平（面向前方），并利用躯干的动态稳定肌（腹横肌、深部多裂肌）控制脊柱和骨盆的位置。

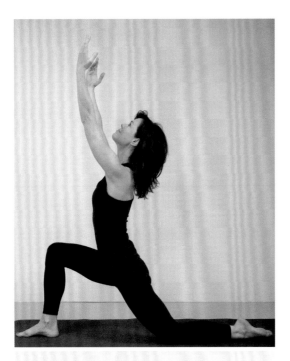

图14.23

DFL瑜伽体式——弓箭步

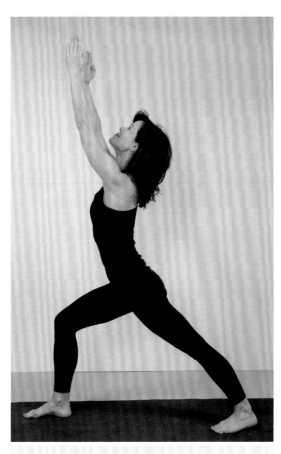

图14.24

DFL瑜伽体式——战士1式伴足背伸/外翻

战士1式（图14.24，图14.25）

这个体式类似于弓箭步，但是需要站立完成，这需要更高的动态稳定性和本体觉。在此位置，后侧腿的足部可以背伸和外翻（图14.24），也可以足跖屈、足趾伸展（图14.25）。上臂完全屈伸、前臂旋后，使拇指向后。如果需要更多的拉伸，练习者可以将后侧腿向后伸得更远和（或）将身体压低。对侧可以重复同样的体式。

战士2式（图14.26）

战士2式可强化上、下肢力量，同时拉伸后腿的内收肌。和战士1式一样，战士2式也能提高耐力、平衡力和专注力。在图14.26中左侧腿伸直，右侧腿屈髋、屈膝。左足与垫子短边平行，右足跟和左足跟在一条直线上。右足尖对着垫子的一角，并保持中立位（无内翻）。双臂外展伸直，掌心朝下。头部向右转，向前凝视。右膝处于右足踝上方，胫骨垂直于地板，髌骨与第二跖骨对齐。如果需要更多的拉伸，练习者应该将后侧腿向后伸得更远。骨盆朝向垫子的左侧。对侧也可以重复这个体式。

瑜伽砖支撑骶骨桥式（图14.27）

这个体式可以拉伸骶前筋膜，所以，这对于骨盆区筋膜DFL紧张的缓解很有用。将瑜伽砖放在骶骨下，瑜伽砖上缘放在骶骨底

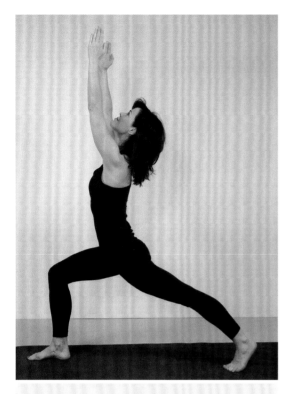

图14.25

DFL瑜伽体式——战士1式伴足跖屈

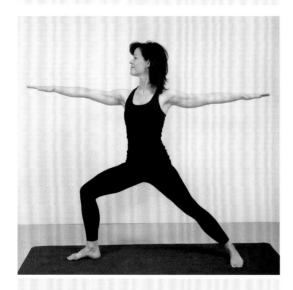

图14.26

DFL瑜伽体式——战士2式

部（S1）。手臂放在身体两侧或90°外展位，以张开臂前线。颈椎处于中立位（避免下颌前伸）。根据舒适度可以伸直一侧腿或两侧腿。维持这种体式，鼓励深呼吸。

仰卧位胸椎中段垫瑜伽砖 +/- 蛙式（图14.28）

这个体式用于评估中胸椎部的前深线。在胸椎中段下方放置一块瑜伽砖，瑜伽砖的下缘放置在T_7水平。手臂呈90°外展以伸展臂前线。颈椎处于中立位，头部可能需要另垫一块瑜伽砖或在枕下放置折叠的毛巾，以保持颈椎处于中立位。双腿可以伸直或呈"蛙"式，足底并拢，髋关节外展、外旋。这个体式增加了髋内收肌（也是DFL的一部分）的张力。可以在这个位置尝试不同角度的屈髋，以找到最受限的区域，整个过程做深而长的呼吸。

快乐宝贝式（盆底、内收肌）（图14.29）

这个体式促进了髋关节在FABER（屈曲、外展、外旋）体位以及脊柱屈曲和骶骨反章动中的灵活性。双手抓住两足的内侧足弓，髋分开，膝朝向地板。颈椎保持中立位。鼓励尝试用小幅度摆动进行腰椎骨盆屈曲、伸展或旋转。

雨刷式（图14.30）

这个体式可改善螺旋线和手臂线的活动性，但如果做些修改，将对DFL受限的缓解特别有用。体式从屈卧位开始，手臂呈90°外展以打开臂前线。两足放在垫子的外缘甚至是垫子以外来进行更多拉伸。在图14.30中，右膝向内侧靠近地板达到最大的FADDIR（屈曲、内收、内旋）体位，而左膝向外（屈曲、外展、外旋），颈部转向右侧。当练习者从一侧换到另一侧的时候，可

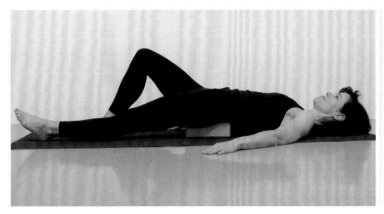

图14.27

DFL瑜伽体式——瑜伽砖支撑骶骨桥式

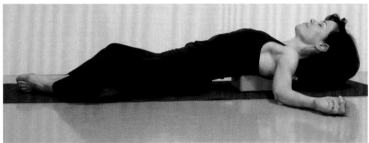

图14.28

DFL瑜伽体式——胸椎中段垫瑜伽砖

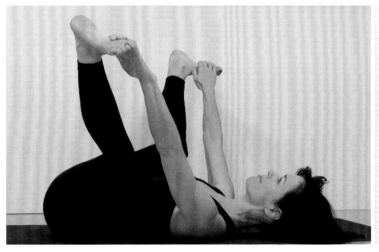

图14.29

快乐宝贝式

以做相反的雨刷式拉伸。如果需要对DFL进行更多的拉伸，膝关节可以充分弯曲，让足跟靠近臀部。当右腿进入FADDIR体位时，右髂骨可向前侧和尾侧伸（"向膝部伸"）以加大DFL的拉伸。建议在这个位置深呼吸，以激活DFL的膈肌部分。

前表线（SFL）拉伸

锁骨打开拉伸（图14.31）

此练习适用于有ISGT（肩带内扭转）症状的患者（见第12章）。这个练习的目的在于创造两侧锁骨和胸骨之间的空间感，并尽

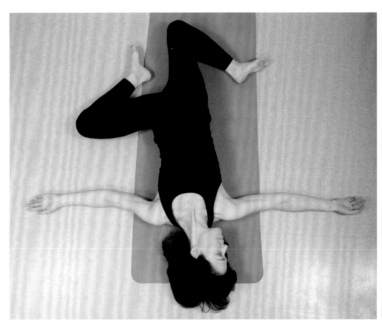

图14.30

雨刷式

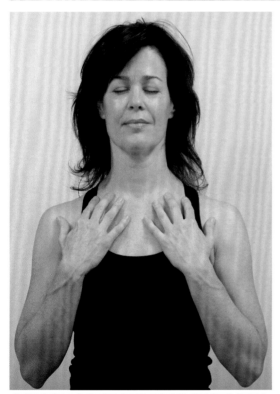

图14.31

锁骨打开拉伸

量减少胸锁关节处过度的内向压迫。手指放松放在两侧锁骨上，颈椎处于中立位。患者在吸气时感觉锁骨的运动是稍微分开的，在呼气时又回拢。一旦理解了这种感觉体验，就要求患者在呼气和吸气时均保持两侧锁骨之间的空间感，并重复3~5次。创造锁骨之间的空间感来自"内在"而不是来自手的动作。如果练习者保持了锁骨之间的这种空间感可以通过增加其他练习（如轴向伸展或胸廓旋转）来进阶。

侧卧位踝和足趾跖屈股四头肌拉伸（图14.32）

这个体式是标准的股四头肌拉伸运动的一种变化，在侧卧位下进行。如图14.32，右髋屈曲并由右侧手臂支撑，以避免腰椎过度伸展。上（左）侧膝关节完全屈曲，练习者抓住足趾，轻轻地拉动足趾使髋关节伸展。事实上，踝和足趾跖屈能更多地拉伸SFL，而不是简单地拉伸股四头肌。注意保持左膝与左髋成一条直线。这个体式也可以在右侧重复进行。

前表线（SFL）瑜伽体式

坐位趾伸肌拉伸（图14.33）

从四点跪姿开始。足趾充分跖屈，注意保持足其余部分的中立位，避免足跖屈和内翻。骨盆向后坐向足跟，直到足部或足趾的背部有拉伸的感觉。注意避免膝关节疼痛。加深跪位可以加强拉伸。这种拉伸对位于筋膜SFL末端的趾伸肌特别好。这个区域的紧绷会形成槌状趾。

螺旋线瑜伽体式

腰椎旋转胸肌拉伸（图14.34）

这个体式特别适用于拉伸胸大肌和胸小肌。工作中或运动中需要大量胸肌活动（如操作电脑或手法治疗）的患者中这些肌肉通常是短缩的。这个体式也可以很好地拉伸臀部肌肉、后功能线和前功能线。这个体式开始于曲卧位。为了拉伸右侧胸肌，骨盆稍微向右移动；同时右臂处于屈曲、外展位。双膝转向左侧下，使螺旋线和前功能线绷紧，加深了胸肌的拉伸。这个体式还可以拉伸右

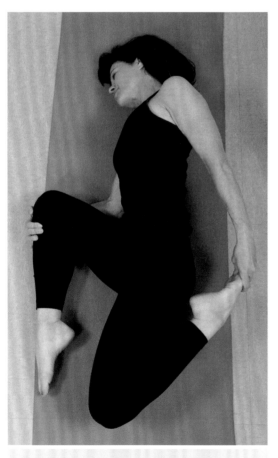

图14.32

SFL拉伸——踝和足趾跖屈股四头肌拉伸

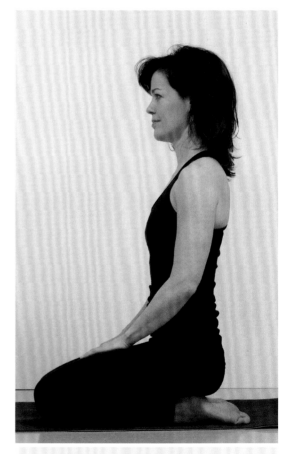

图14.33

SFL瑜伽体式——坐位趾伸肌拉伸

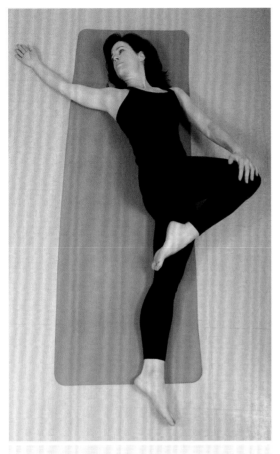

图14.34
螺旋线瑜伽体式——腰椎旋转胸肌拉伸

臀部肌肉和筋膜后功能线。如果需要更多地拉伸下半身,左手可以放在右大腿远端上面。鼓励患者想象将气吸到胸部、躯干和髋部,并顺应重力作用做呼吸。为了找到那些能感受到最大张力的"适宜"位置,建议尝试不同的肩屈伸、外展角度。

想着保持锁骨的打开,把头转向右侧,让骨盆右侧向膝关节方向"延伸",有助于加强拉伸。这个体式也可以在左侧重复进行。

鱼王式(坐位脊柱扭转)(图14.35)

这个体式可以拉伸多条肌筋膜线,特别是螺旋线和功能线。如图14.35坐位,右腿放松,右脚平放,膝关节屈曲,右脚放于左膝外侧。左腿伸直,更高级的体式是位于FADDIR(屈曲、内收、内旋)位。腰椎保持中立位,练习者自身的重量均匀分布在两侧坐骨结节之间。右臂向后伸,以提供稳定性和杠杆臂,使胸部向右旋转。同时,轻轻将右腿进一步拉入FADDIR体位。胸椎轴向延伸,使胸廓环处于最佳生物力学关系(即,每一胸廓环应彼此叠置在下方,就像一堆餐盘一样)。也可以在左

图14.35
螺旋线瑜伽体式——鱼王式

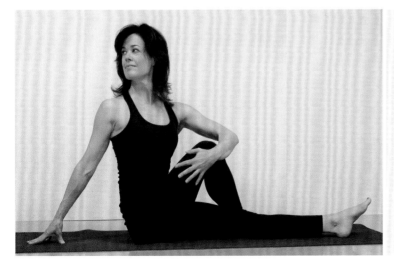

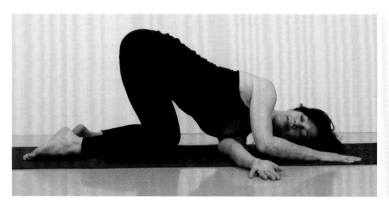

图14.36

螺旋线瑜伽体式——穿针引线式

侧重复此体式。

穿针引线式（图14.36）

这个体式对于拉伸肩胛肌群和脊柱旋转相关的胸腰筋膜非常有效。在图14.36中，体式从四点跪姿开始。胸部向右旋转，练习者左臂"在躯干下方"向前伸，直到左侧肩胛骨接触地板。在左侧肩胛骨固定的情况下，右手推地板，最大限度地拉伸左胸、肩胛骨区域。鼓励练习者想象向感觉到紧绷的区域吸气，以创造更多的空间。

三角体式（图14.37）

这个体式是一个高级的涉及三个运动平面体式（冠状面、矢状面和水平面），能够伸展所有肌筋膜线。为了安全地完成这个动作必须考虑许多因素。可参阅Ginger Garner的著作《医学瑜伽》（Garner, 2016）。

弓箭步扭转式（图14.38）

这种体式将弓箭步和胸椎旋转相结合，特别适用于拉伸前功能线以及筋膜DFL。从站立位开始，右足与垫子短边平行，左足斜指向垫子的一角，练习者左髋及左膝屈曲，确保髌骨与第二跖骨对齐。左前臂可放在左大腿上来支撑身体。为了使胸廓环达到最佳的生物力学，在胸部向右旋转的同时，胸椎

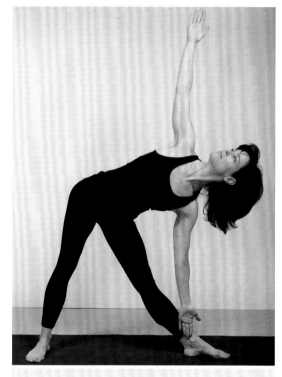

图14.37

螺旋线瑜伽体式——三角体式

尽量轴向延伸。颈椎也向右旋转。右臂屈曲，与身体成一条直线，或将手放在背后（如图14.38所示）。这个体式也可以在另一侧重复进行。

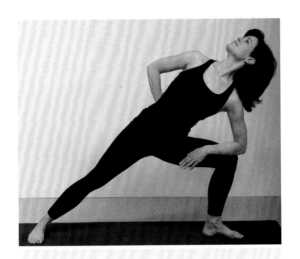

图14.38

弓箭步扭转式

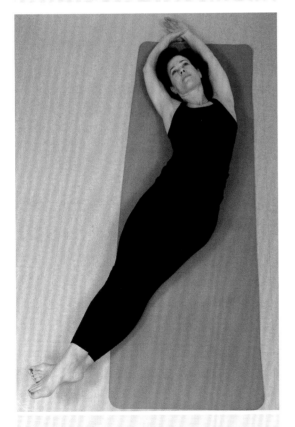

图14.39

体侧线拉伸——"C"式

体侧线拉伸

仰卧位"C"式伴呼吸练习（图14.39）

这是一个相对简单而有助于提高筋膜体侧线活动性的体式。仰卧位，不需要任何器械，所以很容易在床上完成。要拉伸左侧，则骨盆向左平移，双腿伸直向右移动。两腿可以在踝关节处交叉，以进一步拉伸。上臂屈曲举过头，右手握紧左手腕，将左臂向右侧拉，尽量使胸椎向右侧屈。鼓励练习者想象将气吸到感觉紧绷的区域，以创造更多的空间。

交叉腿坐位体侧线拉伸（图14.40）

这种更高级的拉伸是在坐位完成的，右腿在左腿下面，左足踝在右大腿远端。注意，右髋不是处于外展位，而是轻微内收和充分外旋位。练习者端坐，注意保持腰椎前凸。左手抓住右侧屈曲的肘部，以尽量使躯干向左侧屈。

Shirley的练习（图14.41）

我的一位同事（理疗师Shirley Kushner）向我描述了这个体式。这是仰卧位下体侧线和前深线组合拉伸体式。图14.41中展示了左侧的拉伸。左腿盘在右腿下方，髋部轻微内收下尽量外旋。右足位于左大腿的前侧远端并固定。右手抓住左手腕，使躯干向右侧屈。像往常一样，练习者想象尽量将气吸到感到紧绷的区域来创造更多空间。

体侧线瑜伽体式

站立体侧屈（图14.42）

这个瑜伽体式是在站立位完成的。双脚分开与肩同宽，膝关节微微屈曲。双手合

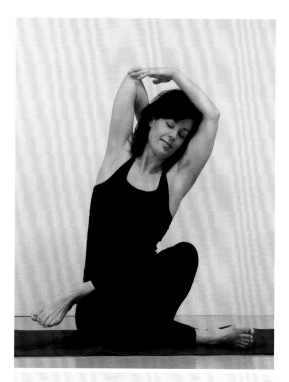

图 14.40

交叉腿坐位体侧线拉伸

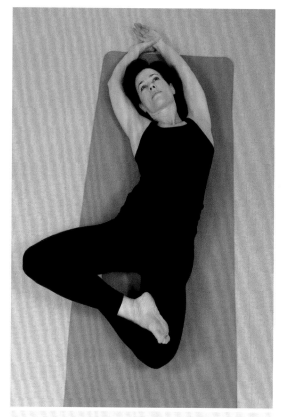

图 14.41

Shirley 的练习

十，示指呈"尖顶"状。当练习者躯干向左侧或右侧屈时，肘尽量向示指指尖方向伸展。想象身体是烤面包机里的一片面包，尽量使身体保持在冠状面内，避免身体屈曲、伸展或旋转。像往常一样，鼓励练习者想象将气吸到感到紧绷的区域，以创造更多的空间。稍后，可以增加轻度的旋转或屈曲、伸展的动作。

门式（图14.43）

这个体式对于拉伸筋膜的体侧线（图14.43演示右体侧线）以及对侧腿的内收肌特别有效。从跪位开始，练习者将左腿伸直并尽量外展，左足平行于垫子的边缘。练习者将左臂撑在左腿外侧（避开膝）。右臂向上伸引导躯干左侧屈，避免旋转及前屈，想象将

气吸到感觉紧绷的一侧。这个体式也可以在另一侧重复进行。

坐位体侧线拉伸（图14.44）

练习者坐位，为了拉伸左侧身体，右腿向外伸展，左髋屈曲、外旋。右前臂下垂，放在右大腿上。左臂伸过头顶，使躯干向右侧屈。脊柱尽量伸长，同时腰椎保持中立位。在这个体式中，胸部主动向左旋转，以保持胸部向前。这个体式更多的是在身体中创造空间，而不是压低身体。这个体式可以在另一侧重复进行。

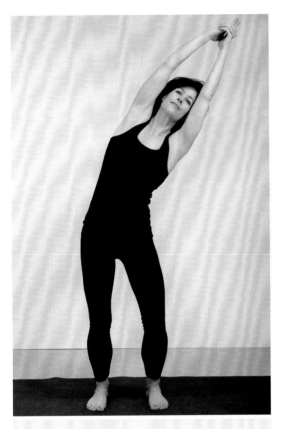

图14.42

体侧线瑜伽体式——站立体侧屈

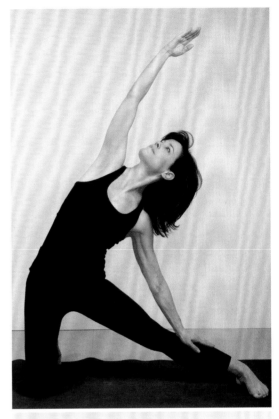

图14.43

体侧线瑜伽体式——门式

胸腰筋膜拉伸变化（图**14.45**）

上面的体式可以调整为拉伸胸腰筋膜。在上述相同的坐姿下，练习者用左臂尽可能地向前下去够右腿的外侧面，这将拉伸右侧腘绳肌腱，然而，如果练习者用右手推地板，在胸腰椎部（向右侧屈）形成一个"C"形，就能很好地拉伸胸腰筋膜左侧。像往常一样，用呼吸来加强拉伸效果。

臂前线瑜伽体式

用瑜伽带打开肩部（图**14.46**）

这个体式对于拉伸臂前线以及打开胸部都很有效。这个体式可以通过双手在背后紧握或利用瑜伽带（如图14.46所示）来完成。练习者两前臂旋前，双手分开与肩同宽，抓牢瑜伽带。整个过程保持脊柱中立位，轻轻地尽量向上抬手臂来伸展双肩。这个体式可以通过以下改变来增加难度：练习者身体前屈，髋充分屈曲，膝关节微屈，保持肩关节上述伸展姿势。

鹰式（图**14.47**）

这个体式对拉伸臂后线（包括肩袖肌群）、后螺旋线和功能线非常有效。它也被用来训练髋、膝关节的稳定性和平衡。肩关

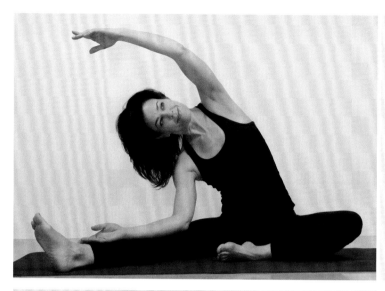

图14.44

体侧线瑜伽体式——坐位

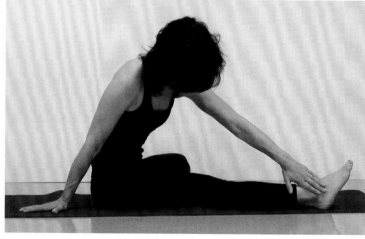

图14.45

变化——胸腰筋膜拉伸

节和肘关节屈曲90°，肩胛骨固定防止过度前伸。右肘放在左肘的弯曲处，两臂交叉，直到两手掌互相接触。右腿交叉在左腿前方，如果可能的话，右脚勾住左小腿后方。如果不能，右足趾可以轻轻地放在地板上。手臂轻轻地向天花板举起。在这个位置保持平衡。

以上列出的瑜伽体式只是些建议，绝非详尽无遗。在一位好老师的指导下，经常练习瑜伽（有很多种）是保持整体灵活性、力量和平衡的一种方法。其他实践（在其他综合运动疗法列表中提到的）也能达到相似的目的。关键是要找到一项常规的拉伸活动，挑战身体以"与众不同"的方式运动，促进全面的身心健康。

来自加拿大不列颠哥伦比亚省温哥华的瑜伽治疗师Chelsea Lee总结得很好："瑜伽体式可以帮助拉伸、加强和调整身体，使其能更完美地运动。但这个过程中的内在提升，才是在垫子上和生活中最有意义的改变。这不仅仅是拉伸腘绳肌和改善胸廓旋转角度，你会发现你对身体、呼吸和思想有更

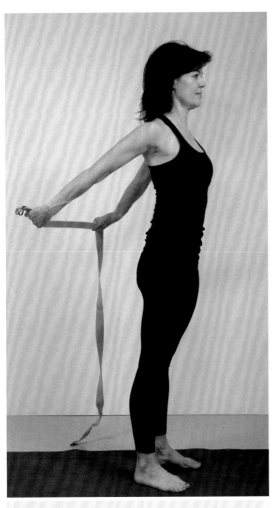

图14.46
臂前线瑜伽体式——用瑜伽带打开肩部

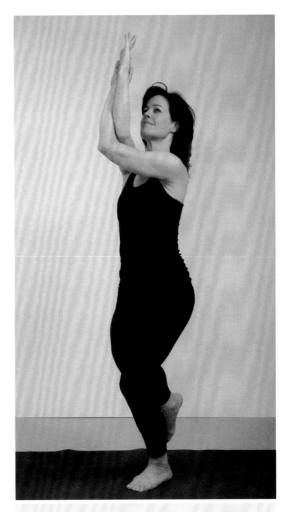

图14.47
鹰式

强的觉察，同时，在一个相对安全可控的范围内产生有益于健康的压力。因此，当在瑜伽室外面对压力时，你将有武器帮助你表现出最好的自己。"

第15章 | 优化治疗结局

曾经有段时间，我犹豫是否应该在本书中纳入这一章节。我的左脑思维当然同意将补充营养、水合作用以及激素对治疗结果的影响相关内容在书中展现。然而，如果不能将右脑思维中更发散的治疗方法纳入其中，则会疏漏更多，这不仅包括为患者创造更优治疗环境的信息，同样重要的是为治疗师创造更优治疗环境的信息内容。要从"全"脑思维的角度来思考治疗，使治疗方法更加"全面"，为治疗师和患者带来更加满意的治疗效果。

对于物理治疗师而言，要意识到"视角外"的信息也很重要，这是由于身体中没有哪个部分是独立存在的。必须考虑治疗室内站在我们面前的是一个完整的人，承认消化系统等其他系统会影响到肌肉骨骼系统和大脑的健康。我们的患者可能需要不同的健康专业人员来帮助其"保持生理功能"，以避免将时间和金钱浪费在某些不必要的治疗上，尤其在没有达到预期治疗目标时更是如此。

营养对人体组织的影响

你是否曾经遇到过患者的组织摸上去感觉像干皮革一样？肯定不像Jean-Claude Guimberteau博士在他的活体视频展示的富含水分的筋膜一样。为什么某些人容易形成致密、紧绷的筋膜？一个常见的原因是由于他们的饮食习惯所致。依据Pavan和其同事的研究，饮食、运动和过度使用综合征都可以改变筋膜内疏松结缔组织的黏滞性，使其致密化（Pavan et al., 2014）。尤其需要注意，酸性饮食可以使全身组织处于炎性环境中，从而导致筋膜的致密化。普通的北美洲饮食中常存在的食物问题包括：

· 高血糖（高糖）饮食

· 酒精
· 氢化油和反式脂肪
· 阿斯巴甜代糖（人造甜味添加剂）

高血糖（高糖）饮食

Cristiane Northrup博士是执业妇产科医师，也是几本关于女性健康著作的作者，推荐了一种抗炎碱性饮食方案可以使结缔组织基质达到最佳状态。她总结了高糖饮食的影响如下：

糖类会在细胞水平影响人的身体，甚至全谷物饮食也会产生这种影响。如今，转基因谷类与我们祖父母们摄入的食物截然不同，这些谷物中谷蛋白含量很高。由于细胞不能识别这些颗粒物，就用液体包绕它们而加以中和，这就会引起细胞炎症。人体内分泌系统会对所有糖类产生应答，使胰岛分泌更多的胰岛素，将血液中多余的糖分转运到细胞内而加以利用。炎症反应引起氧化应激，使细胞失去稳定。这就会表现为身体不适、肌肉酸痛、腹胀、头痛、失眠及体重增加。长此以往，就会导致心脏病、关节炎、高血压、阿尔茨海默病、糖尿病及癌症等疾病。幸运的是，糖－炎症－疾病这一多米诺效应可以通过减少糖分摄取、控制你所进食糖分的种类和形式而加以阻止或逆转。（Northrup, 2015）

Thomas Myers也提倡减少糖类和其他产酸食物的摄入："食糖是黏性的，在体内也是这样。水分难以进入黏性区域。根据个人体质，奶酪、肉类、花生或者其他食物可能会产生这种黏性。这不是我的专业领域，但是一个优秀的营养学家会给你提出建议。"

Hal Blatman博士在关于"食物疼痛与饮食的炎症效应"（Food Pain and Dietary Effects of Inflammation）的演讲（Blatman，2016）中，提倡避免摄入会引起炎症的食物，包括白糖、精麦粉、土豆和果汁。他还将面包、意大利面、通常用作汤和酱汁增稠剂的谷类和小麦加入这一清单。他引用了一项研究，表明健康青年男性摄入含糖饮料会引发炎症（Aeberli et al.，2011）。

酒精

任何类型的酒精都等同于糖，所以代谢过程也相似。同样，适量摄入是关键。

氢化油和反式脂肪

当我们想到氢化油时，黄油就会出现在脑海中。最初配制人造黄油时，将氢化气体加入植物油中试图阻止其变质，从而延长保质期。如今，部分氢化的植物油和大部分加工食品都含有反式脂肪。反式脂肪能够长期应用的主要原因是，在1958年美国FDA（美国食品药品监督管理局）颁布食品添加剂修正案之前已经在使用，而不需要FDA批准。换句话说，反式脂肪早在1958年就开始使用而不受新法规的约束（Kaslow，2018）。

Kaslow博士总结了反式脂肪对细胞膜的影响：

反式脂肪影响细胞膜，从而控制其功能以及细胞之间的信息交流。原本应该是整合健康的必需脂肪的细胞膜吸收了反式脂肪。人体脂肪酶对反式结构无效，因此反式脂肪在血液中存在的时间更长，而且更易于在动脉壁上沉积，继而形成斑块。反式脂肪能够升高血液中的LDL-C（低密度脂蛋白胆固醇），降低HDL-C（高密度脂蛋白胆固醇）水平，这与理想的比率相反。因此，细胞的基本、重要活动及身体完全正常的活动很大程度上取决于你每天摄入的脂肪。

Blatman博士也提到了氢化油的很多不良影响。更值得注意的是，氢化油与胆固醇水平的升高（Sartika，2011）、糖尿病发生率的增加（Chartrand et al.，2003）以及细胞膜组成成分的改变（Clandinin et al.，1991）相关。除此之外，证据表明，饱和脂肪酸能够激活骨骼肌细胞释放炎症介质而触发巨噬细胞反应（Pillon et al.，2012）。

在听Blatman博士讲授食物和疼痛的讲座中，有一件有趣的事引起了我的共鸣。如果一个人吃了一包奶酪或一些炸薯条，摄入的反式脂肪会用于合成红细胞的细胞膜。反式脂肪使红细胞不能与氧结合，最终影响氧气向肌肉和大脑的运送，进一步加重疼痛。红细胞的细胞寿命是4个月。这意味着，吃了一包奶酪后，无效的红细胞在体内会存在4个月！想象一下，每天吃一包这些食物的人的血红蛋白功能。并不是"好吧，就只一包，只是今天"。不，它会持续4个月。

除了调整饮食，还有其他一些方式可以用于强化细胞膜的组分，使炎症和疼痛的发展降到最低限度。Blatman博士提倡使用鱼油补充剂。这一推荐得到很多研究的支持，显示能够改善类风湿关节炎患者的关节疼痛和肿胀（Kremer et al.，1990）、预防动脉粥样硬化（Shewale et al.，2015）和癌症（Hardman et al.，1999）。

阿斯巴甜代糖

这种常见的糖替代品广泛用于加工食品，包括烘焙食物、软饮料、罐头食品、乳制品以及很多其他种类食物和饮料。尽管甜味剂依然很受欢迎，近些年也引发了一些争议。批评者声称，阿斯巴甜代糖对身体有长期的负面影响。当身体处理阿斯巴甜代糖时，其中一部分会分解成甲醇，然后可以分解成甲醛（Hertelendy et al.，1993；Trocho et al.，1998）。很明显，这不是值得摄入的食物。另外一项研究指出，每日摄入超过一罐的无糖汽水或大量饮用普通汽水会升高非霍奇金淋巴瘤和某些白血病的发病风险（Schernhammer et al.，2012）

平衡肠道微生物组

肠道微生物组对人体健康是必不可少的。它被认为包涵人体内外的微生物的全体基因组（包括细菌、噬菌体、真菌、原生物和病毒）。人身上微生物组的细胞数量是人体细胞的数量的10倍。微生物可以分为共生的（健康菌群）或生态失衡的（有毒菌群）两种。我们体内混合存在这两种菌群。理想状态下，人体免疫系统可以一直有效控制有毒菌群。然而，病毒或细菌、真菌感染，以及使用非甾体类消炎药或放化疗等可以引起"肠渗漏综合征"，改变肠道的通透性。这会导致食物过敏、炎症性肠病（克罗恩病）、肠易激综合征、慢性炎症性关节病、湿疹、慢性疲劳综合征（Blatman，2016）。动物实验表明，不同的微生物群体可以显著影响慢性炎症的易感性（Ferreira et al.，2011；Willing et al.，2011；Wlodarska et al.，2011）。这种动态改变可能会导致超重、动脉粥样硬化、孤独症、过敏，甚至哮喘、麸质过敏症等。我们目前已经知晓筋膜功能障碍的病理生理机制以及慢性炎症对筋膜的影响，也可以把筋膜功能障碍加入肠道微生物组失衡的影响清单。

《食物的建议：食客手册》（*Food Rules：An Eater's Manual*）的作者 Michael Pollan 提炼出64条饮食建议，建议人们远离加工过的"适合食用的食物类物质"饮食，转向源自传统饮食习惯的饮食。他用简短的话很好地总结了他的饮食信条："进食，不要太多，大部分是植物。"（Pollan，2009）

水合作用

人体的75%是水。身体2/3的水分包含在筋膜中。因此，要保证筋膜的健康，尤其是筋膜系统工作时，喝水很重要。筋膜的血液供应比肌肉少，因此韧带、肌腱和软骨等结构损伤后则更难恢复。筋膜依靠渗透进入的水分来刺激修复过程。Thomas Myers 注意到，为了让水进入筋膜组织，运动很重要，最好是以不同于通常习惯的方式运动。"如果你一直做同样的练习或动作，水会沿着熟悉的路径运行，并最终进入膀胱。你可以做哪些不同寻常的运动呢？上肚皮舞课、学习体操、尝试接触即兴表演，做一些不寻常的运动来把水推到缺水和黏滞的区域。"适当的休息也很重要，以使筋膜组织重新再水化（Myers，2017）。

激素健康

绝经期女性激素的变化会影响身体的软组织。围绝经期开始于45岁左右，持续10年或更长时间。最初，孕激素水平减低，可能会表现为情绪低落的感觉，因为孕激素类似天然的镇静剂。50岁以后，卵巢逐渐停止工作，这就影响了体内的雌激素水平。而大脑的反应没有那么快（引起"记忆打嗝"）。由于胸部和腹部脂肪会产生雌激素，为了补偿雌激素的缺失，胸腹部就会增粗，所以中年女性身体的中部就会变得更粗壮。

Christiane Northrup 指出，为了应对更年期症状，治疗转向了合成激素替代疗法（hormone replacement therapy，HRT）。这一趋势在2002年突然反转，当时，《妇女健康倡议》（*Women's Health Initiative*）的研究显示，接受HRT的数千名妇女罹患乳腺癌和心脏病的概率更高，这些妇女服用的是倍美安（Prempro，一种由综合雌激素和黄体酮组成的药物）。值得庆幸的是，Northrup博士指出，还有其他选择可以缓解更年期症状，如在皮肤上涂用生物同源性的雌激素凝胶与口服生物同源性黄体酮的联合应用。

Northrup指出，随着雄性激素水平的下降，男性体内的激素水平也会发生变化。这种变化会导致肌肉张力下降，使重塑肌肉健康变得更加困难。它还会影响骨骼健康，导致骨质流失和骨质疏松症。由于女性的睾酮水平（虽然低于男性）也在下降，故而也会出现类似的症状。

功能医学医生进行过良好的培训，可以推荐获得激素健康的方法。

应激激素

Northrup博士建议，在围绝经期或绝经期，最需要关注的激素是皮质醇。在遇到剧烈压力时，这种应激激素就会释放，帮助快速处理遇到的危险。当细菌或病毒进入免疫系统时，此类激素还能暂时激活免疫系统，然后出现炎症反应；白细胞聚集在病原周围，在攻击它之前将其隔离。问题是，如果皮质醇和它的搭档肾上腺素没有迅速从系统中清除，而是持续几天、几周，甚至几个月，就会产生相反的效果，降低人体的免疫力和活力。根据Northrup博士的说法：

思想上的、身体上的、情感上的或精神上的压力会在大脑和身体中产生炎性化学物质，并可能导致细胞退化。这种反应可能发生在大脑中，表现为记忆衰退。它也可能发生在筋膜，这里储存着我们所有的创伤，无论是身体上的、思想上的，还是精神上的。这些创伤使筋膜增厚、致密，最终导致疼痛和关节活动受限。长期的恐惧、愤怒、悲伤和怨恨会使体内的应激激素分泌增多，导致健康状况不佳，包括罹患抑郁、癌症和心脏病。（Northrup，2015）

创伤造成筋膜致密化的机制尚不清楚。也许压力、激素水平的变化和炎症之间有联系。尽管炎症对于正常的愈合过程是至关重要的，但过多或持续的炎症可能导致筋膜的收缩和纤维化，或者，正如Stecco所说，引起筋膜致密化。

总之，我们摄入的食物、运动方式、如何控制激素的变化和压力，所有这些因素对筋膜系统的健康都发挥作用并产生影响。如果患者接受了各种手法治疗但效果都难以维持，或治疗进入平台期，就要考虑适当专业的帮助，以解决其他方面的健康问题将是明智的选择。

为患者创造最佳的治疗环境

让患者在能获得最佳治疗结局的环境中接受治疗是很重要的。以下是需要考虑的建议：

- 尽可能在私密的环境中治疗。这种私密环境不仅有助于减少噪声的干扰，也能让治疗师与患者之间进行信任、安全的交谈。
- 使用周围环境光照明（最好是自然光）
- 确保房间温度适中或温暖（这会激活副交感神经系统）。
- 考虑人的整体性——生理－心理－社会医学模式——积极性和精神层面（以下还有更多的相关内容）。
- 除了使用手法治疗和运动外，治疗师还可以考虑教育患者使用降低交感神经系统敏感性的方法。这些工具可以帮助舒缓迷走神经、减轻焦虑及应对消极思想：
  - 缓慢的、有节奏的腹式呼吸。呼吸始于膈肌，到达盆底和骶部，可以刺激和调节迷走神经，不采用从肺尖开始的浅表呼吸。
  - 间隔经鼻呼吸。
  - 哼唱。

- 正念冥想。
- 感应头带（MUSE）：这是一种冥想用感应头带，它可以根据大脑的实时状态和天气不断变化的来和缓地引导冥想过程，从而帮助使用者在冥想时集中注意。

为治疗师创造最佳的治疗环境

创造最佳治疗环境同样适用于治疗师。我在这里想到了许多问题，这些问题不仅来自我过去40年作为物理治疗师的经验，也来自许多其他物理治疗师的见解，我很重视他们的意见和思考。

连接大脑两侧

我认为，最好的治疗方法是综合的方法，这种方法重视可靠的评估，是基于左脑的线性、结构化的方法，但也为右脑的创造性、直觉的方法留出了空间。不幸的是，大部分物理治疗师不是单一的左脑思考者，就是单一的右脑思考者。如个别人在社交媒体上热情地陈述自己的观点，对与自己想法不同的同行治疗师的那些做法不屑一顾，甚至加以诋毁。

单纯依靠大脑的直觉和创造性的治疗师往往"随波逐流"，不会向患者解释他们的做法。这种方法不经意间使患者成为更加被动的角色，把治疗限定为治疗师单独进行"治疗"的过程；有些治疗师很少用客观的评估来评价他们的治疗效果，主要根据触诊结果做出诊断，常常缺乏临床分析。

相比之下，用左脑而善于分析的人可能擅长创造结构，使用评估或再次评估的方法来看看他们的治疗是否走在正确的轨道上。但是，当他们的标准治疗方法不适用于患者时，就可能认为遇到"超越常规思维"的难题。这样的方法会使治疗师认为患者的问题一定有中枢性疼痛的成分。诚然，许多慢性疾病都有主要的疼痛和中枢疼痛混合存在的现象，但根据我治疗众多慢性疾病的个人经验，倾向于认定所有疼痛都是中枢起源。

事实上，"奇迹恰好在中间"（Peter O' Sullivan）。最佳的治疗干预包括查阅科学文献、精心安排的课堂学习，以打下坚实的基础。有了这些基础再开始临床论证过程，同时发掘利用直觉、睿智和创造力的资源。处理筋膜系统的好方式则是将这两种视角结合在一起。

Heather Williamson-Vint是来自加拿大不列颠哥伦比亚省的物理治疗师，他总结得很好：

自我意识对我们的生活大有帮助，它让我们克服恐惧、求学、研读论文和获取知识。自我也可能会阻碍治疗"技能"。如果我们学会用心灵和头脑来引领，那么，直觉就可以在治疗中发挥作用，而不仅仅是理性治疗。自我与控制能力相关联。自我因恐惧而成长，于是很多人通过发展自我以及内心的"控制"来减少这种恐惧感。可悲的是，如果这样做了，最终结果不会最好。放手的艺术，无论是身体上的还是潜意识里的，物理治疗课中都没有教授，但可以通过经验培养。

符合标准的主观检查的重要性

"倾听患者的表达，他们不仅会告诉你问题所在，还会告诉你如何治疗。"这是我从Geoffrey Maitland在1992年科罗拉多州韦尔举行的国际骨科手法物理治疗师联合会（International Federation of Orthopaedic Manipulative Physical Therapists，IFOMPT）会议上关于主观检查的演讲中得到的最重要信息。我特别记得他演示了一张幻灯片，对俯卧位患者的上腰椎施加P/A向的压力，患者的腰椎伸展、同侧膝屈曲。当时，在手法治疗界很少讨论保持神经活动性的重要性。说到底Maitland只是报告了一种方法，被认为可改善股神经活动性。Maitland 并没有解释他为什么使用这项技术，只是说该技术符合患者的主诉，并带来了积极的治疗结果。他确实走在了时代的前列！Maitland 的启示对我的整个职业生涯都有很大帮助。患者了解自己的身体，即使是潜意识内的事，都能够感知体内所发生的一切。如果治疗师认真倾听患者所说的话，就可以从患者那儿获得重要的线索。

手法治疗

事实是，只要我们熟练地将手放到患者的身上，就是在进行手法治疗。治疗分为"手放上去"或者"手拿下来"两步，本质上是在说，我们放弃了真正物理治疗师所要做的事。很长时间以来，某些人将手法治疗看做完全被动的治疗方法，很明显，并不是这样的。我们触摸移动的人、触摸人来促使其移动，或者触摸人来增强他们的活动能力，这就是手法治疗。（Diane Lee）

与组织对话

· 不管使用哪种治疗手法，"与组织对话"都是很重要的。当我们移动任何组织的时候，都要与双手之间组织的阻力联系起来。Maitland 的运动图表有助于我们把组织早期、接近活动末期的阻力以及关节终末感觉书面化。

· "不要迫使组织去做某事或以某种方式拉伸，试图影响组织的生理反应，而必须凭我们的直觉倾听组织的反应，顺从牵拉力线，顺从组织对触摸、负荷、压力和拉伸的耐受性。一旦有规律地将顺从技能付诸实践，就会成为本能，就像特别提到的活动肩胛骨至前倾或负荷不对称一样。"（Heather Williamson-Vint）

· 当你的手导致患者出现"不安全"的运动时，患者身体会感受到威胁。这种"不安全"感可能由于以下原因所致：

－手法操作太快，没有等到患者组织的"允许"。

－治疗师手法操作太深或者是超出了组织的应激范围。

－没有思考地完成治疗手法，治疗师没有理解其手下所感受到的变化。

· "要对组织加以引导"，而不是给组织强加某个方向的力。等待身体的反应就好像敲一下门，等待别人"放你进去"。如果想知道患者是否能忍受某一手法，就使用"顺从"的方式（见第4章）。这样做就会打消我们的疑虑，人体会给出允许或准备接受改变的信号。

· 信任你的双手，它们从不说谎。倾听身体的反应——整个副交感神经系统的反应，很像身体在"叹气"一样，是手法正确的标志。出汗增加、焦虑、轻浅的呼吸模式都是交感神经兴奋的反应，提示我们必须改变治疗方法。

艺术与科学

· 我们在医疗保健领域所做的工作既是一门艺术，也是一门科学，它们相互依存。在小学学习时，艺术和科学就开始碰撞，比如相对数学和阅读这样的课程，体育和艺术常被当作是不重要的、可以忽略的学科。然而，艺术是我们学习的一个专业。艺术使无法言说的事物有意义，不需语言即可顿悟。（Dr Ginger Garner）

· 手法治疗也可以被认为是一种艺术形式。我们要提高疗效就必须学习。一种新的手法治疗与大脑构图的映射面积一开始很小，而练习和大脑神经可塑性的改变将使大脑与这一体验的映射面积更大。细微的变化就会引起巨大的改变。（Diane Lee）

研究

- 显然，每个学科的手法治疗都需要不断地研究，MMS技术也不例外。
- 但是，我们不能指望我们治疗的每位患者都有依据。临床随机对照试验不是衡量最佳治疗选择的最好方式，遵循临床推理方法的个体化治疗方案才是可行的方法（Gwen Jull，keynote address，IFOMFT Quebec City，2012）。
- 在治疗过程中，我们必须考虑许多变量，这些变量使得医师对患者的日常诊疗难以研究。你的治疗室就是你的研究实验室（Diane Lee and Gregory Grieves，*Modern Manual Therapy*，led）。

心理－社会－情感和躯体

- 作为物理治疗师，我们研究的是躯体，我将躯体看成是周围外部世界与每个个体内部世界之间的一层屏障。对痛苦、健康、压力、生命满足感和一般的日常思想和情绪的感知，都会影响这个躯体容器。作为临床治疗师，如果不能完全发现损伤愈合过程中的心理－社会和精神因素，就会有所疏漏。（Heather Williamson-Vint）。
- 当我们在人生旅途中艰难前行时，我们不得不在"桶底"度过一段时间。我们经历了很多挑战、悲伤和艰难困苦。我们如何应对并走出困境，不管结果好坏，可归结为社会－情感的适应力："一种从不幸或变化中恢复或快速适应的能力"。组织也会有这种适应力："在变形后能够让拉紧的躯体恢复到原来的大小和形状的能力"。运用这种比拟方式，我们的躯体就是我们的内部和外部世界之间的屏障。我们如何应对外部环境基本上会反映在我们的躯体上。我们可能会从一段艰难的经历中走出来，疲惫不堪，不信任他人，同时弯腰驼背、脱水又缺氧。或者，我们能对自己的身体、情感和精神极限增加更多的了解，可以用自己的方法引导自己避免遭遇一些重大的健康挑战。（Heather Williamson-Vint）

作为一个年轻治疗师我希望自己指导的事情

- 我们不能"修复"或者治愈患者。实际上我们更像是一个名教练，帮助患者觉察意识和身体。只有他们自己才能改变自己的大脑构图。（Diane Lee）
- 身体内部没有可治愈的事儿。我们只能通过帮助患者更好地管理身体，帮助他们了解自己的情况，并让患者为自己的治疗负责。
- 教育是我们为患者所做工作的重要组成部分，不管是教他们如何以安全的腰背部姿势刷牙，还是简单地减轻他们的恐惧。不要低估宣教的作用。
- 患者教育的一部分内容就是观察他们对痛苦经历的"表达方式"。比如，"我要崩溃了""我的身体要了我的命"或者"我这个年纪就该这样了"。我们的实际经历由我们的思想进行了再次塑造。消极的思维模式会对痛苦的体验产生负面影响，因为它们会导致患者给自己贴上"我自己很危险"的精神标签。相反，我们可以向患者传递这样的信息："你可能会感到疼痛，但很安全""你的伤痛不会伤害到你"。（NOI notes，2017）
- 年龄歧视是对变老或者对老年人的消极看法。对于个人和社会来说这确实是一个非常大的、很危险的精神标签，必须拒绝接受这一看法。年轻人和老年人都会变成年龄歧视者。老年人可能会对自己有年龄歧视。有时卫生专家、政府部门和一些公司都存在年龄歧视。让我们来拒绝年龄歧视，首先就是破除关于疼痛和衰老的一些荒诞的说法。（NOI notes, 2018）

- 即使X线和扫描检查可能会显示关节间隙变窄等异常，但这种改变与疼痛的增加无关。这些是年龄造成的改变，但是年龄增加并不等同于疼痛增加。（NOI notes, 2018）（APTEI, VOMIT: Victim of Medical Imaging Technology, 2014）

- "我们自己才是我们所要关注的。作为治疗师，我们都有'疼痛追踪器'的能力，一旦治疗结束就尽可能转移疼痛。这条疼痛通道已经深深地刻在了他们的痛觉记忆库里（尤其是那些慢性疼痛的人），因此很容易找到。我告诉患者要相信他们身体有自愈的潜能。一旦他们'信从'了这个过程，接下来的工作就会相当顺利。稍微向患者推销一下自我责任感和自我管理是值得的，也是有力量的。作为一名临床治疗师，我发现最值得欣慰的是看到一些患者在身体上的改变和思想的觉醒。一旦患者能够意识到牵伸、锻炼、呼吸模式、姿势、想象和（或）冥想对自我照护有帮助，他们就可以利用这些方法来预防旧的疼痛模式复发或有害的想法发生，以免影响到整个人的健康。有能力控制我们的思想，能够有意识地重新调整身体是平衡和健康生活的一个重要部分。"（Heather Williamson-Vint）

- 要注意那些感觉自己是疼痛受害者的患者。或许他们认为，他们的工作场所或者家庭的发展变化就是施害者，我们作为物理治疗师和身体工作者可以成为救助者。"小心对待这种三角关系，我们要

置身事外。这些只是患者对客观世界发生的实际情况的一种感知。我们可以通过转变患者观念和正确鼓励患者来改变这一切。不管治疗师有何妙招，拥有更健康的视角、能够将消极的内在情绪转变为更积极的内在情绪的患者，都能得到更好的结果。"（Heather Williamson-Vint）

- 为你的患者培养同情心，更重要的是培养自己的同情心。治疗师往往有完美主义者的特点。培养对自己和自己的缺点的同情心对你的健康是至关重要的。

- 对自己不要太苛刻了。我们不能帮助所有人，只能帮助患者找到成功的路径，而路径的选择与否取决于患者自己。

- 不要拿自己与其他同事比较，只和你自己比，你比去年变得更好了吗？

- 跟着直觉走，不要因为直觉不"科学"而压制它，要用批判性思维和临床推理来证实它。

- 用数据和临床经验指导的同时主动改变你的信念和行事方式。（Peter O'Sullivan）

- 保持好奇心和对知识的渴望。我经常引用Thomas Myers的一句话来结束我的筋膜课程："我学得越多，我无知的边界就延伸得越远。"我希望永远不会到达我认为已经无所不知的时候。那样，就不会再有成长的空间了。

- 珍视理智上的谦逊。（Peter O'Sullivan）

- 你在大学里学到的知识只是冰山一角。你可以从治疗患者的过程中学习，尤其是有争议的案例。你可以通过参加研究生课程学习，可以带着问题学习，还可以在教学中学习。总之，不要停止学习。

- 尽可能多地上一些研究生课程。这些课程能激发你的大脑，不断挑战你的思维模式。但是，需要提醒一句，不要执着于任何一种治疗方法，并误认为它能解

决患者的所有问题。在你的临床工具箱里最好有很多工具。在正确的时机，为合适的患者挑选所需要的工具。好的临床推理会帮助你筛选出某个客户所需要的治疗方法。

- 找一个能促进你学习的导师。在我的职业生涯中我有很多导师，我从他们每个人身上都获益良多。反过来，我希望并且相信，我已经通过指导下一代有经验的临床治疗师对社会进行了"回馈"。
- 欣然接受社会的支持。培养能够滋养你的思想、身体和灵魂的友谊。
- 加深精神沟通。

精神

与你的目标和意义相关联

精神不一定总是与宗教有关（尽管它可能有关）。有些人认为，心灵与目标、意义相关联，与自我的本质和周围世界相关联。正如物理治疗师 Shelley Prosko 在 WOW 上与 Diane Lee 聊天时所说："万物恒变，本质如一。"老子是一位中国古代的哲学家，创立了道家的哲学体系，他说："如果你总是在意别人的看法，你会成为别人的奴隶。"

那么，实际情况是什么？现实往往会有所区别，这取决于我们如何感觉、感知和解读信息。学会观察自己，去了解自己的个人偏爱，对观察世界的结果加以筛选。

学会如何"退一步"，看看自己对某种情况的反应。"嗯，我又这么做了"。不要持续地自我评判，而是要意识到你的偏好和模式在发挥作用。我们的偏见和个人信念决定了我们如何应对这些情况。关注"反应"状态。在这种状态下我们无法发挥自我潜能，无法成为有效的治疗者。

运用天赋——Kelly 的故事

孩子的某些方面是我们最伟大的老师。

由于孩子们迫使我更好地平衡工作和生活之间的关系，他们对我时间的需求就是一份礼物。如果不是为了我的两个孩子，我肯定会比现在更加像工作狂。Kelly 和 Michael 现在都已成年，他们依然激励着我，用他们独特的天赋来使世界更美好。

Kelly 在她 5 岁时给我上了这堂课。她出生的时候我选择在家待一年，之后回去工作。严格来讲，这是我在一个诊所的兼职工作，但也有管理诊所的行政任务，还要为加拿大物理治疗协会骨科分会教授手法治疗课程，以及作为这家协会的考官（后来成为主考官），这使得我的女儿意识到我除了是她的妈妈，我还有其他的责任。她在一个家庭日托所待了几年，之后去了一个更系统的教育日托机构。她在 5 岁时上了幼儿园，她开始发现一些小朋友的妈妈不去工作而只在家照顾孩子。一天晚上，我读完故事书正打算把她塞到床上去，她问我："妈妈，你为什么要工作？"我想了一会儿回答说，"嗯！如果我不去工作，我们就不会住在后院有游泳池的房子里了。"她回答："我不在乎。"我反驳说："我们得住一间小一点的房子。"她再一次回答："我不介意。"她其实真正想告诉我的是，我的工作占据了太多的时间，她想要我更多的陪伴。显而易见的是，尽管我们相处的时间很有质量，但是对她来说还不够。那天晚上我躺在床上，回想着我们的对话，开始反思我到底为什么工作。当然是为了能够赚钱让家人享受有品质的生活，但紧接着我又想："如果我明天中了彩票会怎样？我还会继续工作吗？"答案是一个响亮的"是"。第二天晚上，在 Kelly 的日常上床时间，我又提起了这个话题。"Kelly，我想了一下你昨天晚上问我的问题，然后我意识到一些事情。你看见我的双手了吗？这是上帝赐予我的礼物，我用它们来帮助人们变得更好。现在你的任务就是发现自己的天赋，用它们来让世界变得更美好。但是我也听到了你的心声。我花了太多时间在工作上，我需要减少一些教学工作，这样我们就有更多的时间在一起。"她的回答很简单，"好的，听起来不错。"但是从这堂课上学到的东西一直陪伴着我们。在后来的谈话中，她经常说道："让我们的天赋与世界分享。"

我的故事

我的精神沟通知识的故事比 Kelly 的故事更难以与人分享，因为这会迫使我触碰那个脆弱的地方，在那里我知道我会敞开心扉接受评判。但是我选择不让恐惧主宰我的生活，所以就这样吧。

我成长在一个有五个孩子的家庭里，最初的教育对我是最重要的。那时，在学校的重点是学习自然科学，我的左脑与这种技巧产生了共鸣。我的父母鼓励我通过跳舞和上钢琴课来发展艺术才能，高中时期我选择体操作为我的体育项目。礼拜天我们会跑到教堂去，宗教对我来说就是一堆"应该"和"不应该"。在那些日子里，很少有人会谈论建立与上帝的个人关系。经历青春期和成年早期，虽然我仍然信奉上帝或者更高的信仰，我也仍然欣赏基督教相关的传统节日，比如圣诞节和复活节，但形成了对教会的某种"醒悟"。

到了中年，我忙于开诊所和抚养年幼的孩子，几乎没有想过精神上的事情。但是，我一直有一种感觉，在我 38 岁时，一些非常重要的事情就发生在我身上。

我父亲的健康危机猛然使我陷入精神困境。那时，有个患者坚持要和我谈谈我父亲的事，她有一些我需要知道的信息可以帮助

我父亲。我没有告诉她关于我父亲健康的任何事情。我父亲在几个月前被诊断为前列腺癌，并接受了放射治疗。最终，我还是花了些时间来听这位患者的讲述。她告诉我，她的精神向导告诉她，我父亲患了前列腺癌，癌细胞已经扩散到背部（确实如此）。她的精神向导想让我知道这一点，我也有精神向导，并且可以学着以此来帮助治疗我父亲的病。我叫道："但是我不会治疗癌症，我只会治疗肌肉骨骼疾病！"你可以想象，我的左脑的逻辑思维对这些信息是如何反应！这是一场需要时间才能想通的难事。

最终，我放弃了自己的理性思考，试图帮助我父亲。这个决定导致我与上帝、更高的权利和宇宙——叫它什么都行——建立起个人的相互关系，到达了一个全新的能量世界，我的双手学会了在完全不同的（能量的）水平上感觉其不同。我还意识到了我也有精神向导，有些向导在我的生活中帮助我，另一些向导在我为患者的治疗过程中指导我。我必须学会如何与精神沟通，并在我不能确定如何处理某个患者时邀请精神向导。我学会了怎么听取他们的建议。不然，当我的大脑做出决定时，最终的结果总是不好，因此，我学会了倾听和信任。我的向导总能给我惊喜。在需要信任时我也必须给予信任。我用来治疗患者的大部分 MMS 技术，以及在加拿大和欧洲教授的课程，实际上都是在过去 20 年间逐渐学会的信息。在一天的工作开始之前，我唯一的"任务"就是进行快速的冥想来净化我的能量，然后我就能"让自己更自由"，从而能够听从内心的消息，而不需要筛选我自己的问题。当我在工作日早上花点时间自省时，这一天通常都很顺利、很轻松。这种与个人沟通的做法也极大地帮助我应对个人生活中的挑战。我真的不知道，如果没有我所开发的与精神沟通的

工具，我将如何处理某些情况。

那么，一个人怎样才能与精神向导沟通呢？最初，我会用"是"或"否"的形式来提问。我无法"听到"回答，但是能够通过一种喉音、肌肉运动的方式来感受，用一种几乎微不可察觉地点头表示"是"或者轻微的左右摇头表示"否"。第一次经历这种情况时，我以为我是在编造，但是我已经学会分辨真正的交流与单凭主观愿望的想法。有时候我得不到答案，就像内心试图告诉我"还没到时候"。分辨单凭主观愿望的想法与精神沟通的另外一种方法是，答案甚至在你完成构思之前精神沟通的就已经出现了！就像他们会比你早一步知道你会问什么！当然，这不是左脑思维。

最终，我学会了不需要回答是或不是的交流方式。从很多方面来看，就像不知从何而来突然想到一个主意。很多MMS技术就是这样产生的。我的左脑始终储存着《解剖列车》的信息，同时牢记患者的主诉和功能诉求，以及从评估和临床推理中得到的信息。然后，我学会了将它与右脑的创造性、直觉活动相结合。此时，工作变成了游戏。"补上一些事情是可以的，只要能够帮助人们感觉更好、活动更好。请游戏，请游戏。"（Diane Lee）

我相信内心会引导我们，并且鼓励我们任意使用作为治疗师可用的思想、身体和精神等所有能力。

为了帮助治疗具有争议的患者，采用与精神沟通的方法已经成为一种习惯。当然，不是每位患者都需要我这样做。但是，如果我不知道下一步要怎么办，或者不知道某个患者在一次治疗中的耐受量时，我就会扪心自问。而且，我总是能得到合适的答案。有些答案隐而不现，但是如果你听从内心，奇迹真的会发生。诀窍在于询问，精神永远不会强加于人，它必须受邀而来。

第五维度的筋膜

我们在第五维度上对筋膜进行深思。Heather Williamson-Vint总结了她的观点："很显然，身体不仅仅是由细胞和器官构成。身体承载着客户在生活中经历的精彩故事，还有精神上的。人的信念也会影响躯体系统及其化学成分。这是一个值得信赖而安全的世界吗？还是人们需要在筋膜潜意识紧张状态下，屏住呼吸，小心翼翼地生活的世界？

当客户来治疗时，我们有幸直接与他人的"生活剧本"合作。筋膜就是保存信息的结构，它也可以作为奇妙的书面隐喻，来形容一个人"代谢活力"。它具有惰性和可收缩性成分，随着时间的推移对习惯性姿势和慢性压力做出反应。它们是否被充分氧化（想一下肋骨扩张，由于胸廓的位置而限制了肺容量的充分使用），组织是否被充分水化或呈酸性、僵硬并且有触痛？所有这些躯体问题还有其他层次的问题。营养也是很大的影响因素。肠道及其与情绪的相互关系这一研究话题越来越火热。如果腹腔筋膜中的肠道悬索受损，肠蠕动和整体健康状况会怎样呢？这些想法思考了筋膜及其整体作用对我们的整体健康都有深远影响。我把筋膜看作是用于提高一个人整体生活水平的五维工具。

我希望读者在为患者进行康复的过程中能够接纳筋膜，利用左右脑共同获取逻辑和科学、创造力和直觉。有很多筋膜治疗方法，且都很有价值。我只是根据自己作为物理治疗师的背景简单地分享了我自己的治疗方法。我的愿望是，我对康复照护方式的贡献能够对跨学科的教育和研究有所促进，这样，治疗师和患者都能从中受益。

参考文献

第1章

Axer H, Keyserlingk DG and Prescher A (2001a) Collagen fibers in linea alba and rectus sheaths. I. General scheme and morphological aspects. Journal of Surgical Research 96 (1) 127–134.

Axer H, Keyserlingk DG and Prescher A (2001b) Collagen fibers in linea alba and rectus sheaths. Journal of Surgical Research 96 (2) 239–245.

Bois D (2013) About DBM and the CSBMT [online] Available: http://thecsbmt.com/aboutdanisbois.html [20 May 2018].

Butler D and Mosely L (2013) Explain pain, 2nd edn, Adelaide, Australia Noigroup Publications.

Chaitow L and Delany J (2000) Clinical applications of neuromuscular techniques, vols 1–2, Edinburgh: Churchill Livingstone.

Deising S, Weinkauf B, Blunk J, Obreja O, Schmelz M and Rukwied R (2012) NGF-evoked sensitization of muscle fascia nociceptors in humans. Pain 153 (8) 1673–1679.

Findley TW and Shalwala M (2013) Fascia Research Congress: Evidence from the 100 year perspective of Andrew Taylor Still. Journal of Bodywork and Movement Therapies 17 (3) 356–364.

Gautschi RU (2012) Trigger points as a fascia-related disorder, in Schleip R, Findley TW, Chaitow L and Huijing PJ (eds), Fascia: The Tensional Network of the Human Body, Edinburgh: Churchill Livingstone/Elsevier, ch 5.7.

Gibson W, Arendt-Nielsen L, Taguchi T, Mizumura K and Graven-Nielsen T (2009) Increased pain from muscle fascia following eccentric exercise: Animal and human findings.

Experimental Brain Research 194 (2) 299–308.

Guimberteau J-C (2015) Architecture of human living fascia: The extracellular matrix and cells revealed through endoscopy, Pencaitland UK: Handspring Publishing.

Huijing PA (2012) Myofascial force transmission: An introduction, in Schleip R, Findley T, Chaitow L and Huijing P (eds) Fascia: The tensional network of the human body, Edinburgh: Churchill Livingstone/Elsevier, ch 3.2.

Huijing PA and Baan GC (2003) Myofascial force transmission: Muscle relative position and length determine agonist and synergist muscle force. Journal of Applied Physiology 94 1092–1107.

Ingber DE (2003) Tensegrity I. Cell structure and hierarchical systems biology. Journal of Cell Science 116 (7) 1157–1173.

Juhan D (1998) Job's Body: A Handbook for Bodywork, Barrytown, NY: Station Hill Press.

Klinger W, Schleip R and Zorn A (2004) European Fascia Research Project Report, Fifth World Congress on Low Back and Pelvic Pain, Melbourne.

Langevin HM (2006) Connective tissue: a body-wide signalling network? Medical Hypotheses 66 1074–1077.

Langevin HM, Keely P, Mao J, Hodge LM, Schleip R, Deng G, Hinz B, Swartz MA, de Valois BA, Zick S and Findley T (2016) Connecting (t)issues: How research in fascia biology can impact integrative oncology. Cancer Research 76 (21) 6159–6162.

Lee L-J and Lee D (2011) Clinical practice – the reality for clinicians, in

Lee D, The Pelvic Girdle: An Integration of Clinical Expertise and Research, 4th edn, Edinburgh: Elsevier, pp 147–171.

Mense S (2007) Presentation on neuroanatomy and neurophysiology of low back pain, First International Fascia Research Congress, Boston.

Myers T (2011) Massage Magazine [online] Available: https://www.massagemag.com, pp 58–61.

Myers T (2014) Anatomy Trains: Myofascial meridians for manual and movement therapists, 3rd edn, Edinburgh: Churchill Livingstone/Elsevier.

Myers T (March 2017) How to train fascia. Tip 3: Hydration [online] Available: https://www.anatomytrains.com/blog/2017/03/14/train-fascia-tip-3-hydration/ [20 May 2018].

Northrup C (2016) Making life easy: A simple guide to a divinely inspired life, Carlsbad, CA: Hay House Inc.

Oschman JL (2000) Energy medicine: The scientific basis, Edinburgh: Churchill Livingstone.

Paoletti S (2006) The fasciae: Anatomy, dysfunction and treatment, Seattle, WA:Eastland Press.

Pipelzadeh MH and Naylor IL (1998) The in vitro enhancement of rat myofibroblast contractility by alterations to the pH of the physiological solution. European Journal of Pharmacology 357 (2–3) 257–259.

Reed R, Lidén A and Rubin K (2010) Edema and fluid dynamics in connective tissue remodelling. Journal of Molecular and Cellular Cardiology 48 (3) 518–523.

Scheunke M (2015) Presentation. Fourth International Fascia Research Conference, Washington DC.

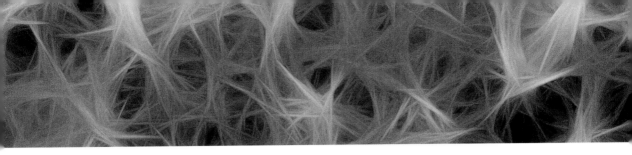

Schierling R (2017) Fascia [online] Available: http://www.doctorschierling.com/fascia.html [20 May 2018].

Schleip R (2003) Fascial plasticity – a new neurological explanation: Part 1. Journal of Bodywork and Movement Therapies 7 11–19.

Schleip R (2012) Fascia as an organ of communication, in Schleip R, Findley T, Chaitow L and Huijing P (eds) Fascia: The tensional network of the human body, Edinburgh: Churchill Livingstone/Elsevier, pp 77–79.

Schleip R, Klinger W and Lehmann-Horn F (2007) Fascia is able to contract in a smooth muscle-like manner and thereby influence musculoskeletal mechanics. Paper presented at the Sixth Interdisciplinary World Congress on Low Back and Pelvic Pain, Barcelona, Spain, November 7–10, 2007.

Schleip R, Findley T, Chaitow L and Huijing P (eds) (2012a) Fascia: The tensional network of the human body, Edinburgh: Churchill Livingstone/Elsevier, ch 2.5, pp 103–112.

Schleip R, Jäger H and Klingler W (2012b) What is "fascia"? A review of different terminologies, Journal of Bodywork and Movement Therapies 16 496–502.

Schultz RL and Feitis R (1996) The endless web: Fascial anatomy and physical reality, Berkeley, CA: North Atlantic Books.

Schwind P (2006) Fascial and membrane technique: A manual for comprehensive treatment of the connective tissue system, Edinburgh: Churchill Livingston/Elsevier.

Shah JP, Phillips TM, Danoff JV and Gerber LH (2005) An in vivo microanalytical technique for measuring the local biochemical milieu of human skeletal muscle. Journal of Applied Physiology 99 (5) 1977–1984.

Shah JP, Danoff JV, Desai MJ, Parikh S, Nakamura LY, Phillips TM and Gerber LH (2008) Biochemicals associated with pain and inflammation are elevated in sites near to and remote from active myofascial trigger points. Archives of Physical Medicine and Rehabilitation 89 (1) 16–23.

Stecco C (2015a) Arriving at a definition of fascia: Findings of the Fascial Nomenclature Commmittee. Fourth International Fascia Research Conference, Washington DC.

Stecco C (2015b) Functional atlas of the human fascial system, Edinburgh: Churchill Livingston.

Stecco L (2004) Fascial manipulation for musculoskeletal pain, Padua, Italy: Piccin Nuova Libraria.

Tajik A, Zhang Y, Wei F, Sun J, Jia Q, Zhou W, Singh R, Khanna N, Belmont AS and Wang N (2016) Transcription upregulation via force-induced direct stretching of chromatin. Nature Materials 15 (12) 1287–1296.

Tesarz J, Hoheisel U, Wiedenhöfer B and Mense S (2011) Sensory innervation of the thoracolumbar fascia in rats and humans. Neuroscience 194 302–308.

Utting B (2013) Bindegewebsmassage. Washington Massage Journal 24–25.

Van den Berg F (2007) Angewandte Physiologie. Band 3: Therapie training and Tests Kapitel 1 – 1, Stuttgart: Thieme Verlag.

Van der Wal J (2009) The architecture of the connective tissue in the musculoskeletal system – an often overlooked functional parameter as to proprioception in the locomotor apparatus. International Journal of Therapeutic Massage and Bodywork 2 (4) 9–23.

Willard FH, Vleeming A, Schuenke MD, Danneels L and Schleip R (2012) The thoracolumbar fascia: Anatomy function and clinical considerations. Journal of Anatomy 221 (6) 507–536.

第2章

Keown D (2014) The spark in the machine: How the science of acupuncture explains the mysteries of western medicine, London: Singing Dragon.

Langevin HM and Yandow JA (2002) Relationship of acupuncture points and meridians to connective tissue planes. Anatomical Record 269 (6) 257–265.

Lee L-J and Lee D (2011) Clinical practice– the reality for clinicians, in Lee D, The Pelvic Girdle: An Integration of Clinical Expertise and Research, 4th edn, Edinburgh: Elsevier, pp 147–171.

Myers T (2014) Anatomy Trains: Myofascial meridians for manual and movement therapists, 3rd edn, Edinburgh: Churchill Livingstone/Elsevier.

Uridel M (2015) Advanced anatomy: Myofascial meridians [online] Available: http://www. healingartscontinuingeducation.com.

Wilke J, Krause F, Vogt L and Banzer W (2016) What is evidence-based about myofascial chains: A systematic review. Archives of Physical Medicine and Rehabilitation 97 (3) 454–461.

第3章

Canadian Physiotherapy Association, Level IV/V Manual [online] Available:

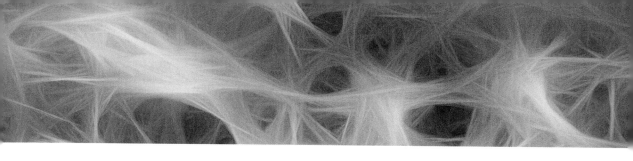

http://www.orthodiv.org/education/documents/contra-indications to manual therapy.

Lee L-J and Lee D (2011) Techniques and tools for addressing barriers in the lumbopelvic–hip complex, in Lee D, The Pelvic Girdle: An Integration of Clinical Expertise and Research, 4th edn, Edinburgh: Elsevier.

第4章

Butler D (1991) Mobilisation of the nervous system, Edinburgh: Churchill Livingstone.

Currier DP and Nelson RM (1992) Dynamics of human biologic tissues, Philadelphia: FA Davis.

Guimberteau J-C (2015) architecture of human living fascia: The extracellular matrix and cells revealed through endoscopy, Pencaitland, UK: Handspring Publishing.

Kaltenborn F (2014) Manual mobilization of the joints. Vol 1: The extremities, 8th edn, Orthopedic Physical Therapy and Rehabilitation.

Keown D (2014) The spark in the machine: How the science of acupuncture explains the mysteries of western medicine, London: Singing Dragon.

Lee L-J and Lee D (2011) Techniques and tools for addressing barriers in the lumbopelvic–hip complex, in Lee D, The Pelvic Girdle: An Integration of Clinical Expertise and Research, 4th edn, Edinburgh: Elsevier, p 287.

Hartman L (1997) Handbook of osteopathic technique, 3rd edn, Dordrecht: Springer Science Business Media BV.

Maheu E (2007) Grades of passive movement, Orthopaedic Division Review, Canadian Physiotherapy Association [online] Available: http://www.orthodiv. org/education/documents/contra-indications to manual therapy

Maitland G (2005) Maitland's vertebral manipulation, 7th edn, Churchill Livingston/Elsevier.

Myers T (2014) Anatomy Trains: Myofascial meridians for manual and movement therapists, 3rd edn, Edinburgh: Churchill Livingstone/Elsevier.

Orthopaedic Division Review Canadian Physiotherapy Association [online] Available: http://www.orthodiv.org/education/documents/contra-indications to manual therapy

Paoletti S (2006) The fasciae: Anatomy dysfunction and treatment, Seattle: Eastland Press.

Schleip R (2003) Fascial plasticity – a new neurobiological explanation: Part 1. Journal of Bodywork and Movement Therapies 7 (1) 11–19.

Shacklock M (2005) Clinical neurodynamics: A new system of neuromusculoskeletal treatment, Edinburgh: Elsevier/Butterworth-Heinemann.

第5章

Lee D (2003) The thorax: An integrated approach, Diane G Lee, Physiotherapist Corporation, p 77.

Mens JM et al. (1999) Active straight leg raising test: A clinical approach to the load transfer function of the pelvic girdle, in Vleeming A, Mooney V, Snijders CJ, Dorman TA, Stoeckart R, Movement stability and low back pain, Edinburgh: Churchill Livingstone.

Mens JM, Vleeming A, Snijders CJ, Koes BW and Stam HJ (2001) Reliability and validity of the active straight leg raise test in posterior pelvic pain since pregnancy. Spine 26 (10) 1167–1171.

第6章

Paoletti S (2006) The fasciae: Anatomy dysfunction and treatment, Seattle: Eastland Press.

第7章

Adams C and Logue V (1971) Studies in cervical spondylotic myelopathy: Movement of cervical roots dura and cord and their relation to the course of the extrathecal roots. Brain 94 557–568.

Breig A and Troup T (1979) Biomechanical considerations in the SLR test: Cadaveric and clinical studies of medial hip rotation. Spine 4 (3) 242–250.

Butler D (2000) The sensitive nervous system. Adelaide, Australia: NOI Group Publications.

Goddard M and Reid J (1965) Movements induced by straight leg raising in the lumbo-sacral roots, nerves and plexus, and in the intrapelvic section of the sciatic nerve. Journal of Neurology Neurosurgery and Psychiatry 28 (12) 12–18.

Liem T (2004) Cranial osteopathy: Principles and practice, 2nd edn, Edinburgh: Elsevier Churchill Livingstone.

Louis R (1981) Vertebroradicular and vertebromedullar dynamics. Anatomica Clinica 3 1–11.

Magoun HI (1976) Osteopathy in the cranial field, 3rd edn, Boise, ID: Cranial

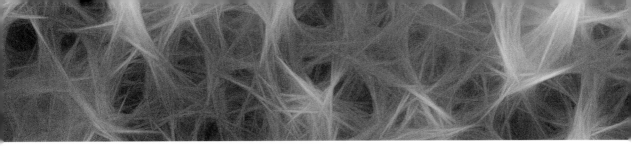

Academy.

Shacklock M (2005) Clinical neurodynamics: A new system of neuromusculoskeletal treatment, Edinburgh: Elsevier/Butterworth-Heinemann.

第8章

Butler D (2000) The sensitive nervous system, Adelaide, Australia: NOI Group Publications.

Clifton-Smith T and Rowley J (2011) Breathing pattern disorders and physiotherapy. Physical Therapy Reviews 16 (1) 75–86.

Lee L-J and Lee D (2011) Techniques

and tools for addressing barriers in the lumbopelvic–hip complex, in Lee D, The Pelvic Girdle: An Integration of Clinical Expertise and Research, 4th edn, Edinburgh: Elsevier, p 287.

第9章

Butler D (1991) Mobilisation of the nervous system, Edinburgh: Churchill Livingstone.

Lee L-J and Lee D (2011) Techniques and tools for assessing the lumbopelvic–hip complex, in Lee D, The Pelvic Girdle: An Integration of Clinical Expertise and Research, 4th edn, Edinburgh: Elsevier, pp 173–254.

Myers T (2014) Anatomy Trains: Myofascial meridians for manual and movement therapists, 3rd edn, Edinburgh: Churchill Livingstone/Elsevier.

Vleeming A, Stoeckart R and Snijders C (1989) The sacrotuberous ligament: A conceptual approach to its dynamic

role in stabilizing the sacro-iliac joint. Clinical Biomechanics 4 201–203.

第10章

Clifton-Smith T and Rowley J (2011) Breathing pattern disorders and physiotherapy. Physical Therapy Reviews 16 (1) 75–86.

Hodges PW, Sapsford R and Pengel LH (2007) Postural and respiratory functions of the pelvic floor muscles. Neurourology and Urodynamics 26 (3) 362–371.

Lee L-J and Lee D (2011a) Clinical practice – the reality for clinicians, in Lee D, The Pelvic Girdle: An Integration of Clinical Expertise and Research, 4th edn, Edinburgh: Elsevier, pp 147–171.

Lee L-J and Lee D (2011b) Techniques and tools for addressing barriers in the lumbopelvic–hip complex, in Lee D, The Pelvic Girdle: An Integration of Clinical Expertise and Research, 4th edn, Edinburgh: Elsevier, pp 173–254.

Myers T (2014) Anatomy Trains: Myofascial meridians for manual and movement therapists, 3rd edn, Edinburgh: Churchill Livingstone/Elsevier.

Stecco C, Macchi V, Porzionato A, Tiengo C, Parenti A, Gardi M, Artibani W and De Caro R (2005) Histotopographic study of the rectovaginal septum. Italian Journal of Anatomy and Embryology 110 (4) 247–254.

第11章

Aguilar N (2015) Functional Patterns. Posture correction techniques: How to address duck feet [online] YouTube.

Bolivar VA, Munuera PV and Padillo P

(2013) Relationship between tightness of the posterior muscles of the lower limb and plantar fasciitis. Foot and Ankle International 34 (1) 42–48.

Chen H, Ho HM, Ying M and Fu SN (2013) Association between plantar fascia vascularity and morphology and foot dysfunction in individuals with chronic plantar fasciitis. Journal of Sports and Orthopaedic Physical Therapy 43 (10) 727–734.

Khan KM, Cook JL, Bonar DF, Harcourt P and Astrom M (1999) Histopathology of common tendinopathies: Update and implications for clinical management. Sports Medicine 27 (6) 393–408.

Khan KM, Cook JL, Kamus P, Maffuli N and Bonar DF (2002) Time to abandon the "tendinitis" myth. British Medical Journal 324 (7338) 626–627.

Lee L-J, Lee D (2011) Techniques and tools for addressing barriers in the lumbopelvic–hip complex, in Lee D, The Pelvic Girdle: An Integration of Clinical Expertise and Research, 4th edn, Edinburgh: Elsevier, pp 173–254.

Myers T (May 2015) Plantar fasciitis [online] Available: http://www.anatomytrains.com/blog [20 May 2018].

Young C (November 2016) [online] Available: Medscape/Sports Medicine Plantar Fasciitis https://www.emedicine.medscape.com/article/86143-overview

第12章

Green RA, Taylor NF, Watson L and Ardern C (2013) Altered scapula position in elite young cricketers with shoulder problems. Journal of Science and Medicine in Sport 16 (1) 22–27.

KenHub November (2017) Clavipectoral fascia – anatomy components and

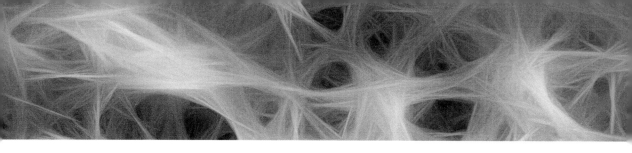

function [online] Available: https://www.kenhub. com/en/library/anatomy/the-clavipectoral-fascia [8 Nov 2017].

Konieczka C, Gibson C, Russett L, Dlot L, MacDermid J, Watson L and Sadi J (2017) What is the reliability of clinical measurement tests for humeral head position? A systematic review. Journal of Hand Therapy 30 (4) 420–431.

Lee D (2003) The thorax: An integrated approach, Diane G Lee Physiotherapist Corporation, p 77.

Lee D (2018) The thorax: An integrated approach, Edinburgh: Handspring Publishing (in press).

Volker JH (November 2017) Clavipectoral fascia [online] Available: https://www. earthslab.com/anatomy/deep-cervical-fascia-fascia-colli/

Watson L (2013) Level 1 Shoulder Physiotherapy Course Manual, Lyn Watson Shoulder Physio, p 44.

第14章

Garner G (2016) Medical therapeutic yoga: Biopsychosocial rehabilitation and wellness care, Edinburgh: Handspring Publishing.

Hebb D (1949) The organization of behavior (Hebbian theory), New York: John Wiley and Sons.

Herbert RD, de Noronha M and Kamper SJ (2011) Stretching to prevent or reduce muscle soreness after exercise. Cochrane Database of Systematic Reviews Jul 6;(7):CD004577.

Kreiger M (2018) DoYogaWithMe Bend and stretch class [online] Available: https://www.doyogawithme.com/content/stretch-and-bend [20 May 2018].

Larkam E (2017) Fascia in motion:

Fascia-focused movement for Pilates. Edinburgh: Handspring Publishing.

Myers T (April 2015) Foam rolling and self-myofascial release [online] http://www. anatomytrains.com/blog.

Myers T (May 2015) Pre and post exercise stretching: Pros and cons [online] http://www.anatomytrains.com/blog.

Myers T (September 2016) Optimal time to hold a yoga pose? [online] http://www. anatomytrains.com/blog.

Schleip R and Bayer J (2017) Fascial fitness: How to be vital, elastic AND dynamic in everyday life and sport. Chichester: Lotus Publishing.

第15章

Aeberli I, Gerber PA, Hochuli M, Kohler S, Haile SR, Gouni-Berthold I, Berthold HK, Spinas GA and Berneis K (2011) Low to moderate sugar-sweetened beverage consumption impairs glucose and lipid metabolism and promotes inflammation in health young men: A randomized controlled trial. American Journal of Clinical Nutrition 94 (2) 479–485.

APTEI (2014) VOMIT: Victim of medical imaging technology [online] http://www. aptei.ca/library-article/vomit-victim-of-medical-imaging-technology/ [20 May 2018].

Blatman H (2016) Food pain and dietary effects of inflammation, December 2016, 24th Annual World Congress on Anti-Aging Medicine, Las Vegas.

Chartrand R, Matte JJ, Lessard M, Chouinard PY, Giguère A and Laforest JP (2003) Effect of dietary fat sources on systemic and intrauterine synthesis of prostaglandins during early pregnancy

in gilts. Journal of Animal Science 81 (3) 726–734.

Clandinin J, Cheema S, Field CJ, Garg ML, Venkatraman J and Clandinin TR (1991) Dietary fat: Exogenous determination of membrane structures and cell function. FASEB Journal 5 (13) 2761–2769.

Ferreira AV, Mario EG, Porto LC, Andrade SP and Botion LM (2011) High-carbohydrate diet selectively induces tumor necrosis factor-α production in mice liver. Inflammation 34 (2) 139–145.

Garner G (2016) Medical therapeutic yoga: Biopsychosocial rehabilitation and wellness care, Edinburgh: Handspring Publishing.

Hardman WE, Moyer MP and Cameron IL (1999) Fish oil supplementation enhanced CPT-11 (irinotecan) efficacy against MCF7 breast carcinoma xenografts and ameliorated intestinal side-effects. British Journal of Cancer 81 (3) 440–448.

Hertelendy ZI, Mendenhall CL, Rouster SD, Marshall L and Weesner R (1993) Biochemical and clinical effects of aspartame in patients with chronic, stable alcoholic liver disease. American Journal of Gastroenterology 88 (5) 737–743.

Kaslow JE (2018) Trans Fats [online] www. drkaslow.com/html/trans_fats. html [20 May 2018].

Kremer JM, Lawrence DA, Jubiz W, DiGiacomo R, Rynes R, Bartholomew LE and Sherman M (1990) Dietary fish oil and olive oil supplementation in patients with rheumatoid arthritis: Clinical and immunologic effects. Arthritis and Rheumatism 33 (6) 810–820.

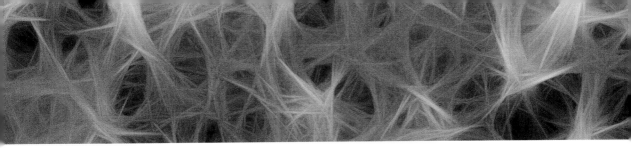

Myers T (March 2017) How to train fascia. Tip 3: Hydration [online] Available: https://www.anatomytrains.com/blog/2017/03/14/train-fascia-tip-3-hydration/ [20 May 2018].

NOI notes (Neuro Orthopaedic Institute) December (2017) Metaphors we feel by.

NOI notes (Neuro Orthopaedic Institute) February (2018) Oldies are goldies.

Northrup C (2015) Goddesses savor the pleasure of food, in Goddesses Never Age, Carlsbad, CA: Hayhouse, pp 243–245.

Pavan PG, Stecco A, Stern R and Stecco C (2014) Painful connections: Densification versus fibrosis of fascia. Current Pain and Headache Reports 18 (8) 441.

Pillon NJ, Arane K, Bilan PJ, Chiu TT and Klip A (2012) Muscle cells challenged with saturated fatty acids mount an autonomous inflammatory response that activates macrophages. Cell Communication and Signaling 10 (1) 30.

Pollan M (2009) Food rules: An eater's manual, New York: Penguin Books.

Sartika RA (2011) Effect of trans fatty acids intake on blood lipid profile of workers in East Kalimantan, Indonesia. Malaysian Journal of Nutrition 17 (1) 119–127.

Schernhammer ES, Bertrand KA, Birmann BM, Sampson L, Willett WC and Feskanich D (2012) Consumption of artificial sweetener and sugar-containing soda and risk of lymphoma and leukemia in men and women. American Journal of Clinical Nutrition 96 (6) 1419–1428.

Shewale SV, Boudyguina E, Zhu X, Shen L, Hutchins PM, Barkley RM, Murphy RC and Parks JS (2015) Botanical oils enriched in n-6 and n-3 FADS2 products are equally effective in preventing atherosclerosis and fatty liver. Journal of Lipid Research 56 (6) 1191–1205.

Trocho C, Pardo R, Rafecas I, Virgili J, Remesar X, Fernández-López JA and Alemany M (1998) Formaldehyde derived from dietary aspartame binds to tissue components in vivo. Life Sciences 63 (5) 337–349.

Willing BP, Antunes LC, Keeney KM, Ferreira RB and Finlay BB (2011) Harvesting the biological potential of the human gut microbiome. Bioessays 33 (6) 414–418.

Wlodarska M, Willing B, Keeney KM, Menendez A, Bergstrom KS, Gill N, Russell SL, Vallance BA and Finlay BB (2011) Antibiotic treatment alters the colonic mucus layer and predisposes the host to exacerbated Citrobacteria rodentium-induced colitis. Infection and Immunity 79 (4) 1536–1545.